薬剤師のための

ここからはじめる

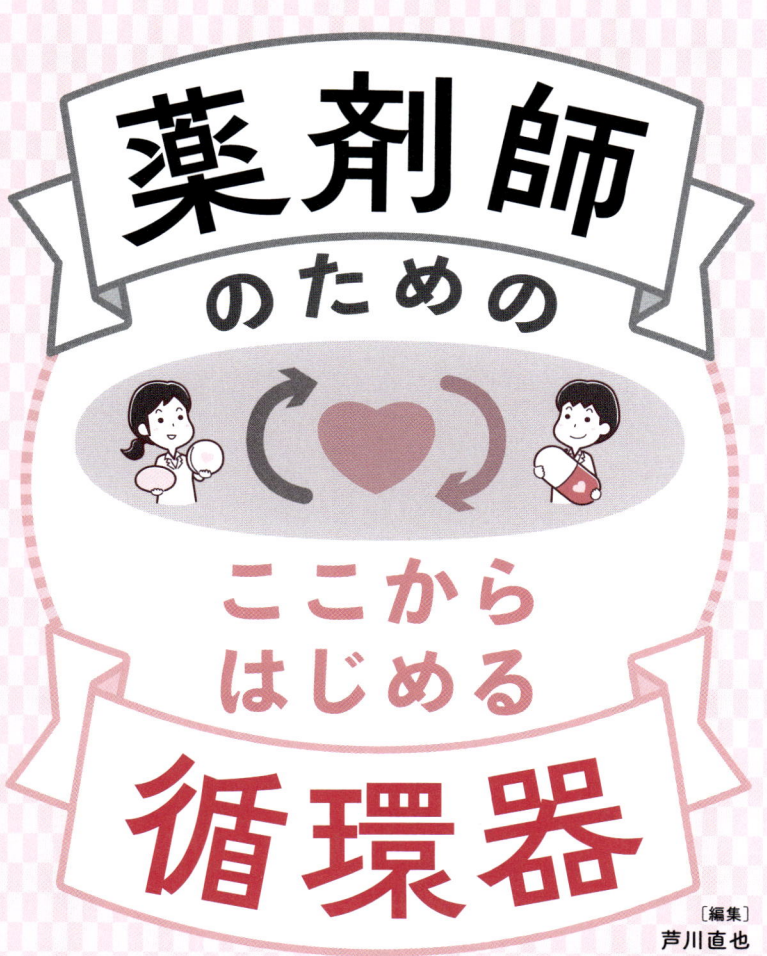

循環器

［編集］
芦川直也
澤田和久
土岐真路

処方のなぜ？を理解し、
患者さんのフォローができる！

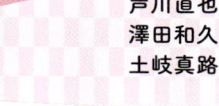

JN218513

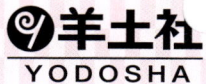
羊土社
YODOSHA

❖本書関連情報のメール通知サービスをご利用ください

ご登録はこちらから

メール通知サービスにご登録いただいた方には，本書に関する
下記情報をメールにてお知らせいたしますので，ご登録ください．

・本書発行後の更新情報や修正情報（正誤表情報）
・本書の改訂情報
・本書に関連した書籍やコンテンツ，セミナーなどに関する情報

※ご登録の際は，羊土社会員のログイン／新規登録が必要です

はじめに

「循環器の病棟に配属されたけれど，どうやって勉強すればよい？」
「循環器疾患の患者さんが来局したら，どのように説明をすればよい？」
「循環器疾患の疑問を相談できる先輩がいないけど，どうしよう？」

　このような悩みをもつのは，決してあなただけではありません．

　筆者である私たちも，若かりし頃に同じ悩みを抱えていました．だからこそ，これから循環器に携わる薬剤師の皆さんに同じ思いをしてもらいたくないですし，皆さんが歩みを進めるなかでの道標になりたいと考えてきました．そこで，これから循環器に携わる薬剤師の皆さんに向けて，はじめの一歩を踏み出すための背中を押せるような参考書を作りたいと思い立ちました．

　書籍化を実現するために，循環器をこよなく愛する薬剤師が結集した，「循環器病薬剤師ネットワーク」のメンバーが協力して執筆にあたりました．なお，筆者には循環器領域に従事する経験年数が5年程度の若手薬剤師に多く加わっていただき，初学者だった頃の学びで役に立った考え方やポイント，これまでに培ってきた患者さんフォローのコツを，わかりやすくまとめてもらいました．

　循環器疾患に対する薬物療法において大事なことは，痛み止めのように症状を緩和するだけでなく，ある疾患を発症した後に「再発やさらに悪い状況に至ることを予防する」，いわゆる二次予防を目指すことです．つまり，われわれ薬剤師には，単なる薬の説明にとどまらず，処方内容からその患者さんの未来を想像し，適切に対応する能力が求められます．

　これをふまえて，本書では疾患ごとに症例を提示し，病態や処方意図に加えて，薬剤師がなすべき患者さんへのアクションについてできるだけわかりやすい言葉で記述しています．そして，ひと目で疾患のポイントを把握できる「これだけは必ずチェック！」，さらに知識を深めたい方に向けて「もう一歩踏み込んで知っておこう！」といった項目を設け，さまざまな

ニーズに応えられるよう工夫しました.

　本書を参考にして，多くの薬剤師が循環器領域へのはじめの一歩を踏み出し，臨床の場で多くの経験と知識を養っていただきたいと思います.

　「循環器疾患に携わるのっておもしろいよね」と多くの薬剤師に感じていただき，本書の知識を共通言語として語り合える日がくることを願って.

　2024年7月

豊橋ハートセンター　薬局
芦川　直也
安城更生病院　薬剤部
澤田　和久
聖マリアンナ医科大学病院　治験管理室
土岐　真路

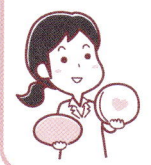
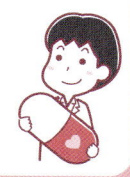

薬剤師のための
ここからはじめる循環器

処方のなぜ？を理解し、患者さんのフォローができる！

目 次

第5章 心不全

執筆者一覧

● **編集・執筆**（執筆順）

土岐真路　　聖マリアンナ医科大学病院　治験管理室

芦川直也　　豊橋ハートセンター　薬局

澤田和久　　安城更生病院　薬剤部

● **執筆**（執筆順）

武田真央　　川崎市立多摩病院　薬剤部

櫻井雄太　　聖マリアンナ医科大学横浜市西部病院　薬剤部

宿谷光則　　聖マリアンナ医科大学病院　薬剤部

古野喬志　　大崎病院東京ハートセンター　薬剤部

岩田晃佳　　岐阜ハートセンター　薬局

岡　祐介　　豊橋ハートセンター　薬局

南部広夢　　春日部中央総合病院　薬剤部

吉田麗奈　　姫路中央病院　薬剤部

大舘祐佳　　日産厚生会玉川病院　医療技術部薬剤科

足立参希　　市立ひらかた病院　薬剤部

林　太祐　　日本医科大学多摩永山病院　薬剤部

本間美久子　日本海総合病院 薬剤部

佐藤　洸　　米盛病院　診療支援部薬剤課

遠山　潤　　熊本大学病院　薬剤部

石井聡一郎　広島大学病院　薬剤部

大橋泰裕　　滋賀医科大学医学部附属病院　薬剤部

藤本亜弓　　大阪市立総合医療センター　薬剤部

● **校閲協力**（担当順）

土井真喜　　株式会社メディカルシステムネットワーク　薬局事業本部
　　　　　　地域薬局事業部　医療連携セクション（第1，2章）

小野理恵子　株式会社アインファーマシーズ　アイン薬局仙台泉中央店
　　　　　　（第3，4章，特集）

磯崎弘恵　　日本調剤株式会社（第5章）

薬剤師のための
ここからはじめる
循環器

処方のなぜ？を理解し、
患者さんのフォローができる！

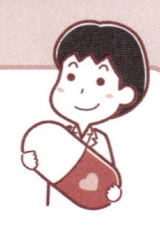

1 若年者の高血圧

一番身近で一番見過ごされやすいリスク

土岐真路

これだけは必ずチェック

☑ 降圧管理の「真」の目的を共有できていますか？

☑ 高血圧以外の脳心血管病リスクも，可能な範囲でアセスメントしよう！

☑ 血圧や体重測定の他，食事や運動などの生活習慣を可視化してみよう！

症例

40代，男性，身長165 cm，体重60 kg,

血清クレアチニン値0.8 mg/dL（クレアチニンクリアランス104 mL/分）

【現病歴】30代から，会社の健康診断で血圧が高めであることを指摘されていた．半年前から，何となく降圧治療が開始となった．

【家族歴】昔から血圧が高い家系で，最近では実父が脳梗塞を起こしている．

患者さん「薬の飲み忘れはあまりないですが，朝は慌ただしくて，血圧を測ることを忘れてしまいます．時々測って，135/90 mmHgくらいでした．そんなに高くないのに，薬が増えたことはちょっと不満です．先生には言えなかったけど…体重の変動はありません」

処方内容
- アムロジピン（アムロジン®）錠5 mg　1回1錠
- トリクロルメチアジド（フルイトラン®）錠2 mg　1回1錠※
　1日1回　朝食後　90日分
　※トリクロルメチアジドは，今回から新規追加

患者さんフォローの勘どころ

① 療養指導・モニタリングのコツ

意外と管理されていない血圧

　高血圧は脳卒中や心血管疾患，慢性腎臓病の最も重要な原因として知られています．その有病率は高く，日本人の**高血圧有病者数は約4,300万人**と推定されています（**図1**）[1]．さらにこのうち**3,100万人が管理不良**であるとも言われており，なかでも高血圧であることを自覚していない方が1,400万人，自覚しているけども治療していない方が450万人，さらに薬物治療を受けているにもかかわらずコントロール不良の方が1,250万人いると報告されています[1]．つまり，高血圧の管理ができておらず，循環器病のリスクに晒されてい

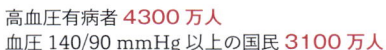

高血圧有病者 4300万人
血圧 140/90 mmHg 以上の国民 3100万人

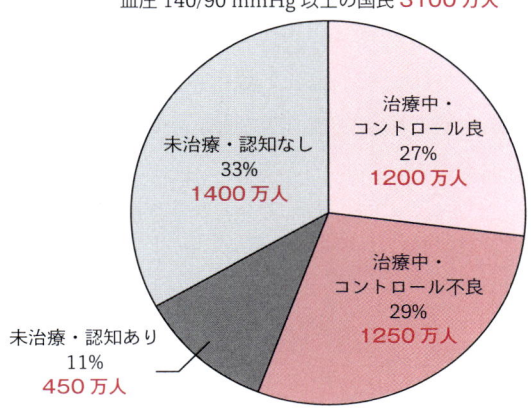

治療中・
コントロール良
27%
1200万人

未治療・認知なし
33%
1400万人

治療中・
コントロール不良
29%
1250万人

未治療・認知あり
11%
450万人

図1 ● わが国の高血圧有病者，薬物治療者，管理不良者などの推計数（2017年）

有病率，治療率，コントロール率は2016年（平成28年）国民健康・栄養調査データを使用．
人口は平成29年推計人口．認知率はNIPPON DATA2010から67％として試算．
高血圧有病は血圧140/90 mmHg以上または降圧薬服薬中，コントロールは140/90 mmHg 未満．
日本高血圧学会高血圧治療ガイドライン作成委員会編：「高血圧治療ガイドライン2019」ライフサイエンス出版，p10，図1-6より転載

る方が，日本にはごまんといるわけです．ここは薬剤師の**腕の見せどころ**.

　さて，こんな現状のなかで，高血圧の治療に向き合い，血圧を測定し，定期受診ができている本患者さんは素晴らしいです．こうした若年の高血圧患者さんに対して継続的に療養指導を行うポイントは，リスク因子の管理と高血圧管理の先にある未来をしっかりと共有することにあります．ともするとわれわれ薬剤師は，Ca拮抗薬とグレープフルーツジュースとの組み合わせに注意が向き，そればかりを言及してしまいがちですが，脳心血管病を予防する観点に立って，高血圧の患者さんをサポートしましょう．

療養指導でめざすこと

● 脳心血管病のリスク管理

　高血圧の治療は血圧値の他に，「脳心血管病リスクの評価」に基づいて行われます．リスク評価は**表1**に示すように，主に患者さんの既往によるところが大きいため，薬剤師としても比較的把握がしやすいです．積極的にこれらの既往を聞きとるとともに，喫煙や肥満などの改善ができるリスクファクターに関しては，適切に管理しましょう．本症例で私たちが知っておく必要がある情報は，健診での脂質異常や高血糖，尿蛋白の指摘がないかの他，喫煙歴に関しての聞き取りも重要です．

表1 ● 脳心血管病に対する予後影響因子

A. 血圧レベル以外の脳心血管病の危険因子
高齢（65歳以上）
男性
喫煙
脂質異常症[*1] 　低HDLコレステロール血症（< 40 mg/dL） 　高LDLコレステロール血症（≧ 140 mg/dL） 　高トリグリセライド血症（≧ 150 mg/dL）
肥満（BMI ≧ 25 kg/m²）（特に内臓脂肪型肥満）
若年（50歳未満）発症の脳心血管病の家族歴
糖尿病　空腹時血糖≧ 126 mg/dL 　　　　負荷後血糖2時間値≧ 200 mg/dL 　　　　随時血糖≧ 200 mg/dL 　　　　HbA1c ≧ 6.5%（NGSP）

B. 臓器障害／脳心血管病
脳　脳出血，脳梗塞 　　一過性脳虚血発作
心臓　左室肥大（心電図，心エコー） 　　　狭心症，心筋梗塞，冠動脈再建術後 　　　心不全 　　　非弁膜症性心房細動[*2]
腎臓　蛋白尿 　　　eGFR低値[*3]（< 60 mL/分/1.73 m²） 　　　慢性腎臓病（CKD）
血管　大血管疾患 　　　末梢動脈疾患（PAD） 　　　動脈硬化性プラーク　など
眼底　高血圧性網膜症

赤字：リスク層別化に用いる予後影響因子

[*1] トリグリセライド 400 mg/dL以上や食後採血の場合にはnon HDLコレステロール（総コレステロール − HDLコレステロール）を使用し，その基準はLDLコレステロール + 30 mg/dLとする．

[*2] 非弁膜症性心房細動は高血圧の臓器障害として取り上げている．

[*3] eGFR（推算糸球体濾過量）は下記の血清クレアチニンを用いた推算式（eGFR$_{creat}$）で算出するが，筋肉量が極端に少ない場合は，血清シスタチンを用いた推算式（eGFR$_{cys}$）がより適切である．

eGFR$_{creat}$（mL/分/1.73 m²）=194 × Cr$^{-1.094}$ × 年齢$^{-0.287}$（女性は×0.739）

eGFR$_{cys}$（mL/分/1.73 m²）=（104 × Cys$^{-1.019}$ × 0.996^{年齢}（女性は×0.929））− 8

日本高血圧学会高血圧治療ガイドライン作成委員会編：「高血圧治療ガイドライン2019」ライフサイエンス出版，p49，表3-1より改変して転載

● 降圧目標の共有

　　患者背景は，降圧目標にもかかわってきます（表2）．本患者さんのように，若年で疾患背景が複雑でないような場合には，家庭血圧で125/75 mmHg未満が目標とされますが，75歳以上の高齢者や尿蛋白（+）のCKDの場合などでは，推奨される管理目標が異なることに留意しましょう．「血圧がそんなに高くない」と言う本患者さんには，具体的な数値を示しながら理解していただくことも重要です．

表2 ● 降圧目標

	診察室血圧（mmHg）	家庭血圧（mmHg）
75歳未満の成人 脳血管障害患者 　（両側頸動脈狭窄や脳主幹動脈閉塞なし） 冠動脈疾患患者 CKD患者（蛋白尿陽性） 糖尿病患者 抗血栓薬服用中	< 130/80	< 125/75
75歳以上の高齢者 脳血管障害患者 　（両側頸動脈狭窄や脳主幹動脈閉塞あり，または未評価） CKD患者（蛋白尿陰性）	< 140/90	< 135/85

降圧目標を達成する過程ならびに達成後も過降圧の危険性に注意する.
過降圧は，到達血圧のレベルだけでなく，降圧幅や降圧速度，個人の病態によっても異なるので個別に判断する.
日本高血圧学会高血圧治療ガイドライン作成委員会編：「高血圧治療ガイドライン2019」ライフサイエンス出版，p53，表3-3より改変して転載

> **コラム　高血圧と脳心血管病リスクの分類**
>
> 　高血圧がもたらす脳心血管病のリスクは，患者さんの血圧レベルと他のリスク因子を基に，低リスク，中等リスク，高リスクに分類されます[1].
>
> **【低リスク】**
> ・血圧が130〜139/80〜89 mmHgの高値血圧または，140〜159/90〜99 mmHgのⅠ度高血圧で，他にリスク因子がない場合
>
> **【中等リスク】**
> ・血圧が130〜139/80〜89 mmHgの高値血圧，または140〜159/90〜99 mmHgのⅠ度高血圧で，リスク因子（65歳以上，男性，脂質異常症，喫煙）が1つ以上存在する場合
> ・Ⅱ度高血圧（160〜179/100〜109 mmHg）で，他にリスク因子がない場合
>
> **【高リスク】**
> ・Ⅲ度高血圧（≧180/≧110 mmHg）で，他にリスク因子がない場合
> ・Ⅱ度高血圧（160〜179/100〜109 mmHg）で，リスク因子（65歳以上，男性，脂質異常症，喫煙）が1つ以上存在する場合
> ・血圧が130〜139/80〜89 mmHgの高値血圧以上で，リスク因子［脳心血管病の既往，非弁膜症性心房細動，糖尿病，蛋白尿のある慢性腎臓病（CKD）］が1つ以上存在する，あるいはリスク因子（65歳以上，男性，脂質異常症，喫煙）が3つ以上ある場合

血圧をコントロールするメリット

血圧を適切に管理し低下させることは，**心血管疾患のリスクを顕著に減少させる**ことにつながります．これまでの研究によると，収縮期血圧を 10 mmHg，拡張期血圧を 5 mmHg 低下させることにより，心血管関連の健康リスクが大幅に減少することが示されています．具体的には，心疾患や脳卒中のリスクを約 20 〜 40 ％，心不全のリスクを 40 ％，そして全死亡リスクを 10 〜 15 ％減らす効果があるとされています[1]．この心血管疾患を発症するリスクと，治療継続によるリスク減少効果を患者さんがどのように理解しているかを投薬のたびに確認し，アドヒアランスを高く保つ療養指導が望まれます．

高血圧の管理には，**想像力**が必要です．起こりうるリスクを患者さんに「自分の事」として想像してもらう方法を，あなたの服薬指導で体現してください．

2 病院と保険薬局で情報をつなぐポイント

こんな情報を共有しよう

高血圧の患者さんの予後を意識しながらケアを移行していくために，病院薬剤師には既往歴や入院時の診断名，入院中に行った治療などの情報を地域につないでいくことが求められます．なぜなら，先に触れたリスク評価が退院後も重要だからです．心筋梗塞や脳梗塞などの心血管イベントでの入院だけでなく，心房細動や慢性腎臓病の既往に関しても，お薬手帳や退院時サマリーを活用して，薬局への情報提供を心がけましょう．反対に薬局薬剤師は，これらの情報を積極的にキャッチするだけでなく，不明な点があれば主体的に問い合わせて，患者さんのケアを充実させるのもよい方法です．

主治医へフィードバックするタイミング

　薬剤師同士の情報共有にとどまらず，リスクのある患者さんの降圧管理が不十分な場合には，主治医へ積極的にフィードバックを行っていきましょう．前述のように，降圧薬による治療を行っていても目標血圧に達していない患者さんが多くいます．患者さん自身にも目標の血圧値を説明するとともに，治療にかかわる地域の医療スタッフにもそれを共有しましょう．治療の選択や計画のイメージをもって，患者さんを支援していきましょう．

地域からアプローチしよう

　血圧が高い未加療な方を，一定の割合でみかけることもあるのではないでしょうか．食事や運動習慣などをアドバイスするとともに，地域で高血圧診療を行うクリニックへ受診勧奨をすることも，薬剤師の重要な役割です（図2）．

　地域から，脳梗塞や心不全にさせないためのアプローチを！実現させるのはあなたです．

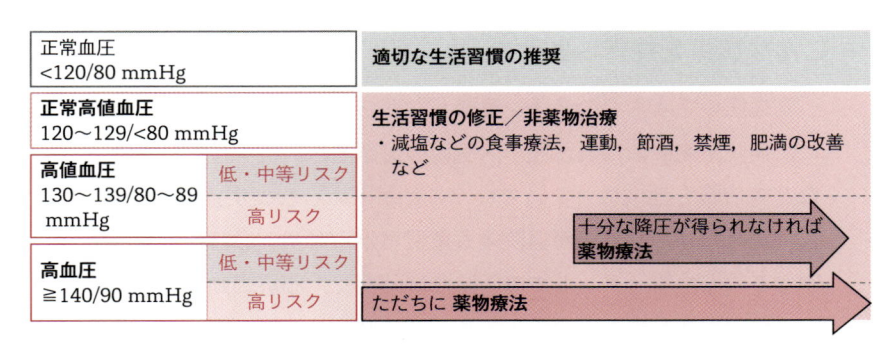

正常血圧 <120/80 mmHg		適切な生活習慣の推奨
正常高値血圧 120〜129/<80 mmHg		生活習慣の修正／非薬物治療 ・減塩などの食事療法，運動，節酒，禁煙，肥満の改善など
高値血圧 130〜139/80〜89 mmHg	低・中等リスク	
	高リスク	十分な降圧が得られなければ 薬物療法
高血圧 ≧140/90 mmHg	低・中等リスク	
	高リスク	ただちに 薬物療法

図2 ● 治療選択・計画のイメージ
文献1を元に作成

処方の背景をおさえよう!

1 高血圧とは?

本態性高血圧と二次性高血圧

高血圧は, 一般に本態性高血圧と二次性高血圧に分けられます.

● 本態性高血圧

高血圧の大部分, 約90％は本態性高血圧と呼ばれるタイプに分類されます. このタイプの高血圧は, 明確な原因が特定されておらず, 遺伝的要因, 個人の体質, 生活習慣, さらに加齢などが発症に影響を及ぼすとされています.

● 二次性高血圧

一方, 二次性高血圧は別の病気が原因で発症する高血圧です. 特に重症である場合や, 標準的な治療に反応しない場合, 急激な発症や若年発症の場合は, 二次性高血圧の可能性が考えられます. このタイプの高血圧は, 原因となる疾患を適切に診断し治療することで, 血圧も改善していくことが一般的です. 二次性高血圧の原因としては, 腎臓由来の高血圧, 原発性アルドステロン症などの内分泌関連, 血管性高血圧があげられます. また, いくつかの薬剤, 例えば非ステロイド性抗炎症薬, 甘草を含む製剤, ステロイドなども血圧を上昇させる要因として知られています.

高血圧が多くの臓器を障害していく

高血圧が長期間継続すると, 血管障害や心臓の左室肥大など, 多岐にわたる臓器への影響がみられます. 血管に持続的な圧力がかかることで動脈硬化が進行し, 血管内の狭窄による虚血性疾患や, 血管壁の破裂による出血性疾患を生じるリスクが高まります. また, 持続的な高血圧は心臓への負荷を増大するため, 左室肥大や心不全

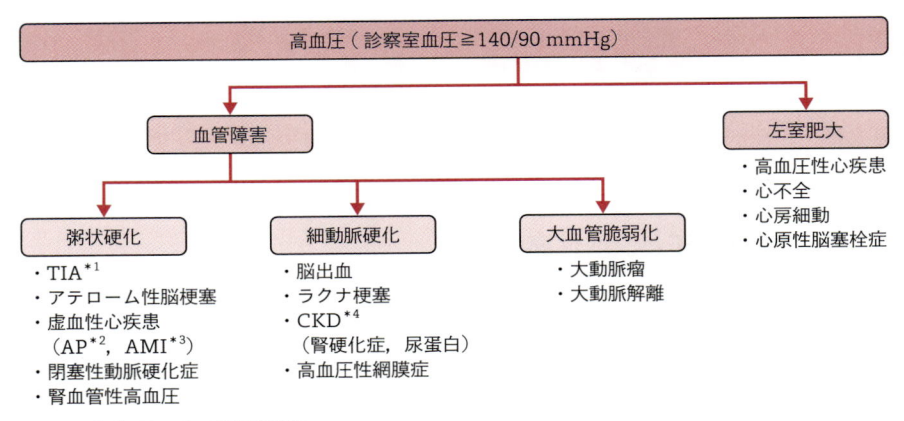

図3 ● 高血圧による臓器障害

*1 TIA（transient ischemic attack）：一過性脳虚血発作，*2 AP（angina pectoris）：狭心症，*3 AMI（acute myocardial infarction）：急性心筋梗塞，*4 CKD（chronic kidney disease）：慢性腎臓病

などの**心疾患の進行を促します**（**図3**）.

　これらの理由から，高血圧は心疾患や脳卒中の主要なリスク因子とされています．血圧が120/80 mmHgを超えると，脳心血管病や慢性腎臓病の罹患リスクや死亡リスクが上昇することが知られています．実際，冠動脈疾患の約59％が高血圧に起因し，脳卒中による死亡の52％も高血圧が原因とされています[1]．心不全においては，高血圧は心不全ステージA（心不全リスク段階）に位置づけられます．

　加齢とともに腎機能は低下するのが一般的ですが，高血圧を伴う場合，その低下率はさらに加速します．国内の健診データによると，正常な状態では年間約0.3 mL/分の割合で腎機能（GFR）が低下しますが[2]，高血圧がある場合には年間4〜8 mL/分までの低下が報告されています[3]．

② 処方のなぜ?を読み解く

　高血圧の薬物治療は，患者背景に積極的適応があるか（**表3**），禁忌や慎重投与となる病態があるか（**表4**），により変わってきます．

表3 ● 主要降圧薬の積極的適応

	Ca拮抗薬	ARB/ACE阻害薬	サイアザイド系利尿薬	β遮断薬
左室肥大	●	●		
LVEFの低下した心不全		●[*1]	●	●[*1]
頻脈	●（非ジヒドロピリジン系）			●
狭心症	●			●[*2]
心筋梗塞後		●		●
蛋白尿/微量アルブミン尿を有するCKD		●		

[*1]少量から開始し，注意深く漸増する　[*2]冠攣縮には注意
日本高血圧学会高血圧治療ガイドライン作成委員会編：「高血圧治療ガイドライン2019」ライフサイエンス出版，p77，表5-1より転載

表4 ● 主要降圧薬の禁忌や慎重投与となる病態

	禁忌	慎重投与
Ca拮抗薬	徐脈（非ジヒドロピリジン系）	心不全
ARB	妊娠	腎動脈狭窄症[*1] 高カリウム血症
ACE阻害薬	妊娠 血管神経性浮腫 特定の膜を用いるアフェレーシス/血液透析[*2]	腎動脈狭窄症[*1] 高カリウム血症
サイアザイド系利尿薬	体液中のナトリウム，カリウムが明らかに減少している病態	痛風 妊娠 耐糖能異常
β遮断薬	喘息 高度徐脈 未治療の褐色細胞腫	耐糖能異常 閉塞性肺疾患 末梢動脈疾患

[*1]両側性腎動脈狭窄の場合は原則禁忌
[*2]文献1の5章 5.「3）ACE阻害薬」を参照
日本高血圧学会高血圧治療ガイドライン作成委員会編：「高血圧治療ガイドライン2019」ライフサイエンス出版，p77，表5-2より改変して転載

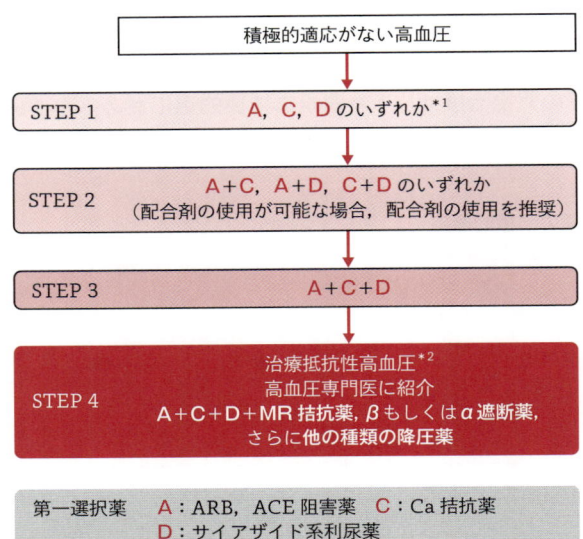

	積極的適応がない高血圧
STEP 1	A, C, Dのいずれか*1
STEP 2	A+C, A+D, C+Dのいずれか （配合剤の使用が可能な場合，配合剤の使用を推奨）
STEP 3	A+C+D
STEP 4	治療抵抗性高血圧*2 高血圧専門医に紹介 A+C+D+MR拮抗薬，βもしくはα遮断薬， さらに他の種類の降圧薬

第一選択薬　A：ARB，ACE阻害薬　C：Ca拮抗薬
　　　　　　D：サイアザイド系利尿薬

図4 ● 積極的適応がない場合の降圧治療の進め方

*1 高齢者では常用量の1/2から開始．1～3ヵ月間の間隔で増量
*2 文献1の5章6.「治療抵抗性高血圧およびコントロール不良高血圧の対策」
　 を参照
日本高血圧学会高血圧治療ガイドライン作成委員会編：「高血圧治療ガイド
ライン2019」ライフサイエンス出版，p78，図5-2より改変して転載

　積極的適応がなければ，アンジオテンシン変換酵素阻害薬（ACE
阻害薬）もしくはアンジオテンシンII受容体拮抗薬（ARB），Ca拮
抗薬，利尿薬のいずれかが選択されます（**図4**）．

　本患者さんはCa拮抗薬で治療開始となりましたが，降圧目標に達
していなかったため，今回STEP 2として利尿薬であるトリクロル
メチアジドが追加されました．本患者さんのモニタリングポイント
としては，降圧薬が強化されたタイミングであるため，血圧測定と
過降圧への注意喚起が挙げられます．また，サイアザイド系の副作
用として低Na血症や尿酸値の上昇なども考えられるため，入手可
能であれば，次回以降に血液検査所見のチェックも必要です．

❸ もう一歩踏み込んで知っておこう！

薬剤師として，高血圧の患者さんの療養指導を充実させるために知っておきたいポイントは，正しい血圧の測定方法と，改善可能な生活習慣の項目です．以下を参考に，測定方法や生活指導を見直してみてください．

家庭血圧の測定方法を，説明する際のポイント（図5）

・測定前には1〜2分間静かに座り，リラックスする（①）
・測定部位（腕や手首）は心臓の高さに保つ（②）
・カフ（腕帯）のサイズが適切であることを確認する（コラム参照）
・手のひらを上向きにして肘を机の上に置き，腕の力を抜く（③）
・両足を床につけ，脚は組まない（④）
・測定中は話さず，リラックスした状態を保つ
・高い結果が出た場合は，数分待ってから再度測定する

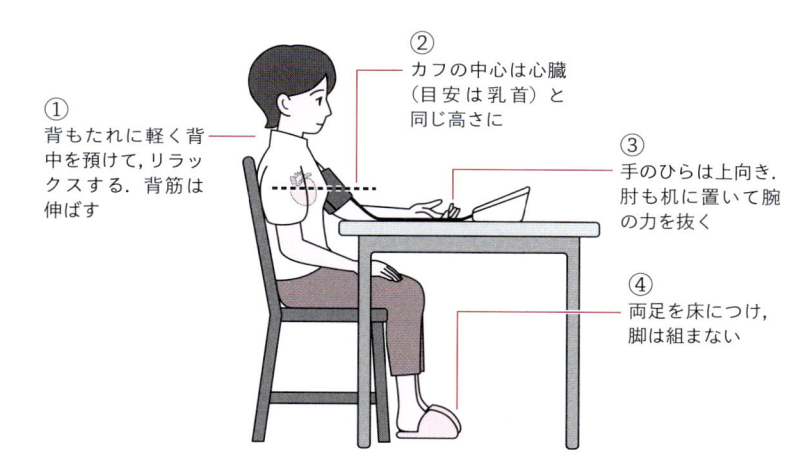

②
カフの中心は心臓
（目安は乳首）と
同じ高さに

①
背もたれに軽く背中を預けて，リラックスする．背筋は伸ばす

③
手のひらは上向き．
肘も机に置いて腕
の力を抜く

④
両足を床につけ，
脚は組まない

図5 ● 血圧測定のポイント

21

　血圧計のカフの選択では，体格や腕の太さを考慮することが重要です．

　まず腕周りを計測し，そのサイズに合ったカフを選ぶ必要があります．一般的には，小児用，標準用，大型用などのサイズがあります．成人の場合，通常は標準用（22〜32 cm）や大型用（32〜42 cm）がよいでしょう．ポイントは，カフが腕にぴったりと巻けるサイズを選ぶことです．緩すぎると低く，きつすぎると高く血圧が測定されることがあるので注意しましょう．

　また，カフの幅は腕の周囲の約40%をカバーするのが理想です．形状は腕に合った円筒形か円錐形を選びます．家庭用なら装着しやすく，医療機関用なら消毒がしやすいものが適しています．肥満や筋肉質の患者さんでは，大型用カフを使用しましょう．適切なカフを選ぶことで，正確な血圧測定が可能となります．

生活習慣の改善を支援しよう

　生活習慣の改善は，それ自体による降圧効果が期待されるだけでなく，高血圧予防の観点からも重要です．また，降圧薬を服用中でも，降圧作用の増強や投与量の減量につながることが期待できるため，生活習慣の改善は「**すべての**」高血圧患者さんに対して指導すべきことであると，ガイドラインでも推奨されています（**表5**）．

表5 ● 生活習慣の修正項目

1. 食塩制限 6 g/日未満
2. 野菜・果物の積極的摂取*
   飽和脂肪酸，コレステロールの摂取を控える
   多価不飽和脂肪酸，低脂肪乳製品の積極的摂取
3. 適正体重の維持：BMI（体重［kg］÷身長［m］²）25未満
4. 運動療法：軽強度の有酸素運動（動的および静的筋肉負荷運動）を毎日30分，
   または180分/週以上行う
5. 節酒：エタノールとして男性20～30 mL/日以下，女性10～20 mL/日以下に
   制限する
6. 禁煙

生活習慣の複合的な修正はより効果的である

*カリウム制限が必要な腎障害患者では，野菜・果物の積極的摂取は推奨しない
肥満や糖尿病患者などエネルギー制限が必要な患者における果物の摂取は80 kcal/日程度に
とどめる

日本高血圧学会高血圧治療ガイドライン作成委員会編：「高血圧治療ガイドライン2019」ライフサイエンス出版，p64，表4-1より転載

練習問題

高血圧に関する以下の記述のうち，誤っているものをすべて選べ.

a）高血圧治療の強化は，自覚症状が出てきてから本格的に行う

b）日本国内における高血圧有病者数は多いが，管理目標内にあることが多い

c）適切に降圧管理を行っても，冠動脈疾患は減らない

d）食事指導などの生活習慣に関する指導は，薬剤師が行うべきではない

解答 a, b, c, d

a：高血圧は自覚症状の乏しい疾患です．治療の目的として大事なことは，脳心血管病や慢性腎臓病を予防することであり，症状の有無にかかわらず，リスクを評価して治療介入を行いましょう．

b：日本国内には，管理目標に達していない高血圧の患者さんが非常に多くいます．薬剤師もなんとかして，このような患者さんの循環器病の予後改善に本気で取り組んでいきましょう．

c：降圧管理には，脳心血管病の予後改善効果が証明されています．ただ，予防効果というのは，得てして患者さんの目に見えにくいもの．皆さんには想像力を掻き立てるアプローチが求められます．

d：いつまでもアムロジピンにグレープフルーツジュースの話だけではいけません．適切な食事の話をしましょう．どれぐらい，どんな運動が推奨されるかを説明しましょう．節酒，禁酒の指導もしましょう．皆さんも本質的な療養指導を身につけましょう．

■ **文献**

1)「高血圧治療ガイドライン 2019（JSH 2019）」（日本高血圧学会高血圧治療ガイドライン作成委員会/編），ライフサイエンス出版，2019
https://www.jpnsh.jp/data/jsh2019/JSH2019_hp.pdf（2024年3月閲覧）

2) Miyatake N, et al：Relation between the estimated glomerular filtration rate and pulse wave velocity in Japanese. Intern Med, 49：1315-1320, 2010（PMID：20647642）

3) Bakris GL, et al：Preserving renal function in adults with hypertension and diabetes: a consensus approach. National Kidney Foundation Hypertension and Diabetes Executive Committees Working Group. Am J Kidney Dis, 36：646-661, 2000（PMID：10977801）

2 脳梗塞の既往がある高血圧

時間軸が大事！ 今，ベストの血圧は？

武田真央

これだけは必ずチェック

☑ 脳梗塞後の，血圧管理の目標値を知っていますか？

☑ 内服継続の必要性を，理解してもらえていますか？

☑ 服薬アドヒアランスに影響しそうな，嚥下障害や麻痺はありませんか？

症例

70代，女性，身長155 cm，体重42 kg，家庭血圧137/89 mmHg

【既往歴】アテローム血栓性脳梗塞

患者さん 「1カ月前に急に左手が動かなくなってしまって，救急車で運ばれました．脳梗塞だったみたいです．幸い，後遺症は残らなかったわ．入院中は少ししか薬を飲んでいなかったのに，退院してから，血圧の薬が増えてきているの．今回もアムロジピンって薬が5 mgから10 mgになってて，これって悪くなっているってことなのかしら…」

処方内容

- アスピリン腸溶（バイアスピリン®）錠100 mg　1回1錠
- ランソプラゾール（タケプロン®）OD錠15 mg　1回1錠
- アトルバスタチン（リピトール®）錠10 mg　1回1錠
- アムロジピン（アムロジン®）錠10 mg　1回1錠
  1日1回　朝食後　30日分

患者さんフォローの勘どころ

1 療養指導・モニタリングのコツ

降圧目標を一緒に確認しよう

　脳卒中の発症・再発の危険因子は多数あり（**表1**），包括的に介入していくことが必要です．**持続する高血圧は血管破裂や動脈硬化を引き起こし，脳出血や脳梗塞の原因となる**ため，家庭血圧のコントロールが重要です．日ごろから目標値を意識して，達成できているかを評価することが大切です．また，数値的な目標があることは，内服の動機付けにもなりますので，薬剤師も患者さんと一緒に血圧の評価をしていくことにも意義があります．

　しかし，降圧目標は**脳の血管の詰まり具合**や**脳血管の梗塞部位や程度**，転倒のリスクや本人の活動量など患者さんの ADL に応じて検討していきますので，処方せんのみから目標値を推測するのは難しいのが現実です．患者さんご自身が，血圧の目標値を主治医と共有できているかを確認してみましょう．

表1 ● 脳卒中発症の危険因子

脳卒中の危険因子となるもの
● 高血圧
● 糖尿病
● 脂質異常症
● 心疾患
● 肥満・メタボリックシンドローム
● 睡眠時無呼吸症候群
● 末梢動脈疾患
● 慢性腎臓病

文献1を参考に作成

後遺症はないか？

また，脳梗塞は薬の内服に影響するような後遺症が残ることがあります．嚥下障害があると薬を誤嚥する危険もありますので，患者さんに適した剤形となっているかを確認しましょう．また，手に麻痺が残っていると小さな錠剤をうまく扱うことができなかったり，PTPシートから薬剤を取り出しにくくなる場合もありますので，合剤や一包化といった工夫もできるかもしれません．

再梗塞に備えて…

もちろん，脳梗塞を再発しないことが理想ではありますが，再発をしてしまったときのために備えもしておきましょう．早期に受診ができるように，初期症状（呂律障害，視野障害，片麻痺など）についても指導できるとよいでしょう．その際，脳梗塞を発症したときのエピソードを，患者さんとともに振り返ることも有効です．

② 病院と保険薬局で情報をつなぐポイント

脳梗塞発作の退院後，服薬アドヒアランスは急激に低下することが知られており，退院2年後の服薬順守率は，降圧薬74.2％，抗血小板薬63.7％，スタチン56.1％，ワルファリン45.0％と非常に低値であるとの報告があります[2]．このように，アドヒアランスが低下する可能性がある患者さんに対しては，積極的な介入が求められます．

アドヒアランス低下の理由には，身体的（麻痺，認知症など），精神的（うつ，医療者への不信感など），社会的（独居など），といった側面が複合的に絡んでいる場合が多く，それを明らかにしていくことが重要です．対応策の一つとして，合剤の選択が挙げられます．合剤による治療は，特に1日の内服回数が少ない（1日3回よりも1回の処方の）患者さんにおいて，血圧，LDLコレステロール（LDL-C）

値，アドヒアランスといった項目において，治療目標値達成率が向上したとのデータもあります[3]．一包化についても，同様の効果が認められる可能性もありますので，**入院中に管理方法を評価して，薬剤管理サマリーなどへ記載をしましょう**．その際，今後の血圧目標値が主治医と共有出来ているようでしたら，合わせて記載しておくとよいでしょう．また，**血圧手帳を入院中から活用し，お薬手帳とセットで薬局へ提示するように説明しておきましょう**．

処方の背景をおさえよう!

1 脳血管疾患とは?

再発が多い脳卒中

　脳血管疾患の代表的な疾患である脳卒中とは，「脳に卒（そつ）然として中（あた）る」病気であり，英語では *stroke* と言われます．また「*time is brain*」とも表現され，1分間治療が遅れると，190万個の細胞が失われ，1時間に3.6年分老化したのと同じ変化が起きています[4]．つまり，**脳卒中は予期せぬ瞬間に突然発症し，迅速な対応が求められる疾患**なのです．

　脳卒中の再発率は非常に高く，10年後には半分以上の方が再発すると言われています（図1）．また，寝たきりなどの重介護状態になる原因の第1位と言われており，脳卒中の発症は社会的および家族への負担が大きい疾患であることがわかります．

　脳卒中は大きく2つ，①脳梗塞や一過性脳虚血発作（TIA）といった血管が「詰まる」病気，②脳出血やくも膜下出血のような血管が「破れる」病気に分類されます（図2）．ここでは，主に血管が「詰まる」病態である脳梗塞についてみていきましょう．

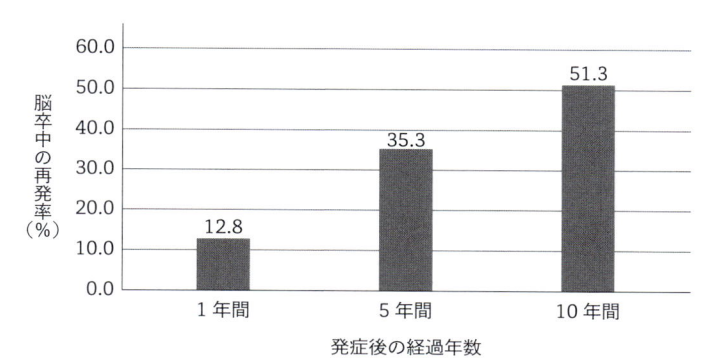

図1 ● 脳卒中の再発率
文献5を元に作成

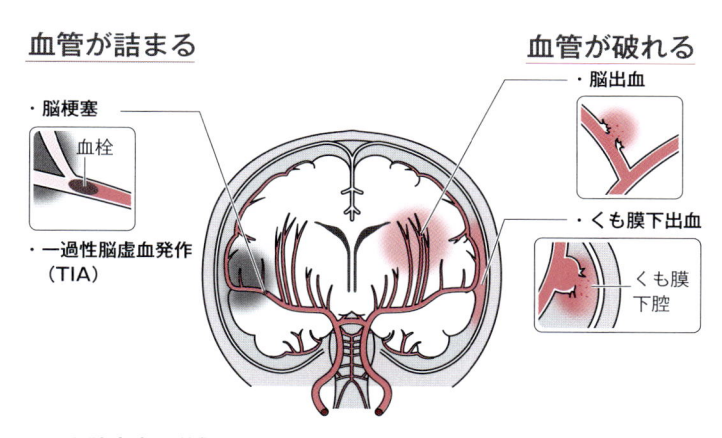

図2 ● 脳卒中の分類

脳梗塞の病態

脳梗塞は，主に3つの病態①心原性脳塞栓症，②アテローム血栓性脳梗塞，③ラクナ梗塞に分類されます（図3）.

　心原性脳塞栓症は，心臓でできた血栓が脳の血管に流れてきて詰まる病態であり，心房細動を合併している患者さんで発症し，治療では抗凝固薬を内服します.

　動脈硬化が引き起こす脳梗塞のうち，アテローム血栓性脳梗塞は，脳内部の比較的太い血管が詰まる病態，ラクナ梗塞は脳内部の細い

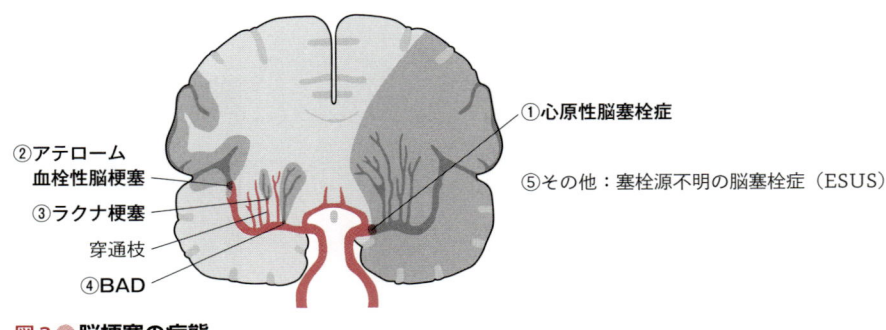

① 心原性脳塞栓症

② アテローム
血栓性脳梗塞

③ ラクナ梗塞

穿通枝

④ BAD

⑤ その他：塞栓源不明の脳塞栓症（ESUS）

図 3 ● 脳梗塞の病態
① 心原性脳塞栓症：心臓でできた血栓が脳血管に流れてきて詰まる
② アテローム血栓性脳梗塞：高血圧や糖尿病，脂質異常症，喫煙などによりアテローム性動脈硬化（プラークの形成）が進行し，血管が詰まる
③ ラクナ梗塞：持続する高血圧などにより動脈硬化が進行し，脳内部の細い血管（穿通枝）が詰まる．出血か梗塞か紙一重
④ BAD：穿通枝入口部で閉塞・狭窄を起こす

血管が詰まる病態といったように，発症の機序や梗塞部位で分類して理解しましょう．動脈硬化の進行により，プラークが形成された血管の内側は傷がつきやすく，血小板が集まり血栓ができやすくなります．そのため，**アテローム血栓性／ラクナ脳梗塞では抗血小板薬を内服**します．

また，その他にアテローム血栓性脳梗塞とラクナ梗塞の中間のような梗塞（branch atheromatous disease：BAD）や，原因不明の脳梗塞（embolic stroke of undetermined source：ESUS）に分類されることもあります．

2 処方のなぜ？を読み解く

本症例は抗血小板薬としてアスピリン，胃腸障害の予防目的でランソプラゾールを内服しています．また，動脈硬化が背景にある梗塞のためか，スタチンを内服されていることから，アテローム血栓性脳梗塞か，ラクナ梗塞と考えられます．降圧薬は Ca 拮抗薬が選択され，今回外来を受診された際に増量になったようです．

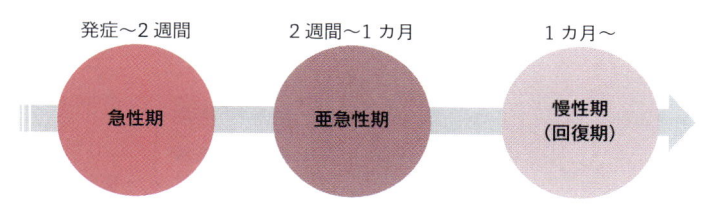

図4●脳梗塞の時間経過

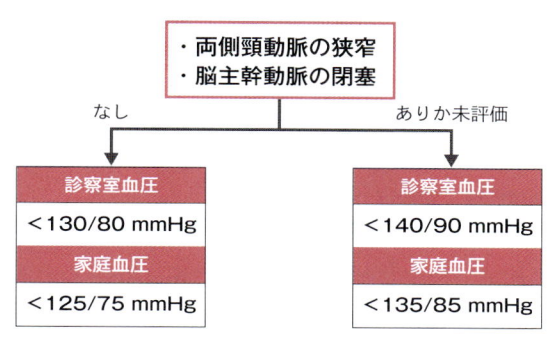

図5●脳梗塞・TIA の状態に応じた降圧目標

　脳梗塞の血圧管理は，発症からの時間経過に応じて目標値を変更します．時間軸を意識して理解することがポイントです．図4のように時間軸を考えて行きましょう．

　本症例の患者さんは，発症から1カ月ほどが経過しているため慢性期と考えられます．**脳梗塞の慢性期では，疾患の背景に両側頸動脈の狭窄や脳主幹動脈の閉塞があるか否か（あるいは未評価）で，降圧目標が変わってきます**（図5）[6]．

血圧管理に役立つ！梗塞の情報

● 目標血圧はどう決める？

　頸動脈は，血流を脳へと運ぶ重要な血管です．脳主幹動脈は，脳に酸素や栄養を送っている太い血管の総称であり，前大脳動脈，中大脳動脈，脳底動脈などが含まれます（図6）．これらの血管に狭窄や閉塞があると，**十分な脳の血流量を保つためにある程度の血圧が**

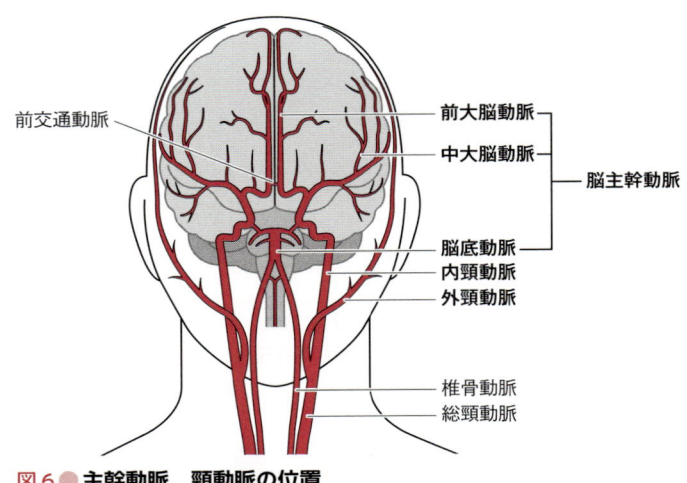

図6 ● 主幹動脈，頸動脈の位置

前交通動脈
前大脳動脈
中大脳動脈
脳主幹動脈
脳底動脈
内頸動脈
外頸動脈
椎骨動脈
総頸動脈

必要となるため，診察室血圧で＜ 140/90 mmHg とやや高めに目標血圧が設定されます．この背景には，脳血流に灌流障害がある患者群では，収縮期血圧 130 mmHg 未満で脳梗塞の再発が増加する[7] などといった J カーブ現象が報告されたことがあります．ただし，この J カーブ現象は相反する結果が多いため，病態ごとに慎重に判断する必要があります．

● こんな情報を共有しよう

本症例で両側頸動脈の狭窄や脳主幹動脈の閉塞について言及がなかったように，疾患の背景にこれらがあるか否かは入手が難しい情報でもあります．入院中にこれらの情報を得た場合には，血圧を管理するうえで重要ですので，薬局の薬剤師にも情報を提供し，薬薬連携していきましょう．

● 降圧薬の選択は？

一般的に降圧薬は，Ca 拮抗薬，利尿薬，ACE 阻害薬，ARB が使用されます．これらのなかからどの薬剤が選択されるかは，その他の既往の背景によります．β 遮断薬については，脳梗塞において他剤よりも脳梗塞の発症率や死亡率の低下を示さない[8] とされている

ので，積極的に推奨されていません．

❸ もう一歩踏み込んで知っておこう！

ペナンブラとは？

脳梗塞の急性期では，**降圧を積極的に行わない**という特徴があります．なぜなら，脳梗塞後早期の一部の細胞はペナンブラという状態であり，脳梗塞後は血流の低下により機能は停止していますが，脳細胞死にならずにすんでいる領域があるためです（**図7**）．このペナンブラに血流が届けば細胞機能の回復が望めるため，**過度な降圧によって脳血流が低下しないよう，目標血圧はやや高めに設定**します．脳梗塞の超急性期の血圧目標は，血栓溶解療法としてrt-PA製剤（アルテプラーゼ）を投与しているか否かで目標値は変わってきます（**表2**）．

脳梗塞の超急性期の血栓溶解療法

血栓溶解療法とは，脳梗塞の発症から4.5時間以内の超急性期に，

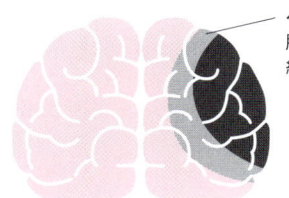

ペナンブラ
脳細胞死にならずにすんでいる領域．
細胞機能回復の余地がある

図7 ● ペナンブラ

表2 ● 超急性期，急性期の降圧目標

アルテプラーゼ使用	あり	収縮期血圧＞185 mmHgまたは拡張期血圧＞110 mmHgで治療開始 ⇒元の血圧から10〜15％低下させる
	なし	収縮期血圧＞220 mmHgまたは拡張期血圧＞120 mmHgで治療開始 ⇒元の血圧から15％低下させる

文献6を元に作成

梗塞部分の血栓を溶かす場合に適応となる治療法で，日本ではアルテプラーゼが使用されます[9]．全例に投与するわけではなく，出血のリスクなども加味して投与の可否を検討します．投与はできるだけ早いほうが治療成績がよいとも言われますが，投与できた全例に有効であるわけではありません．

　脳梗塞急性期（発症から2週間以内）では，普段はある程度の血圧の変化に対応して脳血流を保っている脳循環自動調節能（オートレギュレーション）が破綻しているため，血圧の変化に敏感です（**図8**）．このことから，**ペナンブラの細胞機能回復をめざす期間は，血圧の低下に特に注意が必要**です．脳循環自動調節能は発症から2週間が最も低下しているとの報告もあるため[10]，それ以降である亜急性期〜慢性期に降圧薬が開始されることが多いです．

　本症例では入院中に血栓溶解療法を行ったのかは不明ですが，退院時は亜急性期に入ったため降圧を開始し，以後の外来で血圧の低下が不十分であったため降圧薬が増量になったと考えられます．病状が悪化しているのではなく，降圧目標達成のために少しずつ薬剤を調節していることを患者さんと共有できるとよいかと思います．

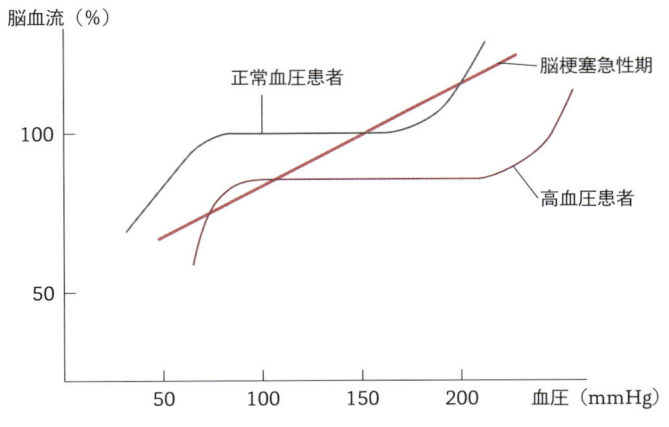

図8●血圧と脳血流の関係のイメージ

練習問題

脳梗塞の治療における血圧管理に関する以下の記述のうち，正しいものを1つ選べ．

a) 脳梗塞を発症した入院当日，収縮期血圧が160 mmHgと高値であったため，すみやかに降圧を開始した

b) 脳梗塞の患者さんは抗血栓薬を内服しているため，出血予防のためにも血圧管理が重要である

c) 両側頸動脈に狭窄がある脳梗塞の患者さんでは，110/70 mmHg程度まで積極的に降圧を行っていく

d) 脳梗塞で使用する降圧薬としては，β遮断薬が最も推奨される

解答 b

a：脳梗塞の急性期は脳血流の自動調整能が破綻しており，ペナンブラの回復のために，ある程度の血圧高値を許容します．

c：両側頸動脈の狭窄や脳主幹動脈に狭窄がある脳梗塞の患者さんでは，収縮期血圧130 mmHg未満で再発が増加したとの報告もあり，慎重に降圧を行います．

d：β遮断薬は脳卒中の発症率，死亡率などの低下が他の降圧薬よりも劣っており，第一選択とはなりません．

■ 文献

1) 「脳卒中治療ガイドライン2021〔改訂2023〕」（日本脳卒中学会 脳卒中ガイドライン委員会/編），協和企画，2023

2) Glader EL, et al：Persistent use of secondary preventive drugs declines rapidly during the first 2 years after stroke. Stroke, 41：397-401, 2010（PMID：20075360）

3) Selak V, et al：Reaching cardiovascular prevention guideline targets with a polypill-based approach: a meta-analysis of randomised clinical trials. Heart, 105：42-48, 2019（PMID：29954855）

4) Saver JL：Time is brain--quantified. Stroke, 37：263-266, 2006（PMID：16339467）

5) Hata J, et al：Ten year recurrence after first ever stroke in a Japanese community: the Hisayama study. J Neurol Neurosurg Psychiatry, 76：368-372, 2005（PMID：15716529）

6) 「高血圧治療ガイドライン2019（JSH 2019）」（日本高血圧学会高血圧治療ガイドライン作成委員会/編），ライフサイエンス出版，2019
https://www.jpnsh.jp/data/jsh2019/JSH2019_hp.pdf（2024年3月閲覧）

7) Yamauchi H, et al：Impaired perfusion modifies the relationship between blood pressure and stroke risk in major cerebral artery disease. J Neurol Neurosurg Psychiatry, 84：1226-1232, 2013（PMID：23933741）

8) Wiysonge CS, et al：Beta-blockers for hypertension. Cochrane Database Syst Rev, 1：CD002003, 2017（PMID：28107561）

9) Emberson J, et al：Effect of treatment delay, age, and stroke severity on the effects of intravenous thrombolysis with alteplase for acute ischaemic stroke: a meta-analysis of individual patient data from randomised trials. Lancet, 384：1929-1935, 2014（PMID：25106063）

10) Salinet AS, et al：The longitudinal evolution of cerebral blood flow regulation after acute ischaemic stroke. Cerebrovasc Dis Extra, 4：186-197, 2014（PMID：25298773）

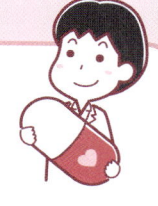

3 **CKD のある高血圧**

血圧と腎臓は持ちつ持たれつ

櫻井雄太

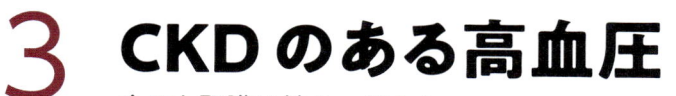

これだけは必ずチェック

☑ CKD は血圧目標が異なるため，患者さんと常に共有しましょう！

☑ 副作用として低血圧やクレアチニン，カリウム値のモニタリングをしましょう！

☑ CKD をみんなで共有し，透析導入を減らしましょう！

症例

60歳，男性，身長171 cm，体重58 kg

【健康診断の結果】血圧 158/93 mmHg

【病院での検査結果】血清クレアチニン値 1.4 mg/dL（クレアチニンクリアランス 46.0 mL/分），eGFR 41.5 mL/分/1.73 m²，尿蛋白/Cr比 0.25 g/gCr，Na 140 mEg/L，K 4.1 mEg/L

患者さん「前から血圧は高いって言われていたんですけど…この前，会社の健康診断で血圧と尿検査が引っかかってしまって，病院で検査を受けてきました．そうしたら，腎臓の機能も少し悪くなっていて，高血圧が影響していると言われました．先生からは，"血圧の薬をはじめてみましょう．腎臓も保護してくれる薬ですよ"と説明してもらいました．血圧と腎臓に効果がある薬らしいので，よくなるといいですよね」

処方内容

● オルメサルタン（オルメテック®）OD錠 10 mg　1回1錠
　1日1回　朝食後　21日分

患者さんフォローの勘どころ

1 療養指導・モニタリングのコツ

CKD患者さんの目標血圧と治療薬

慢性腎臓病（chronic kidney disease：CKD）合併高血圧における血圧管理の目標は，**①CKDの進展・末期腎不全への進展阻止**，**②脳心血管病の発症抑制**とされています[1]．目標血圧は**CKDステージ**や**糖尿病**，**蛋白尿の有無**，**年齢**により決められています（**表1**）．また，血圧の管理に使用される薬剤は，**CKDステージ**や**年齢**，**蛋白尿の有無**を参考にしながら検討されます．そして，RAAS（renin-angiotensin-aldosterone system）阻害薬を中心に，Ca拮抗薬，利尿薬（サイアザイド系利尿薬やループ利尿薬）より選択されることをおさえておきましょう（**表2**）．蛋白尿（−）の場合，RAAS阻害

表1● CKD患者への降圧目標（診察室血圧）と推奨度

ステージ			75歳未満	75歳以上
G1，G2	糖尿病（−）	蛋白尿（−）	140/90 mmHg未満【1A】	150/90 mmHg未満【2C】[注2]
		蛋白尿（+）	130/80 mmHg未満【1C】	
	糖尿病（+）		130/80 mmHg未満【1B】	

ステージ			75歳未満	75歳以上
G3〜G5	糖尿病（−）	蛋白尿（−）	140/90 mmHg未満【2C】[注1]	150/90 mmHg未満【2C】[注2]
		蛋白尿（+）	130/80 mmHg未満【2C】	
	糖尿病（+）		130/80 mmHg未満【2C】	

・75歳未満では，CKDステージを問わず，糖尿病および蛋白尿の有無により降圧基準を定めたが，CKDステージにより推奨度が異なる
・蛋白尿（−）：尿蛋白/Cr比0.15 g/gCr未満，または尿アルブミン/Cr比30 mg/gCr未満（A1区分）
・蛋白尿（+）：尿蛋白/Cr比0.15 g/gCr以上，または尿アルブミン/Cr比30 mg/gCr以上（A2，A3区分）
注1：診察室血圧130/80 mmHg未満への降圧は益と害のバランスを考慮し個別に判断する
注2：脳，心臓，腎臓などの虚血症状，AKI，電解質異常，低血圧関連症状（立ちくらみ・めまい）などの有害事象がなく，忍容性があると判断されれば，診察室血圧140/90 mmHg未満に血圧を維持することを推奨する
いずれの場合も，降圧強化に伴う低血圧やめまいなどに注意して適切な降圧管理を行うことを提案する．
文献2のp25より転載
AKI：急性腎障害

表2 ● CKD患者への推奨降圧薬

CKDステージ		75歳未満		75歳以上
		蛋白尿（＋）	蛋白尿（−）	
G1〜G3	第1選択薬	ACE阻害薬，ARB	ACE阻害薬，ARB，Ca拮抗薬，サイアザイド系利尿薬（体液貯留）から選択	75歳未満と同様
	第2選択薬（併用薬）	Ca拮抗薬（CVDハイリスク）サイアザイド系利尿薬（体液貯留）		
G4，G5	第1選択薬	ACE阻害薬，ARB	ACE阻害薬，ARB，Ca拮抗薬，長時間作用型ループ利尿薬（体液貯留）から選択	Ca拮抗薬
	第2選択薬（併用薬）	Ca拮抗薬（CVDハイリスク）長時間作用型ループ利尿薬（体液貯留）		

蛋白尿（−）：尿蛋白/Cr比0.15 g/gCr未満，または尿アルブミン/Cr比30 mg/gCr未満（A1区分）
蛋白尿（＋）：尿蛋白/Cr比0.15 g/gCr以上，または尿アルブミン/Cr比30 mg/gCr以上（A2，A3区分）
・降圧薬の選択は，DMの有無にかかわらず，蛋白尿の有無を参考に検討する
・蛋白尿（＋）の第3選択薬（2剤目の選択薬）として，利尿薬またはCa拮抗薬を考慮する
・蛋白尿（−）の第2選択薬は，ACE阻害薬とARBの併用を除く2剤または3剤を組み合わせる
・CKDステージG4，G5でのACE阻害薬，ARB投与は少量から開始し，腎機能悪化や高カリウム血症などの副作用出現時は，速やかな減量・中止またはCa拮抗薬への変更を推奨する
・75歳以上のCKDステージG4，G5でCa拮抗薬のみで降圧不十分な場合は，副作用に十分注意しながらACE阻害薬，ARB，利尿薬を併用する（本ガイドライン第13章を参照）
・経過に伴って推奨降圧薬が変わる場合には主治医の判断で個別に対応する
（参考文献a：日本腎臓学会編．エビデンスに基づくCKD診療ガイドライン2018，東京医学社，2018.https://cdn.jsn.or.jp/data/CKD2018.pdf 2022.10.25アクセス 改変）
文献2のp28より転載
CVD：心血管疾患，DM：糖尿病

薬による有用性は現時点で証明されていません．そのため，個々の症例に応じて薬剤が選択されているのが現状です．また，2型糖尿病を合併するCKDに適応をもつフィネレノン（ケレンディア®）も承認され，治療の選択肢が増えています．しかしながら，どの薬剤が選択されても，**血圧管理のアウトカムと目標血圧を患者さんと共有し，治療を行うことが大切**になります．

副作用や治療目標の共有

RAAS阻害薬の副作用には，低血圧や血清カリウム値の上昇，腎機能低下，血管浮腫など，また，ACE阻害薬においては空咳などもありますので，定期的なモニタリング（例：新規導入や増量した場合など）が必要となります．Ca拮抗薬では低血圧や浮腫，利尿薬では脱水や血清ナトリウム値，血清カリウム値などの電解質異常，腎

機能低下などに注意が必要です．血圧やめまい，ふらつき，浮腫のような問診で得られる主観的な情報と，腎機能や電解質といった検査値，血圧から得られる客観的な情報を総合的に評価することが大切となります．

　また，血圧の管理は自覚症状の改善などに乏しく，患者さんが治療の目標を忘れてしまいがちです．そのため，服薬アドヒアランスが低下しやすいのも現実です．そこで，血圧手帳を毎回確認し，管理目標を達成しているか常に共有することで，服薬アドヒアランスを向上できる可能性もあります．患者さんの治療意欲を保てるように，心掛けましょう．

② 病院と保険薬局で情報をつなぐポイント

　CKDは腎機能（eGFR）と蛋白尿の有無で診断されます．また治療目標も蛋白尿の有無で層別化されており，検査値が必要となります．

　近年，院外処方せんに検査値を載せる動きもありますが，一部の施設にとどまっているのが現状です．そこで，情報共有の一環として「CKDシール」をお薬手帳に貼付する取り組みが増えてきています．このような取り組みにより，病院と薬局での情報共有がなされ，腎機能に応じた適切な投与量の検討と調整が行われるようになってきました．一方でCKDシールのない地域では，お薬手帳や薬剤管理サマリーなどに疾患名や腎機能の値，蛋白尿の有無，CKDステージを記載することで，病院と薬局で情報共有を行うことも重要です．

　ご自身の地域ではどのような取り組みがされているか，一度確認してみてください．患者さんや地域の皆さんと一体になり，「切れ目のない」適切かつ安全な薬物治療を心掛けましょう．

処方の背景をおさえよう!

1 CKDとは?

CKDの診断基準,重症度分類

CKDは**腎障害や腎機能の低下が持続する慢性疾患**であり,診断基準[2]は**表3**の通りとされています.また,**アルブミン尿または尿蛋白とGFRの区分で重症度が分類**されます[2](**表4**).

診断基準や重症度分類が整備されている一方で,CKDは多くの場合,自覚症状に乏しいのが現状です.CKDが進行すれば,やがて末期腎不全となり,腎代替療法や腎移植が必要な状態となりますが,本邦では人口の高齢化に伴い,透析導入患者数が年々増加しています.

CKDの治療

多くの場合,CKDの治療は進行の抑制が目的となり,生活習慣の改善,CKDステージに応じた食事療法,血圧・血糖・脂質の管理といった集学的な治療が必要となります.

また,CKDと高血圧は密接に関連しています.日本人の健診データから,高血圧がCKD G3以上の発症[5]や蛋白尿の出現[6]に強く関連していた結果も出ています.さらに,腎機能障害に伴い,脳卒中

表3 ● CKD診断基準:健康に影響を与える腎臓の構造や機能の異常(以下のいずれか)が3カ月を越えて持続

腎障害の指標	・蛋白尿(0.15 g/24時間以上;0.15 g/gCr以上)アルブミン尿(30 mg/24時間以上;30 mg/gCr以上) ・尿沈渣の異常 ・尿細管障害による電解質異常やその他の異常 ・病理組織検査による異常,画像検査による形態異常 ・腎移植の既往
GFRの低下	・GFR 60 mL/分/1.73 m² 未満

(文献3,改変)
文献2のp3より転載

表4 ● CKDの重症度分類

原疾患	蛋白尿区分		A1	A2	A3
糖尿病関連腎臓病	尿アルブミン定量（mg/日） 尿アルブミン/Cr比（mg/gCr）		正常	微量アルブミン尿	顕性アルブミン尿
			30未満	30〜299	300以上
高血圧性腎硬化症 腎炎 多発性嚢胞腎 移植腎 不明 その他	尿蛋白定量（g/日） 尿蛋白/Cr比（g/gCr）		正常	軽度蛋白尿	高度蛋白尿
			0.15未満	0.15〜0.49	0.50以上
GFR区分 （mL/分/1.73 m²）	G1	正常または高値	≧90		
	G2	正常または軽度低下	60〜89		
	G3a	軽度〜中等度低下	45〜59		
	G3b	中等度〜高度低下	30〜44		
	G4	高度低下	15〜29		
	G5	高度低下〜末期腎不全	<15		

重症度は原疾患・GFR区分・蛋白尿区分を合わせたステージにより評価する．CKDの重症度は死亡，末期腎不全，心血管死亡発症のリスクを■のステージを基準に，■，■，■の順にステージが上昇するほどリスクは上昇する．（KDIGO CKD guideline 2012を日本人用に改変）

注：わが国の保険診療では，アルブミン尿の定量測定は，DMまたはDM性早期腎症であって微量アルブミン尿を疑う患者に対し，3カ月に1回に限り認められている．DMにおいて，尿定性で1+以上の明らかな尿蛋白を認める場合は尿アルブミン測定は保険で認められていないため，治療効果を評価するために定量検査を行う場合は尿蛋白定量を検討する．
文献4のp8より転載

が増加[7] するとも言われています．

高血圧が腎不全を招くのはなぜ？

　ここまで血圧と腎機能の関連をお示ししましたが，なぜ血圧が高いとCKDの発症や進行に影響がでるのでしょうか？ これを理解するためには，大学のときに習った「糸球体」と「レニン・アンジオテンシン系」が関係してきますので，一度おさらいしておきます．

　糸球体では1日に約150 Lの血液をろ過し，原尿としています．この血液は糸球体の前後にある動脈，輸入細動脈と輸出細動脈によって調整されています．輸入細動脈には傍糸球体細胞が存在し，輸入細動脈の血圧を感知しています．ここで血圧の低下や腎血流量の低

下を感知すると，傍糸球体細胞からレニンの分泌が亢進されます（図1）.

　また，遠位尿細管には緻密斑が存在しており，ここでは尿中の Cl^- を感知しています．糸球体への血液量が減少することで，糸球体ろ過量も減少し，緻密斑は Cl^- の低下を感知します．そこで，メサンギウム細胞を介し，傍糸球体細胞でのレニンの分泌を促進させます.

　このような機序により，レニン・アンジオテンシン・アルドステロン系（RAAS）は活性化され，図2のようにアンジオテンシン II が産生され，輸出細動脈を収縮し，GFR を正常化させています．慢性的に血圧が高い状態が続くと，腎臓の小葉間動脈から輸入細動脈にかけて動脈硬化が進行します．次第に血管の内腔が狭くなり，腎血流量の低下により腎臓組織の線維化や糸球体の硬化が進行するため，腎機能の低下につながるというわけです.

　さらに，アンジオテンシン II には「全身血管を収縮し血圧を上昇させる作用」や「アルドステロンの分泌亢進による Na・水を再吸収させる作用」などがあります．これらは結果的に血圧を上昇させる

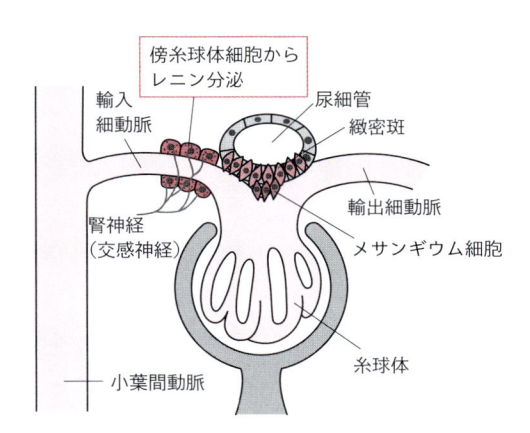

図1● 傍糸球体細胞からのレニン分泌

輸入細動脈にある傍糸球体細胞が，輸入細動脈の血圧を感知している．ここで，血圧の低下や腎血流量の低下を感知し，傍糸球体細胞からレニンの分泌が亢進される．また，緻密斑では Cl^- を感知している．糸球体ろ過量が減少すると，緻密斑は Cl^- の低下を感知し，メサンギウム細胞を介してレニンの分泌を促進させる．このような機序により，RAAS が活性化される.

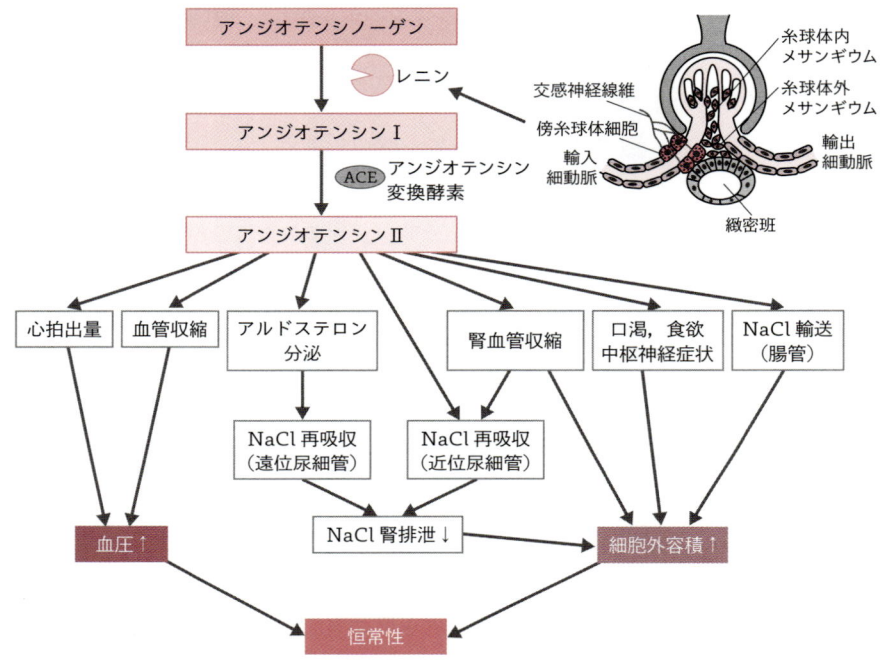

図2 ● レニン・アンジオテンシン系のカスケード

文献8より引用, 和訳は著者による.
血圧低下時には, 最終的にアンジオテンシンIIの産生が亢進され, 輸出細動脈を収縮し, GFRを正常化させている.

ため, 高血圧をさらに悪化させる悪循環を引き起こします.

腎不全が血圧の上昇を招くのはなぜ？

　それでは反対に, CKDが血圧に与える影響はどうでしょうか？ そもそも, CKDはさまざまな機序により血圧上昇に関わっていますが, その一つには糸球体が硬くなることで尿細管周囲の毛細血管の血流を減少させることがあります. その結果, 糸球体はレニンを過剰に分泌し, アンジオテンシンIIが産生され, 前述のような血圧の上昇を引き起こすと考えられています. さらには内皮細胞からの一酸化窒素の産生障害やエンドセリンの上昇なども関与しています[9].

　以上のことから, CKDであれば高血圧を合併しやすい状態にある

ことを，おわかりいただけたかと思います．

② 処方のなぜ？を読み解く

　本症例は，eGFR 41.5 mL/分/1.73 m^2 からCKDステージとしては「G3b」，尿蛋白/Cr比が0.25 g/gCrより「A2」に該当し，CKD G3b A2となります．このGFRによる区分けを時計に見立てたGFR clock [10)]（図3）を用いると，CKDの「G」は瞬時に視覚的にも判断しやすいと思います．

　今回の症例は，高血圧が関連した腎機能障害の可能性が指摘されており，高血圧性腎硬化症が疑われる症例です．尿蛋白（＋）からも，腎保護効果を期待できるRAAS阻害薬が第一に選択されたと考えられます．

クレアチニンクリアランス（〜GFR）
（mL/分/1.73 m^2）

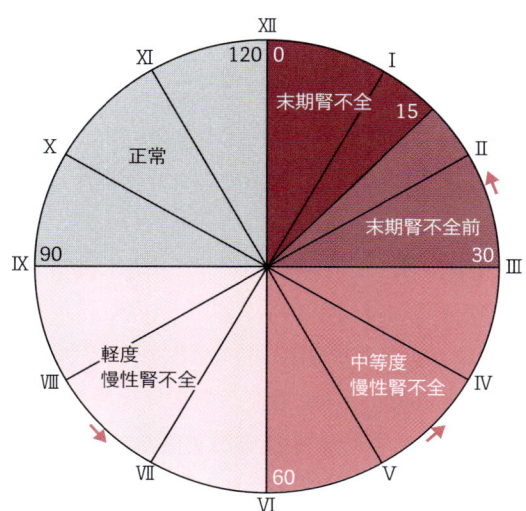

図3 ● **GFR clock**

文献10より引用
時計の12時を起点とし，反時計回りにCKDのステージが進む．

ここで，**RAAS阻害薬は腎機能の悪化を招く可能性がある**点に注意しましょう．なぜなら輸出細動脈の拡張作用により，一時的に糸球体ろ過量が減少するためです．従って，投与前の血清クレアチニン値の30％未満の上昇であれば，継続が推奨されています．また，RAAS阻害薬はアンジオテンシンⅡを阻害することで，副腎皮質でのアルドステロンの分泌を抑制します．その結果，腎臓からのカリウム排泄を抑制し，高カリウム血症の原因となります．以上のことから，**血清クレアチニン値が30％以上の上昇または血清カリウム値が5.6 mEq/L以上**[11] **を認めた場合に，減量や中止を医師に確認**する必要があります．

❸ もう一歩踏み込んで知っておこう！

腎動脈狭窄がある場合

ACE阻害薬，ARBの電子添文に「両側性腎動脈狭窄のある患者または片腎で腎動脈狭窄のある患者」と項目立てがされているのを，一度は目にしているかと思います．ここでは，「治療上やむをえないと判断される場合を除き，使用は避けること」とされています．さて，どのように判断をすればよいのでしょうか．

腎機能悪化の原因には，腎血流量の減少や糸球体ろ過圧の低下があると考えられています．RAAS阻害薬を投与している群と投与していない群で比較すると，RAAS阻害薬を投与している群では，急性腎障害で入院する可能性が高くなる[12] との報告があります．また，「高血圧治療ガイドライン2019」や「エビデンスに基づくCKD診療ガイドライン2023」では，両側性腎動脈狭窄に対してRAAS阻害薬は原則禁忌とされているものの，「2022年改訂版末梢動脈疾患ガイドライン」では，RAAS阻害薬の使用は腎機能のモニタリングを行うことで考慮する[13] とされています．いずれにせよ，両側性の腎動脈狭窄がある場合は，RAAS阻害薬ではなく他剤を使用するこ

とが推奨されます.

腎硬化症がある場合

　同様に腎硬化症においても，RAAS阻害薬は注意が必要です．そもそも動脈硬化で輸入細動脈が狭窄しているため，RAAS阻害薬の使用時は輸出細動脈が拡張し，腎血流量の減少や糸球体ろ過圧の低下を引き起こします．そのため，本症例においてもRAAS阻害薬の導入時には定期的な腎機能のモニタリングをする必要があります.

　このような情報が得られた際には，お薬手帳や薬剤管理サマリーなどで病院と薬局で情報共有をしてみましょう.

練習問題

CKD合併高血圧症の治療に関する以下の記述のうち，正しいものを2つ選べ.

- a）CKDに糖尿病の既往がなく蛋白尿が陽性の場合，血圧の目標値は130/80 mmHg未満である

- b）CKDで蛋白尿のない高血圧症の場合，第1選択薬はACE阻害薬またはARBが推奨される

- c）RAAS阻害薬による腎保護効果は，輸入細動脈拡張による糸球体内圧の低下が関係している

- d）RAAS阻害薬導入後のモニタリングとして，血清クレアチニンや血清カリウム値が重要である

解答 **a, d**

b：CKDで蛋白尿のある高血圧症の場合，腎保護効果（蛋白尿減少効果）の期待できるACE阻害薬またはARBが推奨されています．

c：RAAS阻害薬による腎保護効果は，アンジオテンシンⅡの産生抑制やアンジオテンシンⅡ受容体を阻害し，輸出細動脈を拡張することと考えられています．

■ **文献**

1）「高血圧治療ガイドライン2019（JSH 2019）」（日本高血圧学会高血圧治療ガイドライン作成委員会/編），ライフサイエンス出版，2019
https://www.jpnsh.jp/data/jsh2019/JSH2019_hp.pdf（2024年3月閲覧）

2）「エビデンスに基づくCKD診療ガイドライン2023」（日本腎臓学会/編），東京医学社，2023

3）Improving global outcomes（KDIGO）CKD work group：KDIGO 2012 clinical practice guideline for the evaluation and management of chronic kidney disease. Kidney Int Suppl, 3：1-150, 2013

4）「CKD診療ガイド2024」（日本腎臓学会／編），東京医学社，2024

5）Yamagata K, et al：Risk factors for chronic kidney disease in a community-based population: a 10-year follow-up study. Kidney Int, 71：159-166, 2007（PMID：17136030）

6）Hirayama A, et al：Blood pressure, proteinuria, and renal function decline: associations in a large community-based population. Am J Hypertens, 28：1150-1156, 2015（PMID：25673040）

7）Masson P, et al：Chronic kidney disease and the risk of stroke: a systematic review and meta-analysis. Nephrol Dial Transplant, 30：1162-1169, 2015（PMID：25681099）

8）Sequeira-Lopez MLS & Gomez RA：Renin cells, the kidney, and hypertension. Circ Res, 128：887-907, 2021（PMID：33793334）

9）Ku E, et al：Hypertension in CKD: Core curriculum 2019. Am J Kidney Dis, 74：120-131, 2019（PMID：30898362）

10）Parmar MS：Chronic renal disease. BMJ, 325：85-90, 2002（PMID：12114240）

11）Bakris GL & Weir MR：Angiotensin-converting enzyme inhibitor-associated elevations in serum creatinine: is this a cause for concern? Arch Intern Med, 160：685-693, 2000（PMID：10724055）

12）Hackam DG, et al：Angiotensin inhibition in renovascular disease: a population-based cohort study. Am Heart J, 156：549-555, 2008（PMID：18760140）

13）日本循環器学会/日本血管外科学会：2022年改訂版末梢動脈疾患ガイドライン
https://www.j-circ.or.jp/cms/wp-content/uploads/2022/03/JCS2022_Azuma.pdf（2024年7月閲覧）

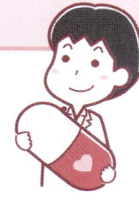

4 妊娠高血圧症候群

血圧は，高くても低すぎても問題です

宿谷光則

これだけは必ずチェック

☑ 妊娠中の血圧管理がなぜ必要なのか，患者さんは理解していますか？

☑ 血圧目標値135/85 mmHg以下が達成できていますか？

☑ 挙児希望の患者さんに，RAAS阻害薬の処方が続いていませんか？

症例

30代，女性，身長153 cm，体重52.3 kg，妊娠25週，単胎妊娠

【現病歴】妊娠22週で家庭血圧が142/76 mmHg，尿蛋白陰性のため自宅で血圧の測定を開始した．その後，妊娠25週で家庭血圧が151/94 mmHgと上昇傾向になっていた．

【薬剤アレルギー，副作用歴】なし

【健康食品，サプリメント】葉酸

患者さん「血圧が高めだから自宅で血圧を測るように言われて，3週間毎日測っていました．今日は病院で，血圧が158/94 mmHgだったので薬がはじまったんです．妊娠高血圧だって言われました」

処方内容
- ラベタロール塩酸塩（トランデート®）錠50 mg　1回1錠
  1日3回　毎食後　14日分

RAAS阻害薬：レニン・アンジオテンシン・アルドステロン系（renin-angiotensin-aldosterone system）阻害薬

患者さんフォローの勘どころ

① 療養指導・モニタリングのコツ

発症・療養の実際

　妊娠高血圧症候群は，母体や胎児の死亡原因の第2位であり[1]，初産時期の高齢化が進んでいる国内ではそのリスク因子（**表1**）を有する妊娠・出産が増加しています．妊婦健康診査（妊婦健診）は妊娠初期から出産までに14回程度行われ，診察や問診，蛋白尿や血糖値などの検査，保健指導などが実施され，そこで妊娠高血圧症候群が発見されることがあります．

　一般的に，妊娠高血圧症候群に対しては重症でない限り，ベッド上で過ごすといった過度な安静は推奨されず，また，血管内容量の減少を引き起こす可能性がある塩分制限についても，他の疾患に対する血圧管理のような厳格な管理は推奨されてはいません．

表1 ● 妊娠高血圧症候群のリスク因子

妊娠前から存在するリスク因子
● 母体年齢：15歳以下，35歳以上
● 遺伝的素因：妊娠高血圧腎症の家族歴，高血圧の家族歴，2型糖尿病の家族歴，遺伝子多型
● 肥満：BMI > 25 kg/m^2
● 内科疾患の合併：高血圧，腎疾患，糖尿病，抗リン脂質抗体症候群，thrombophilia（血栓形成素因）
妊娠によるリスク
● 初産
● 妊娠間隔：妊娠間隔が5年以上
● 妊娠高血圧症候群の既往
● 多胎妊娠
● 妊娠初期血圧高値
● 生殖補助医療

文献2を参考に作成

降圧管理の目標

妊娠高血圧症候群に対する降圧管理の目的は，**母体と胎児に対するさまざまな合併症を防ぎ，また進展を抑制する**ことです．妊娠高血圧症候群での降圧管理は，血圧コントロールによる母体へのベネフィット，および過度な血圧低下による胎盤灌流の減少や子宮内で胎児が降圧薬に暴露する懸念とのバランスを考え，狭い血圧目標内におさめていく必要があります．**妊娠高血圧に対する薬物治療の適応は，診察室血圧の140/90 mmHg以上**であり，**降圧目標の上限は135/85 mmHg**と言われています．また，重症度についてガイドライン[2]では，重症妊娠高血圧を収縮期血圧160 mmHg以上，または拡張期血圧110 mmHg以上とし，入院適応の目安としています．

妊娠高血圧症候群の薬物治療

● 妊婦に推奨される降圧薬

現在，妊娠高血圧に対して使用される薬剤にはラベタロール，ニフェジピン，メチルドパがあります（**表2**）[2]．ニフェジピンは2022年12月の電子添文の改訂により，禁忌から妊娠20週未満の項目が削除され，妊娠全期での使用が可能となりました[3]．

表2 ● 妊娠高血圧症候群で推奨されている降圧薬

一般名	ラベタロール	メチルドパ	ニフェジピン
分類	アドレナリンαβ受容体遮断薬	中枢性交感神経抑制薬	Ca拮抗薬
禁忌	気管支喘息，高度徐脈，房室ブロック，洞房ブロックなど	急性肝炎，慢性肝炎・肝硬変の活動期	心原性ショック
使用可能時期	妊娠全期	妊娠全期	妊娠全期
主な副作用	徐脈，起立性低血圧	眠気，肝機能障害	反射性頻脈
備考	欧米諸国では第一選択薬の1つ		緩徐な降圧のために，徐放製剤を選択する

● 過降圧に注意

　降圧薬を開始・増量・併用したときに危惧される副作用の1つに，過降圧があります．胎盤循環には自己調節能がないと言われており，**過度な降圧による子宮胎盤灌流の低下が懸念されます**．そのため，急激な血圧の低下を避け，緩徐に降圧をはかる必要があります．特に，降圧薬の開始・用量の変更などがあった際には，より慎重なモニタリングが重要になります．米国産婦人科学会のガイドライン[4]では，降圧管理の下限は120/80 mmHgが提案されています．つまり，血圧が120～135／80～85 mmHgの範囲に収まるように，綿密なコントロールが必要となります．

妊娠前からのフォロー

　妊娠前から高血圧の治療をしている患者さんでは，RAAS阻害薬であるACE阻害薬やARBが処方されている可能性があります．これらの薬剤は，羊水過小症や胎児毒性（催奇形性，低血圧など），腎臓の形成不全（腎尿細管の形成異常など）が起こるという報告がされているため，禁忌に該当します．妊娠を希望する患者さんにRAAS阻害薬が継続されていないかを，必ず確認する必要があります．

② 病院と保険薬局で情報をつなぐポイント

こんな情報を共有しよう

　妊娠高血圧症候群の管理目的で入院をされた患者さんは，退院後も経口降圧薬の継続が必要となる場合があります．患者さんによっては，既往歴などにより併用薬や降圧目標が異なることがありますので，この情報はお薬手帳や薬剤管理サマリーなどに記載し，治療方針などを薬局と共有する必要があります．また，薬局から医療機関へはお薬手帳などを使用して，処方されたすべての薬剤や市販薬，サプリメントの情報を共有することで，相互作用や胎児毒性などを

適切に回避し，患者さんの薬物治療にかかわる医療従事者に情報を提供していきましょう．

綿密な血圧の管理を支援しよう

　目標血圧の幅が狭いため，退院後に家庭での血圧測定が継続され，血圧のコントロールや服薬アドヒアランスが維持されることが非常に重要です．そのため，血圧手帳やアプリケーションなどを用いて**血圧推移の可視化を支援したり，胎児の生育や母体への合併症，安全な出産を動機付けていただけるような服薬指導が重要な鍵**となります．

　薬局薬剤師は，妊婦の高血圧のスクリーニングから併用薬との相互作用，副作用の予防と早期発見，服薬アドヒアランスの向上において重要な役割をもっていますので、ぜひ血圧管理の支援に取り組んでいきましょう．

処方の背景をおさえよう!

1 妊娠高血圧症候群とは？

循環動態の変化

　妊婦の循環動態は，胎児への血液量を保持するために循環血液量が増加し，これに伴い心拍数も上昇します．同時に，プロゲステロンの分泌増加により血管平滑筋が拡張し，末梢血管抵抗が低下することで，血圧はむしろ妊娠20週まではやや低下，もしくは変化しないといった経過をたどります．そのため，妊娠直後から血圧は下降しはじめ，妊娠20週を過ぎる頃から少しずつ上昇し，分娩が近くなる35週頃にはほぼ妊娠前の血圧に戻るとされています．しかし，妊娠高血圧症候群の患者さんでは妊娠20週までは安定していた血圧

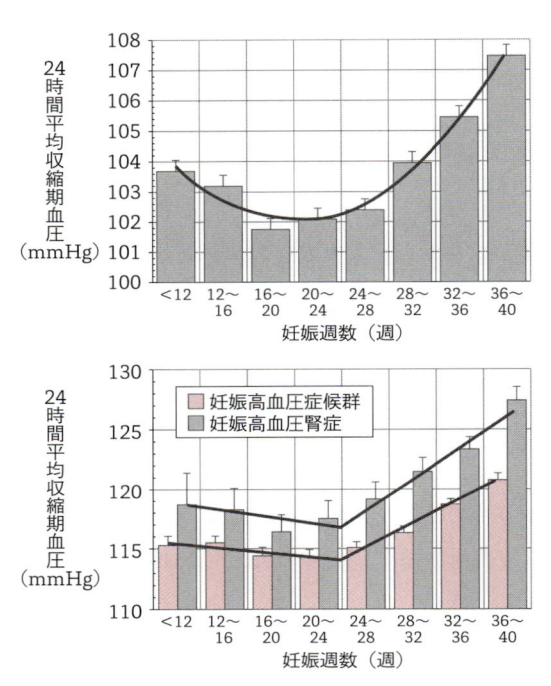

図1 ● 正常妊娠，妊娠高血圧症候群の収縮期血圧の推移

正常血圧の妊婦（上のグラフ：被験者235人から得たデータ1408より）および妊娠高血圧症候群または妊娠高血圧腎症の妊婦（下のグラフ：それぞれ被験者128人から得たデータ800または被験者40人から得たデータ222より）における24時間血圧自由行動下血圧（ambulatory blood pressure monitoring：ABPM）の推移.
文献5より引用

が，その後直線的に上昇し続けていきます（図1）[5].

妊娠高血圧症候群の合併症

　妊娠高血圧症候群は，胎盤形成時の血管新生の異常や液性因子，母体因子が関与した複雑な病態生理となっています.

　妊娠高血圧症候群の発症のリスク因子には，**表1**のようなものが該当しています. また，妊娠高血圧症候群の合併症では死産や早産，母体の臓器障害，浮腫，子癇，頭蓋内出血，肝機能障害，腎機能障害，また，溶血（hemolysis：H，LDHの上昇），ASTやALTなどの肝酵素の上昇（elevated liver enzymes：EL），血小板数の減少

（low platelet count：LP）などをきたすHELLP症候群，子宮胎盤機
能不全などがあります．これらの合併症の発症を抑える目的で，血
圧のコントロールは非常に重要なポイントとなっています．

病型分類とは

妊娠高血圧症候群は，大きく4つの病型に分類されます（**図2**）．
①妊娠20週以降に血圧の異常が指摘される妊娠高血圧，②妊娠高血
圧に臓器障害を合併した妊娠高血圧腎症，③妊娠前や妊娠20週まで
に高血圧の指摘のある高血圧合併妊娠，④高血圧や蛋白尿に妊娠20
週以降に増悪や臓器障害が出現した加重型妊娠高血圧腎症，の4つ
です．

また，発症時期による分類もあり，妊娠34週未満に発症するもの
を早発型，それ以降に発症するものは遅発型と定義されています．
早発型は，胎盤形成の異常により慢性的な子宮胎盤不全や局所の虚
血，炎症性サイトカインの放出により母体高血圧が起こると考えら
えています．遅発性では，母体因子である代謝異常（肥満やインス
リン抵抗性など）による酸化ストレスに伴う胎盤機能不全に基づい

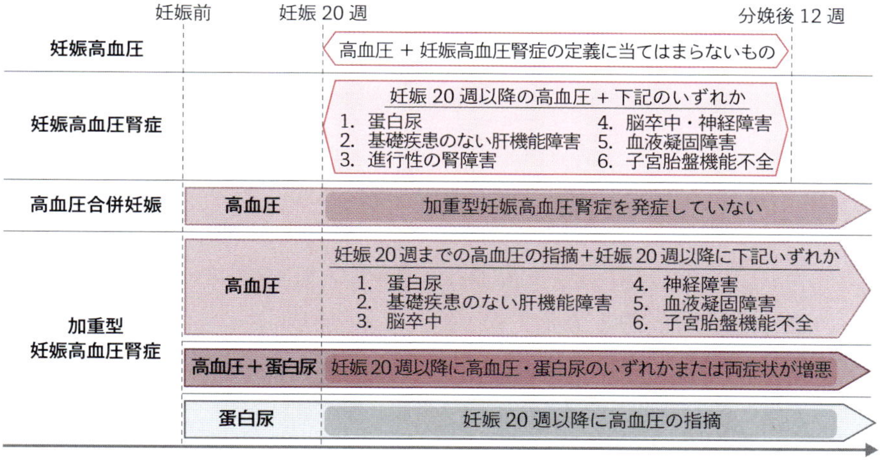

図2 ● 妊娠高血圧症候群の病型分類

ていると考えられています．早発型では，合併症などにより母体・胎児の予後が不良となる頻度が高いと言われています．

　妊娠高血圧症候群の根本的な治療は，妊娠の終了（ターミネーション）です．**母体の保護を優先し，胎児の発育状況や重症度などを考慮したうえで，適切な分娩時期を決定していきます**．

② 処方のなぜ？ を読み解く

　現在，国内で妊婦の使用に安全性が確立されている降圧薬は，アドレナリン $\alpha\beta$ 受容体遮断薬であるラベタロール，Ca拮抗薬のニフェジピン，中枢性交感神経抑制薬であるメチルドパの3つで，これらは「妊娠高血圧症候群の診療指針2021」[2] で推奨されています．

● ラベタロール

　本症例で処方されているラベタロールは，妊娠中の高血圧の治療で一般的に使用されるアドレナリン $\alpha\beta$ 受容体遮断薬です．同系統の薬剤ではカルベジロールなどがありますが，そのなかでも**妊婦へ安全に使用できたというデータがより多く存在するために，ラベタロールが選択されます**．また，交感神経遮断薬のなかには選択的 β 受容体遮断薬であるアテノロールがありますが，胎児の発育障害の報告がされているために，使用は避ける必要があります．このように，**同系統の薬剤のなかにも妊娠中に使用できない薬剤が存在する**ため，選択の際には注意が必要です．

　また，ラベタロールは用量依存的に降圧作用が得られます．一般的な副作用は徐脈や起立性低血圧です．α_1 受容体遮断作用により仰臥位や座位から立位へ急に身体を動かすと血圧が下がるため，起立性低血圧に注意が必要です．さらに，非選択的 β 受容体遮断作用があるため，気管支喘息の既往歴がある患者さんでは気管支けいれんなどを引き起こす可能性があり，禁忌に該当します．また，徐脈や房室ブロックなども同様に禁忌に該当するため，**既往歴の聞き取**

りは処方の鑑査において重要なポイントです．

③ もう一歩踏み込んで知っておこう!

　妊娠高血圧症候群の既往者が再び妊娠をした場合，再発率が正常妊娠と比較して高くなることがわかっています．そのなかでも，妊娠高血圧腎症の既往がある患者さんに対しては，次回妊娠時に低用量アスピリンによる予防内服が行われることがあります．これは，低用量アスピリン（60〜150 mg/日）が早産や，周産期死亡リスクを軽減するとされているためです[6]．低用量アスピリンは，妊娠12週以降に開始する必要があるといわれています．米国産婦人科学会（American college of obstetricians and gynecologists：ACOG）では，妊娠高血圧症候群発症のリスクが高い患者さんに対して，低用量アスピリンを分娩まで継続することを推奨しています．しかし，国内の電子添文では，低用量アスピリンは出産予定日の12週以内（妊娠28週以降）の妊婦は禁忌に該当しています．そのため，医師から患者さんへ適応外での使用となっていることなどの説明がされたうえで，内服が開始となります．

妊娠高血圧症候群の治療に関する以下の記述のうち，正しいものを2つ選べ．

a）妊娠高血圧症候群の血圧の管理に推奨されている降圧薬は，ロサルタン，ニフェジピン，ラベタロールの3つである

b）妊娠高血圧症候群の薬物治療の適応は，160/110 mmHg以上である

c）妊娠高血圧症候群の血圧管理では至適血圧の幅が狭いため，より綿密な血圧コントロールが必要である

d）初回面談で，ラベタロールが新しく開始となった患者さんから喘息の治療をしているという情報を聞き取ったため，処方医にラベタロールが喘息の患者さんへは禁忌である旨を疑義照会し，他剤への変更について協議をした

解答 c, d

a：日本妊娠高血圧学会で推奨されている経口降圧薬は，メチルドパ，ラベタロール，ニフェジピンなどです．RAAS阻害薬であるARBやACE阻害薬は，禁忌に該当します．

b：妊娠高血圧症候群の薬物治療の適応は，140/90 mmHg以上です．

■ 文献

1） GBD 2015 DALYs and HALE collaborators：Global, regional, and national disability-adjusted life-years（DALYs）for 315 diseases and injuries and healthy life expectancy（HALE）, 1990-2015: a systematic analysis for the global burden of disease study 2015. Lancet, 388：1603-1658, 2016（PMID：27733283）

2） 「妊娠高血圧症候群の診療指針2021」（日本妊娠高血圧学会），メジカルビュー社，2021

3） アダラート®CR錠電子添文

4） Garovic VD, et al：Hypertension in pregnancy: Diagnosis, blood pressure goals, and pharmacotherapy: A scientific statement from the American heart association. Hypertension, 79：e21-e41, 2022（PMID：34905954）

5） Hermida RC, et al：Predictable blood pressure variability in healthy and complicated pregnancies. Hypertension, 38：736-741, 2001（PMID：11566967）

6） Davidson KW, et al：Aspirin use to prevent preeclampsia and related morbidity and mortality: US preventive services task force recommendation statement. JAMA, 326：1186-1191, 2021（PMID：34581729）

冠動脈の解剖と病態の分類

ちょこっと，おさらい

芦川直也

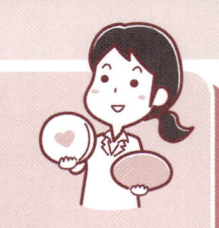

　冠動脈疾患とは，**心筋に血液を送る冠動脈（右冠動脈，左主幹部，左前下行枝，左回旋枝，図1）に狭窄や閉塞，攣縮**が生じたことにより**血液が十分に供給できない，あるいは一時的／持続的に遮断される病態**のことを言います（**表1**）．

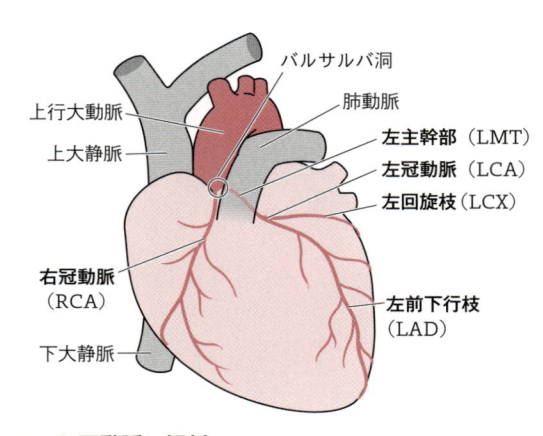

バルサルバ洞
肺動脈
上行大動脈
上大静脈
左主幹部（LMT）
左冠動脈（LCA）
左回旋枝（LCX）
右冠動脈
（RCA）
左前下行枝
（LAD）
下大静脈

図1 ● 冠動脈の解剖

RCA：right coronary artery，LCA：left coronary artery，LMT：left main trunk，LAD：left anterior descending artery，LCX：left circumflex artery

表1 ● 冠動脈疾患の分類

分類	疾患名	病態
安定冠動脈疾患 （安定CAD）	冠攣縮性狭心症	● 冠攣縮による一時的な冠動脈の狭窄あるいは閉塞 ● 心筋の壊死：なし 冠攣縮 血流
	労作性狭心症	● 動脈硬化による冠動脈の狭窄 ● 心筋の壊死：なし プラーク
急性冠症候群 （ACS）	不安定狭心症	● 冠動脈プラークの破綻に伴う，血栓形成による冠動脈の急激な狭窄 ● 心筋の壊死：なし 血栓
	急性心筋梗塞	● 冠動脈プラークの破綻に伴う血栓形成，もしくは血栓の塞栓による冠動脈の急性完全閉塞 ● 心筋の壊死：あり ● 冠攣縮による持続的な冠動脈の閉塞（MINOCA） ● 心筋の壊死：あり 冠攣縮 血流

CAD（coronary artery disease）：冠動脈疾患，ACS（acute coronary syndrome）：急性冠症候群

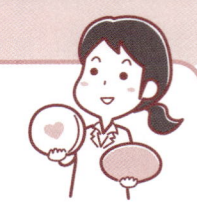

1 冠攣縮性狭心症

血圧？ 狭心症？ Ca 拮抗薬の処方意図を見抜く

古野喬志

これだけは必ずチェック

☑ 血管拡張薬により，冠攣縮による狭心痛発作が予防出来ていますか？

☑ 血管拡張薬により，血圧低下や頭痛などの副作用は出ていませんか？

☑ 禁煙や節酒など，冠攣縮の予防につながる指導ができていますか？

症例

40代，男性，身長170 cm，体重65 kg

患者さん「早朝に胸が締め付けられるような感じがして受診をしたら，狭心症の可能性があると言われて，心臓の冠動脈カテーテル検査をしました．冠動脈は細くなっていないけれど，冠動脈が痙攣する冠攣縮性狭心症と診断されて，1カ月前から内服がはじまりました．最近は朝方に，また胸の締め付けられる感じが数回あると先生に伝えたら，貼り薬が追加になったみたいです」

処方内容
① ベニジピン塩酸塩（コニール®）錠4 mg　1回1錠
　　1日1回　寝る前　14日分
② 硝酸イソソルビド（フランドル®）テープ40 mg　1回1枚
　　1日1回　寝る前に貼付　14日分
③ ニトログリセリン（ニトロペン®）舌下錠0.3 mg　1回1錠
　　胸痛発作時（舌下投与）　5回分

患者さんフォローの勘どころ

① 療養指導・モニタリングのコツ

発作時の症状緩和

冠攣縮性狭心症（vasospastic angina：VSA）の胸痛発作時には，硝酸薬の舌下錠またはスプレーの口腔内噴霧を使用し，冠動脈を拡張して冠攣縮（冠動脈の痙攣性の収縮）を抑える必要があります．

薬剤の使用方法や使用時の注意点などについて，パンフレットなどを提示しながら指導をすると効果的です（図1）．例えば硝酸薬の舌下錠は，飲み込むと肝臓で代謝されて薬効が得られないため，うっかり飲み込んでしまった場合には，舌下で再投与することを説明しておくとよいでしょう．また，発作時には最初に1〜2錠を使用し

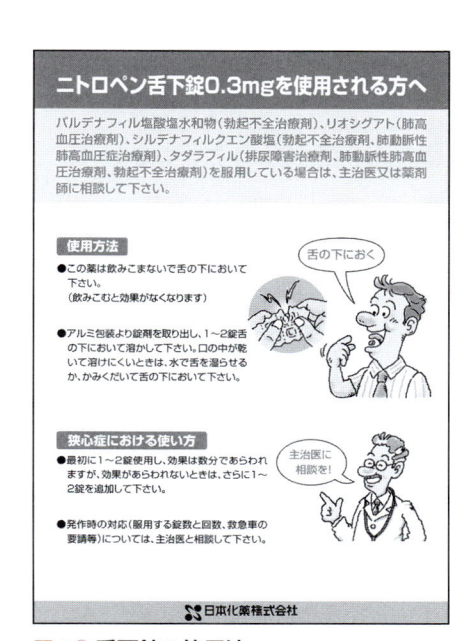
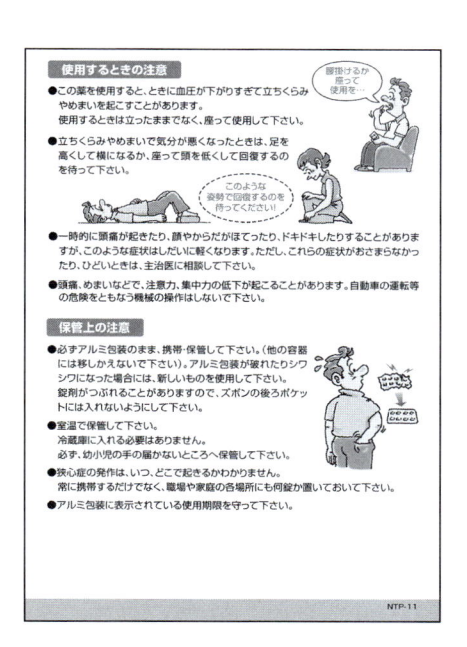

図1 ● 舌下錠の使用法

て，効果が数分であらわれますが，効果があらわれないときは追加投与することを指導し，発作がいつどこで起きるかわからないため，携帯しておく必要性も指導することが重要です．

冠攣縮の予防

　冠攣縮の予防を目的として，Ca拮抗薬や硝酸薬，ニコランジルなどの冠拡張薬が主に使用されますが，そのなかでも**Ca拮抗薬が第一選択薬として推奨**されています．Ca拮抗薬を開始後も，発作の程度や頻度に応じて増量や発作時間にあわせた用法の変更，もしくは他剤の併用が必要になる場合があります．そのため，発作の有無や頻度，発作が起きやすい時間帯，硝酸薬（舌下錠）の使用状況などの詳細を聞き取り，現在の薬物治療で冠攣縮による狭心痛発作が予防できているのかを確認しましょう．発作の予防ができていない場合には，早期受診を促し，薬物治療の見直しを検討してもらう必要があります．また，**処方薬のアドヒアランス不良も狭心痛発作の誘因になりうる**ため，十分なヒアリングや丁寧な服薬指導も重要です．

副作用のモニタリング

　副作用を回避するために，Ca拮抗薬は血圧の低下に注意が必要です．特に高血圧でない患者さんでは気をつける必要があります．また，ジルチアゼムでは徐脈などにも注意をする必要があり，家庭血圧や脈拍数を測定して医師に伝えるよう説明しておく必要があります．硝酸薬やニコランジルでは，頭痛や顔面紅潮などの副作用についての指導が必要ですが，頭痛などの症状は数日で緩解する場合も多く，過度な指導は服薬アドヒアランスの低下につながるため注意が必要でしょう．

生活指導も忘れずに

　喫煙や飲酒は冠攣縮のリスクになるため，狭心痛発作の予防には生活習慣の見直しが重要となります．特に喫煙は受動喫煙も冠攣縮

を引き起こすことが知られており，自身が禁煙するだけでなく，家族や周囲の理解，喫煙場所を避けるなどの指導が必要です．アルコールの多飲は冠攣縮を誘発するだけなく，薬の服用忘れにもつながり，アドヒアランスの低下は狭心痛発作の誘因となるため，節酒の指導も重要です．

❷ 病院と保険薬局で情報をつなぐポイント

　Ca拮抗薬は，高血圧の降圧目的で使用される場合と，狭心症の冠動脈拡張目的で使用される場合があります．また狭心症でも，冠攣縮性狭心症だけでなく労作性狭心症にも使用されます．冠動脈カテーテル検査などによる冠動脈の狭窄や攣縮の有無，ステント留置の既往など，（情報が得られたら）処方意図がわかるようにお薬手帳や薬剤管理サマリーなどに記載しておきましょう．

　また硝酸薬やニコランジルは，ＰＤＥ５阻害薬との併用で過度な降圧が起きる場合があるため，併用を避ける必要があります．ＰＤＥ５阻害薬は，肺動脈性肺高血圧症や前立腺肥大症，勃起不全の治療に使用されますが，肺高血圧と狭心症は循環器科の医師が関与するため，硝酸薬やニコランジルと併用される可能性は低いかと思います．一方，前立腺肥大症や勃起不全の治療では，他科や他のクリニックからＰＤＥ５阻害薬が処方される場合が多く，硝酸薬やニコランジルとの併用を避けるには薬剤師の関与が欠かせません．お薬手帳などを注意深く確認しましょう．

処方の背景をおさえよう!

1 冠攣縮性狭心症とは?

冠攣縮性狭心症の病態

冠攣縮性狭心症は，労作性狭心症のような器質的な冠動脈の狭窄を認めませんが，冠動脈の攣縮（痙攣性の収縮）によって一時的な冠動脈の狭窄を生じ，心臓の筋肉内の血流が低下し狭心痛を引き起こします（**図2**）．冠攣縮性狭心症の予後は一般的には良好ですが，冠攣縮の発作時に房室ブロックや心室頻拍・心室細動などの致死的な不整脈を起こすこともあり，注意が必要な疾患です．

冠動脈疾患の最近の概念

そもそも冠動脈疾患は，冠動脈に器質的な閉塞・狭窄を認める心筋梗塞や労作性狭心症が広く認知されていると思います．しかしながら，冠動脈に閉塞を伴わない心筋梗塞（myocardial infarction with non-obstructive coronary arteries：MINOCA）や心筋虚血（isch-emia with non-obstructive coronary arteries：INOCA）の概念がここ数年で提唱されていますので，おさえておきましょう．

冠動脈と言えば心臓の外側を走る太い血管，というイメージが強いですが，実際は心臓の外側を走る血管と心筋内部をめぐる冠微小血管からなっています（**図3**）．INOCA は冠攣縮性狭心症や冠微小血

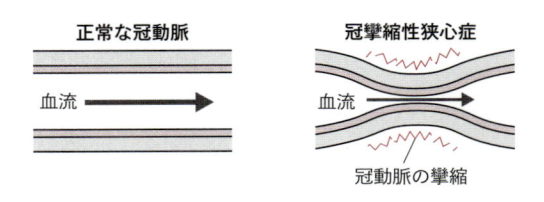

図2 ● 正常な冠動脈と冠攣縮性狭心症

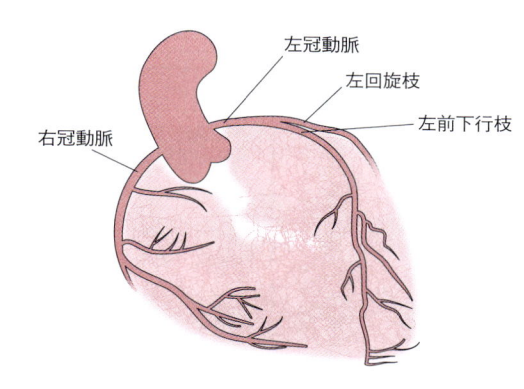

左冠動脈
左回旋枝
左前下行枝
右冠動脈

図3 ● 冠動脈の解剖イメージ

管狭心症，冠微小血管攣縮が含まれ，冠動脈の攣縮は心臓の外側を走る冠動脈だけでなく，冠微小血管にも起こります．さらにINOCAは器質的な冠動脈の狭窄を伴う狭心症（ischemia with obstructive coronary artery disease：IOCA）を併発する場合もあり，両者を合併すると予後が不良とされており注意が必要です（**図4**：IOCAは器質的な冠動脈狭窄を伴う心筋虚血，INOCAは器質的な冠動脈狭窄を伴わない心筋虚血を指す）[1]．

　冠動脈に狭窄がない場合，狭心症は否定的と考えがちですが，INOCAと診断される場合も多々あります．実際，狭心症が疑われ，冠動脈カテーテル検査を受けた患者さんの約半数は，冠動脈に器質的な狭窄を認めないとの報告があり[3]，冠攣縮性狭心症と診断される場合もあります．**「冠動脈に狭窄がない＝薬物治療が不要」ではない**ことを，知っておく必要があるでしょう．

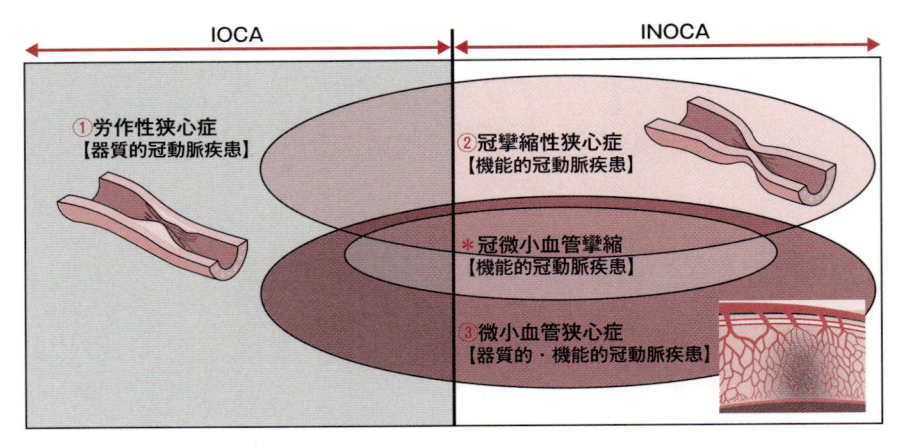

図4 ● 慢性冠症候群（CCS）のおもな虚血機序

①，②，③，＊の病態と機序は重複して存在しうる．INOCAは定義上，有症候性を前提にし，器質的有意狭窄を除外する．
IOCA：ischemia with obstructive coronary artery disease，INOCA：ischemia with non-obstructive coronary artery disease
日本循環器学会/日本心血管インターベンション治療学会/日本心臓病学会：2023年JCS/CVIT/JCCガイドラインフォーカスアップデート版冠攣縮性狭心症と冠微小循環障害の診断と治療．https://www.j-circ.or.jp/cms/wp-content/uploads/2023/03/JCS2023_hokimoto.pdf（2024年7月閲覧）

攣縮はなぜ起きる？

　冠動脈の攣縮は，冠動脈の血管内皮機能の異常によって起こるとされています．内皮機能の異常は，冠動脈における動脈硬化が進行する過程のなかでも比較的早期に起こり，セロトニンなどの血管収縮物質の刺激や血管平滑筋の収縮感受性の亢進などが関与していると考えられています．

　かつて，冠攣縮性狭心症は日本人やアジア人に多いとされていました．しかし実際は欧米人の罹患率も高く，現在では人種差はないとの考え方が共通の認識となっています．

胸痛の特徴

　冠攣縮性狭心症の症状は，胸部が締め付けられるような感じや詰まるような感じ，と表現される場合が多く，首やあご，左肩に痛みが放散することもあります．労作性狭心症は，主に階段や坂を登っ

表1 ● 労作性狭心症と冠攣縮性狭心症の比較

	労作性狭心症	冠攣縮性狭心症
原因	冠動脈の動脈硬化による器質的狭窄	冠動脈の一時的な攣縮による狭窄
症状	胸が締め付けられる感じ，首やあご，左肩への放散痛	
発作の起きやすいタイミング	早歩きや階段を登るなどの労作時	睡眠時や安静時（夜間から早朝にかけて）
発作の持続時間	5分以内	数分〜15分程度

た後などの労作時に症状が出現するのに対して，冠攣縮性狭心症で
は，**安静時に症状が出現し，夜間から早朝にかけて発作を起こすこ
とが多く**，日中の運動で誘発されることは少ないとの特徴がありま
す．痛みの持続時間は，数分から15分程度ですが，症状および持続
時間は患者さんによりさまざまです（**表1**）．

薬物療法

　冠攣縮性狭心症の薬物治療は**長時間作用型のCa拮抗薬を第一選
択薬**とし，冠動脈を拡張し冠攣縮を予防する目的で投与されます．
Ca拮抗薬で狭心痛発作が予防できない場合は，硝酸薬やニコランジ
ルが併用されます．また狭心痛の発作時には，硝酸薬の舌下投与や
スプレー剤による口腔内噴霧が行われます．

　冠攣縮性狭心症には，一定期間が経過した後にCa拮抗薬を中止し
ても狭心痛を生じない自然緩解例もありますが，中止した場合に発
作が再燃する症例も報告されています[4]．減量や中止は段階的に行
う必要があり，自己判断による休薬は避けるように指導が必要です．
なお，狭心痛をくり返す難治性の症例では，薬剤が数種類にもなり，
長期にわたる内服の継続が必要になる場合もあります．

② 処方のなぜ?を読み解く

Ca拮抗薬が最初に選択される

冠攣縮性狭心症に対しては，長時間作用型のCa拮抗薬が第一選択薬であるため，本症例でもベニジピンが処方されています．ジヒドロピリジン系か非ジヒドロピリジン系のジルチアゼムのどちらを選ぶかは，副作用を考慮して，血圧と心拍数から検討をする必要があります．

また，Ca拮抗薬のなかではベニジピンが，アムロジピン，ニフェジピン，ジルチアゼムなどと比べて主要心血管イベントの回避率が高いとの報告[5]から頻用されています．この理由として，ベニジピンの冠動脈に対する高い選択性[6]が影響していると考えられています．

Ca拮抗薬で狭心痛が予防できない場合は，硝酸薬やニコランジルが併用されます．本症例でもベニジピンのみでは発作を予防出来ておらず，硝酸薬の貼付剤が追加になったと推測できます．また，患者さんの発作が朝方に起きていることから，ベニジピンと硝酸イソソルビドテープの用法は，どちらも眠前が選択されたと考えられます．患者さんには，理由も含めて指導が必要でしょう．

β遮断薬は基本的に使用しない

労作性狭心症と冠攣縮性狭心症の処方では，β遮断薬の扱いが異なる点に注意が必要です．労作性狭心症では，心臓の酸素消費量を減少させるためにβ遮断薬が有効ですが，**冠攣縮性狭心症ではβ遮断薬が冠攣縮を誘発する**（β遮断薬は，相対的なα受容体刺激作用により血管収縮を促し，冠攣縮を惹起する可能性がある）ことから，**基本的には使用しません**．

本症例ではβ遮断薬は処方されていませんが，加齢などに伴い心房細動や心不全など他の循環器疾患を発症し，β遮断薬の併用が必要になる場合があります．冠攣縮性狭心症の患者さんにβ遮断薬を使用する場合は，冠拡張薬を併用することが望ましいとされており，

処方鑑査時には確認が必要です. また, 非選択的β遮断薬の点眼薬でも冠攣縮性狭心症の発作を誘発することが報告されており[7], 狭心痛発作をくり返している場合には, 外用薬が発作の原因となっていないかを再度見直す必要があります.

アスピリンは必要か？

現在, アスピリンは心血管疾患の一次予防に推奨されなくなりましたが, 冠攣縮性狭心症でも主要な心血管イベント発生の抑制に相関がないとの報告がされています[8]. 冠攣縮性狭心症でも推奨されていないことを知っておきましょう.

③ もう1歩踏み込んで知っておこう

2023年に「JCS/CVIT/JCC ガイドラインフォーカスアップデート版冠攣縮性狭心症と冠微小循環障害の診断と治療」[2] が発行され, 薬物治療の項目では, 難治性冠攣縮性狭心症において, β_1受容体作動薬のデノパミンや漢方薬（四逆散・桂枝茯苓丸・柴朴湯）が有効な症例もあるとされています. デノパミンの有効性は, 冠攣縮性狭心症の増悪において自律神経が関与していることに基づいています. β遮断薬が冠攣縮を誘発することから, β刺激薬が有効であることは想像しやすいでしょう. ただし, デノパミンの保険適用は慢性心不全のみであり, 注意が必要です. また, 冠攣縮性狭心症では, 不安やうつ病を有する症例が多く, 不安やうつ状態の改善に使用される漢方薬が有効な場合があります.

飲酒は冠攣縮を誘発する一因とされていますが, 特に飲酒後に顔面紅潮, 吐き気, 動悸などを示すアルコールフラッシング反応がある場合は, 発作を起こしやすいとの報告[9]があります. 従って, 単に節酒を指導するだけではなく, 飲酒後のフラッシング症状を聞きとり, 症状があれば特に注意するよう一歩踏み込んだ指導が有効です.

冠攣縮性狭心症の治療に関する以下の記述のうち，正しいものを2つ選べ．

a) 冠攣縮性狭心症の狭心痛発作時には，硝酸薬の貼付剤をまず使用する

b) 冠攣縮性狭心症の発作予防には，長時間作用型のCa拮抗薬を第一選択薬として使用する

c) 冠攣縮性狭心症では，β遮断薬を単独で使用した方がよい

d) 喫煙や過度な飲酒は冠攣縮の誘因になるため，生活指導が重要である

解答　**b, d**

a：冠攣縮性狭心症の狭心痛発作時には，硝酸薬の舌下投与または口腔内噴霧を行います．

c：β遮断薬は冠攣縮を誘発するため，β遮断薬を使用する際には冠拡張薬との併用が望ましいです．

■ 文献

1）Suda A, et al：Coronary functional abnormalities in patients with angina and nonobstructive coronary artery disease. J Am Coll Cardiol, 74：2350-2360, 2019（PMID：31699275）

2）日本循環器学会/日本心血管インターベンション治療学会/日本心臓病学会：2023年JCS/CVIT/JCCガイドラインフォーカスアップデート版冠攣縮性狭心症と冠微小循環障害の診断と治療
https://www.j-circ.or.jp/cms/wp-content/uploads/2023/03/JCS2023_hokimoto.pdf（2024年7月閲覧）

3）Jespersen L, et al：Stable angina pectoris with no obstructive coronary artery disease is associated with increased risks of major adverse cardiovascular events. Eur Heart J, 33：734-744, 2012（PMID：21911339）

4）Pesola A, et al：Efficacy of diltiazem in variant angina. Results of a double-blind crossover study in CCU by Holter monitoring. The possible occurrence of a withdrawal syndrome. G Ital Cardiol, 17：329-339, 1987（PMID：3653590）

5）Nishigaki K, et al：Prognostic effects of calcium channel blockers in patients with vasospastic angina--a meta-analysis. Circ J, 74：1943-1950, 2010（PMID：20668353）

6）Karasawa A & Kubo K：Calcium antagonistic effects and the in vitro duration of actions of KW-3049, a new 1,4-dihydropyridine derivative, in isolated canine coronary arteries. Jpn J Pharmacol, 47：35-44, 1988（PMID：3411819）

7）Eto R, et al：Life-threatening vasospastic angina induced by carteolol eye drops. Intern Med, 62：2513-2516, 2023（PMID：36476545）

8）Lin Y, et al：Impact of aspirin use on clinical outcomes in patients with vasospastic angina: a systematic review and meta-analysis. BMJ Open, 11：e048719, 2021（PMID：34326051）

9）Mizuno Y, et al：Alcohol flushing and positive ethanol patch test in patients with coronary spastic angina: possible role of aldehyde dehydrogenase 2 polymorphisms. Intern Med, 52：2593-2598, 2013（PMID：24292747）

第 **2** 章
冠動脈疾患

2 労作性狭心症

冠動脈の狭窄・閉塞は，PCIすればおしまい，ではない！

岩田晃佳

これだけは必ずチェック

☑ カテーテル治療前および治療後に抗血小板薬を内服していますか？

☑ 血圧管理・禁煙・運動習慣などの生活習慣の改善ができていますか？

☑ 抗血小板薬の内服に伴う，出血症状はありませんか？

症例

60代，男性，身長169 cm，体重65 kg，

カテーテル検査時のLDLコレステロール（LDL-C）71 mg/dL，

診察室血圧132/68 mmHg，喫煙歴は1日20本を40年間

患者さん「胸の違和感があって，その後も少し運動をしたときに同じ症状があったので，すぐ翌日に病院を受診しました．処方してもらった"ニトロ"を，胸の違和感があったときに舐めたらよくなりました．先週に受けたカテーテル検査の結果については，心臓の血管が狭くなっているとの説明を受けました」

処方内容

①
- アスピリン腸溶（バイアスピリン®）錠100 mg　1回1錠
- ボノプラザンフマル酸塩（タケキャブ®）錠10 mg　1回1錠
- ビソプロロールフマル酸塩（メインテート®）錠2.5 mg　1回1錠
- バルサルタン80 mg・アムロジピン5 mg（エックスフォージ®）配合錠
  1回1錠

- アトルバスタチン（リピトール®）錠10 mg　1回1錠
  1日1回　朝食後　14日分
② ニトログリセリン（ニトロペン®）舌下錠0.3 mg　1回1錠
  胸痛発作時（舌下投与）　10回分

患者さんフォローの勘どころ

1 療養指導・モニタリングのコツ

　労作性狭心症の患者さんでは，脂質プラークの形成による冠動脈の狭窄が起きているため，**生活習慣の指導も重要**です．そのため症状緩和と二次予防のために，脂質異常症や高血圧について目標値を設定して，薬理学的治療を強化する至適内科療法（optimal medical therapy：OMT）が重要となります．OMTには薬物療法だけでなく，生活習慣の改善も含まれるため，禁煙や運動療法を含めた患者さんの生活上の嗜好などを聞きとっていきましょう．

コラム　至適内科療法（OMT）の支援はどうする？

　OMTとは薬物療法だけでなく，喫煙や運動習慣，嗜好などの生活習慣の改善も含めて指導をしていきます．完全な禁煙は，喫煙の継続に比して死亡リスク，心筋梗塞リスクを30％低下させることが知られています[1]．また，運動については1回30分間，週3回以上，有酸素運動トレーニングを行うことが推奨されています[1]．運動の強度としては，ウォーキングや水泳，ジョギング程度の運動です．運動時の適正心拍数は，50歳未満では1分間に100〜120回，50歳以上では1分間に100回以内を目安とされます．薬剤師も日常の運動習慣を併せて聞き取り，支援していきましょう．

LDL-C の管理

わが国の「動脈硬化性疾患予防ガイドライン」[2] において，LDL-C の管理目標値は 100 mg/dL 未満であり，家族性高コレステロール血症，糖尿病もしくはアテローム血栓性脳梗塞を合併する症例では，70 mg/dL 未満を考慮するよう記載されています．LDL-C の管理目標値は冠動脈疾患の有無で異なるため，患者さんと目標値を共有して，服薬アドヒアランスを良好に維持することが重要です．

服薬指導の注意点としては，副作用である**横紋筋融解症を強調し過ぎないようにする**ことです．患者さんによっては，**軽度の筋肉痛でも心配になり，内服を中断してしまうことがある**からです．もし軽い筋肉痛が生じても，症状の悪化がみられず，赤褐色（コーラのような色）の尿（ミオグロビン尿）がなければ内服を続けるように指導し，症状の悪化が続くようなら受診を促しましょう．

血圧の管理

心血管病の既往がある患者さんの血圧管理は，わが国の「高血圧治療ガイドライン」[3] で設定されている降圧目標値の，家庭血圧 125/75 mmHg 未満が達成されているかを評価する必要があります．家庭血圧は信頼性の高い測定値と考えられているため，患者さんの血圧を評価する際は，血圧手帳などに記載された家庭血圧の測定値を用いるようにしましょう．

なお，血圧の測定が継続できている患者さんにおいては，**測定値の評価を共有することで継続の意欲を高めてもらいましょう**．これに対して，家庭血圧の測定を行っていない患者さんにおいては，血圧手帳をお渡ししながら，毎日忘れずに血圧を測定することは，血圧を安定させるために大切であることを説明しましょう．その後も**継続的な評価を行いながら，コミュニケーションを密にして，測定に取り組んでもらえるように支援をしていきましょう**[3]．

消化管出血の早期発見に向けた対応

抗血小板薬を内服している患者さんにおいては，消化管出血を早期に発見するために，**排便時の血便や黒色便があればすみやかに受診を促す**ことが重要です．また，抗凝固薬，非ステロイド性抗炎症薬（NSAIDs）などは併用により出血リスクが増大することから，併用薬もふまえて指導した方がよいでしょう．

ニトログリセリン舌下錠の使い方もしっかり説明！

狭心症の発作時に使用するニトログリセリン舌下錠は，**誤って飲み込んでしまわないよう**，使用方法についてもしっかりと理解してもらう必要があります．この薬剤は，舌下投与後すぐに薬効を発現しますが，使用後に全身の動脈および静脈が拡張することにより血圧が低下し，失神を引き起こすことがあります．必ず坐位もしくは臥位で使用し，10分程度は安静にするよう説明しましょう（第2章_1，図1を参照）．

コラム　家庭血圧がやっぱりいいの？

家庭血圧は診察室血圧と比較して，白衣高血圧や受診間変動（受診するたびに血圧が大きく異なること）の影響を受けにくく，降圧薬による過剰な降圧あるいは不十分な降圧を評価するために有用であるとされています．加えて測定条件を整えられることから，信頼性の高い測定値と考えられています．

血行再建術：PCI, CABG

労作性狭心症に対する血行再建術は，冠動脈が狭窄し，OMTを施行しても症状が生じる場合に，経皮的冠動脈インターベンション（percutaneous coronary intervention：PCI）あるいは冠動脈バイパス術（coronary artery bypass grafting：CABG）が選択されます．

● PCI

PCIでは，治療部位の再狭窄を予防するために，ステントを留置することがあります（**図1**）．この治療法は，血管内に異物であるステントを留置するため，血小板の凝集が惹起され，血栓を形成しやすくなります．ステント内の血栓形成（ステント内血栓症）を防ぐ目的で，PCI後の一定期間は抗血小板薬2剤併用療法（dual anti-platelet therapy：DAPT）を行います．その後は抗凝固薬の併用が無ければ，抗血小板薬単剤を永続的に投与します．

● CABG

CABGとは，閉塞した冠動脈の先に新しい血管を移植して迂回路（バイパス）を作成し，血流の流れを作る血行再建術です．血行再建

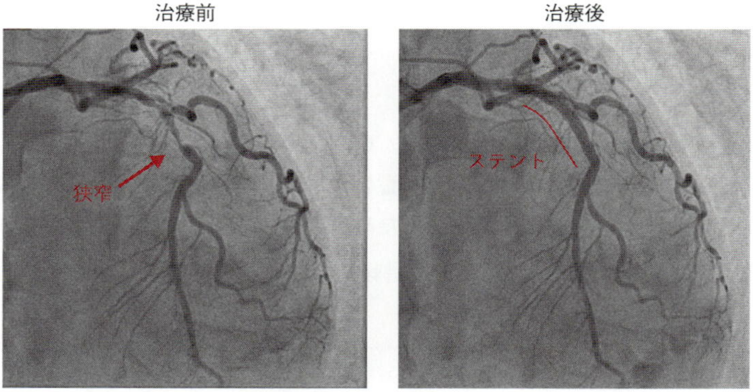

治療前　　　　　　　　　　治療後

狭窄

ステント

図1●経皮的インターベンションの施行例

後であっても血栓を形成しやすい状況は続いており，バイパスに用いた血管の閉塞を防ぐ目的で，DAPTを一定期間継続することがあります．

血行再建術後の支援

このような状況において，**処方の中断もしくは服薬アドヒアランス不良が生じると，ステント内血栓症やバイパスに用いた血管の閉塞リスクが増大します**．血管閉塞の発生は，急性心筋梗塞を引き起こし致死的な経過を辿ることがあります．そのため，治療後の薬歴を確認するとともに，良好な服薬アドヒアランスの維持を支援することが重要です．血行再建術後の支援につなげるために，病院薬剤師は**入院中に行った治療の概要（冠動脈にステントを留置した，CABGを施行したなど）や疾患の管理目標などを，お薬手帳や薬剤管理サマリーを用いて薬局と共有しましょう**．また，冠動脈疾患は再発抑制に向けた基礎疾患（高血圧，糖尿病，高コレステロール血症など）の管理も重要であり，これもあわせて継続する必要があります．

処方の背景をおさえよう

① 労作性狭心症とは？

労作性狭心症は，冠動脈にアテローム性のプラーク（脂質を多く含む血管壁の病巣）が生じ，これが拡大して冠動脈の狭窄を来している病態です（**図2**）．冠動脈が狭窄して血流量が低下することにより，心臓がポンプ機能を果たすために必要な心筋への酸素供給量が必要量を下回る，いわゆる心筋の虚血を引き起こします．心筋の虚血は**前胸部痛，背部痛，動悸など特有の不快感（狭心痛）**を生じま

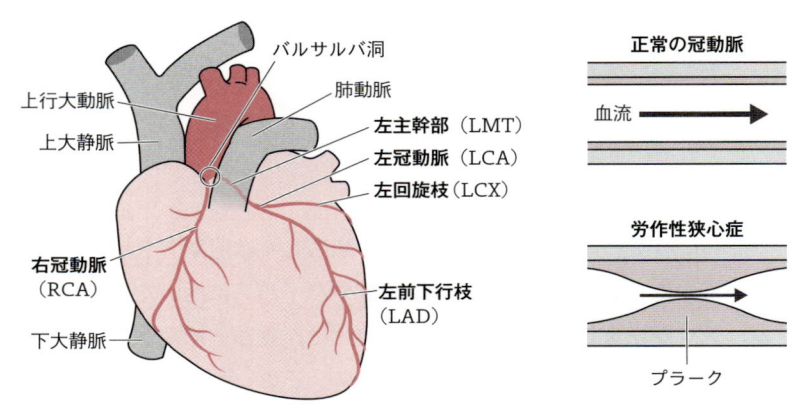

図2 ● 冠動脈の解剖と安定狭心症の病態

RCA：right coronary artery，LCA：left coronary artery，LMT：left main trunk，LAD：left anterior descending artery，LCX：left circumflex artery

す．また，労作性狭心症は症状が出現する労作の閾値に変化がなく（胸痛発作の頻度，持続時間，強度などが一定であることや，一定以上の運動や動作によって出現する発作），数分間の安静により症状が消失することが特徴です．

　治療法としては，前述の通り冠動脈の病態に応じて血行再建術（PCIもしくはCABG）あるいはOMTが選択されます．血行再建術が必要となるケースとしては，冠動脈が狭窄し，OMTを施行しても症状が残存しQOLの低下がみられる場合があげられます．しかし，**労作性狭心症において血行再建術とOMTを比較したとき，心血管イベントや死亡率に差はなかった**との報告[4]もあることから，OMTも重要視する必要があります．

② 処方のなぜ?を読み解く

薬物療法の目的

　労作性狭心症の薬物療法は，発作時の症状緩和，および心血管イベントの再発抑制を目的としています（**表1**）．発作症状の緩和のた

表1 ● 労作性狭心症の治療薬

発作時	
硝酸薬	● ニトログリセリン，硝酸イソソルビド
発作予防	
β遮断薬	● β₁選択性：メトプロロール，ビソプロロール，アテノロールなど ● β₁非選択性：プロプラノロール，カルテオロールなど ● αβ遮断薬：カルベジロールなど
Ca拮抗薬	● ジヒドロピリジン系：アムロジピン，ベニジピン，ニフェジピンなど ● ベンゾチアゼピン系：ジルチアゼム
硝酸薬	● ニトログリセリン，硝酸イソソルビド，一硝酸イソソルビド
Kチャネル開口薬	● ニコランジル
脂質異常症治療薬	● 第一選択：アトルバスタチン，ピタバスタチン，ロスバスタチン ● コントロール不良の場合：エゼチミブ，エボロクマブ，インクリシラン
抗血小板薬	● アスピリン，クロピドグレル，プラスグレル，チカグレロル

めに，発作時に使用する短時間作用型の硝酸薬に加えて，発作を予防するβ遮断薬，Ca拮抗薬を第一選択薬として使用します．再発抑制のためには，脂質の管理，抗凝固療法なども行われます．

症状緩和のための薬物療法

● β遮断薬

　β遮断薬は労作時の心拍数の増加を抑制し，心筋の酸素需要量を低下させることにより症状を緩和します．しかしながら，徐脈によるふらつきや意識消失を生じる他に，冠攣縮性狭心症の発作を誘発する（α受容体を介した交感神経の刺激が血管を収縮させ，攣縮を引き起こす）こと，気管支喘息の症状を増悪させる（β₁非選択性，αβ遮断薬などのβ₁受容体選択性の低い薬剤は，気管支を収縮させる）可能性がある点には注意が必要です．既往歴を把握するとともに，副作用の発現がないかを確認していくことが重要です．

　本症例では，狭心症の症状改善目的で投与されています．狭心症発作の頻度や持続時間の改善が，得られているかを確認しましょう．

第2章 冠動脈疾患

● Ca 拮抗薬

　Ca 拮抗薬は，日本人の労作性狭心症で多いとされる，冠動脈の攣縮（アテローム性のプラークを形成した部位では血管内皮細胞が傷害されており，血管拡張作用を有する一酸化窒素の産生も低下し攣縮を生じることがある）を抑制することにより狭心発作を予防します．注意点としては，血圧低下（ジヒドロピリジン系）や，徐脈によるふらつきや意識消失（ジルチアゼム）があげられます．これらの薬剤で効果が不十分な場合は長時間作用型の硝酸薬を併用しますが，投与開始時に脳血管の拡張による頭痛を生じることがあります．軽い症状であれば，様子をみるよう事前に説明をするといいでしょう．

　本症例では，血圧管理目標値の指導をする必要があります．血圧の変動をみて，自己調整をしないように理解してもらう必要があります．継続的な血圧測定が出来るように家庭血圧の評価をし，患者さんと共有しましょう．

再発抑制のための薬物治療

● 脂質異常症治療薬

　心血管イベントの再発を抑制するために，まず LDL-C の管理が重要です．冠動脈疾患が確定した時点で，ストロングスタチン（アトルバスタチン，ピタバスタチン，ロスバスタチン）による脂質低下療法を行います．前述の通り，LDL-C の管理目標値は 100 mg/dL 未満であり[2]，家族性高コレステロール血症，糖尿病もしくはアテローム血栓性脳梗塞を合併する症例では，70 mg/dL 未満を考慮するとされています．なお，スタチン単剤で LDL-C の管理目標値を達成できない場合には，小腸コレステロールトランスポーター阻害薬のエゼチミブ，PCSK9（Proprotein convertase subtilisin/kexin type 9）阻害薬もしくは PCSK9 siRNA 製剤（PCSK9 蛋白質の情報を含む mRNA の分解を促進する，低分子干渉リボ核酸製剤）を追加することもあります．

　本症例では，致死的な冠動脈疾患の発症予防を目的に処方されています．そのため，自覚症状がなくても服薬を継続してもらうような説明が大切であり，管理目標値を達成できているかを継続的に評価していく必要があります．

● 抗血栓薬

　抗血小板薬については，通常1剤めとして低用量アスピリン（81〜100 mg/日）を投与しますが，アスピリン喘息の既往などにより投与禁忌の場合は，$P2Y_{12}$受容体拮抗薬を使用することもあります．狭心症発作の予防と心筋梗塞の予防に効果がありますが，重大な出血を見逃さないための指導をするようにしましょう．特に消化管出血では，早期発見のため，黒色便・血便が出ていないかの確認をしてもらい，早いタイミングで受診を促すことが大切です．

③ もう一歩踏み込んで知っておこう

DAPTの組み合わせ

　DAPTの組み合わせは，主に低用量アスピリン81〜100 mg/日と$P2Y_{12}$受容体拮抗薬のクロピドグレル75 mg/日またはプラスグレル3.75 mg/日が選択されます（第2章_3を参照）．**労作性狭心症におけるステント留置後のDAPT期間は，1〜3カ月が推奨**されています[5]．

効果には個人差がある

　$P2Y_{12}$受容体拮抗薬に関する留意点として，日本人にはCYP2C19の代謝活性が低い遺伝子多型がおよそ4人に1人存在し，クロピドグレルの薬効が十分に発揮されない可能性が示唆されています[6]．これに対して，プラスグレルは遺伝子多型の影響を受けにくい特徴があります．また，クロピドグレルとプラスグレルが副作用により使用できない場合の代替薬として，チカグレロルがあげられます（**表2**）．

表2 ● P2Y$_{12}$受容体拮抗薬の薬理学的特徴

	クロピドグレル	プラスグレル	チカグレロル
受容体の阻害	不可逆的	不可逆的	可逆的
プロドラッグ	○	○	×
半減期	～6時間	～7時間	8～12時間
結合様式	競合的	競合的	非競合的
服薬用法	1日1回	1日1回	1日2回
効果発現までの時間	2～8時間	30分～4時間	30分～4時間
効果消失までの時間	5～7日	7～10日	3～5日
シトクロムP450との相互作用	CYP2C19	なし	CYP3A

文献7より一部抜粋して引用

DAPTを続けるさじ加減

　　DAPTの施行期間については，血栓症の予防と出血性合併症のリスクとベネフィットを考慮して設定することが推奨されています．ステント血栓症のリスク予測因子としては，留置されたステントの種類，本数および病変の長さなどがあげられます（**表3**）.

表3 ● ステント血栓症の予測因子

- 十分な抗血小板療法下でのステント血栓症の既往
- 第一世代DES
- 非ST上昇型またはST上昇型心筋梗塞
- complex PCI（3本以上のステント留置，3病変以上のステント治療，分岐部2ステント，総ステント長60 mm超，慢性完全閉塞へのステント留置）
- 糖尿病合併例のび漫性病変
- CKD（クレアチニン・クリアランス＜60 mL/分）

（Valgimigli M, et al：Eur Heart J, 39：213-260, 2018, Roffi M, et al：Eur Heart J, 37：267-315, 2016, Giustino G, et al：J Am Coll Cardiol, 68：1851-1864, 2016を参考に作表）
日本循環器学会：2020年JCSガイドラインフォーカスアップデート版冠動脈疾患患者における抗血栓療法. https://www.j-circ.or.jp/cms/wp-content/uploads/2020/04/JCS2020_Kimura_Nakamura.pdf(2024年7月閲覧)

ST上昇型心筋梗塞（ST-elevation myocardial infarction：STEMI），非ST上昇型心筋梗塞（non-ST-elevation myocardial infarction：NSTEMI）：冠動脈が急性完全閉塞を起こした場合は心電図でST上昇がみられ，急激な狭窄（虚血）状態であればST上昇はみられない

● 薬剤溶出性ステント

　冠動脈ステント留置後の再狭窄を予防するために薬剤溶出性ステントは開発されましたが，発売された初期の製品，いわゆる第一世代の薬剤溶出性ステント（drug eluting stent：DES）は，冠動脈内に留置した後の血管内皮細胞の増殖を過度に抑制するため，長期にわたり冠動脈内でステントがむき出しになります．このため，ステントの留置から数年が経過してもステント血栓症を発症することがあり，DAPTを長期間継続（永続的に継続する場合もある）することがあります．この様に，必ずしもガイドラインの記載通りに抗血小板薬単剤へ移行するとは限らないことも知っておきましょう．

　また，日本人におけるPCI後の出血リスクを評価する手法としては，日本版高出血リスク（HBR）評価基準があります（特集を参照）．出血リスクが高く，ステント血栓症のリスク予測因子に該当しない症例では，DAPT期間が短縮されます．

● DAPTの終了後

　DAPTの終了後は，抗血小板薬を1剤に減らして永続的に投与します（第2章_3を参照）．P2Y$_{12}$受容体拮抗薬の単剤投与については，アスピリン単剤投与と比較して，ステント血栓症などの虚血イベントが有意に少なく，出血イベントは差がないとの報告[8]もあります．近年では，P2Y$_{12}$受容体拮抗薬の単剤投与を継続する患者さんが多くなっています．

労作性狭心症の治療に関する以下の記述のうち，正しいものを2つ選べ.

a）脂質管理において，LDLコレステロールは併存疾患にかかわらず100 mg/dL未満を目標とする

b）労作性狭心症は，至適薬物療法のほかに生活習慣の見直しも必要となる

c）PCI後のDAPT継続期間は，3カ月以内である

d）労作性狭心症の治療では，血行再建の治療が優先されるとは限らない

解答 b, d

a：急性冠症候群，糖尿病，家族性高コレステロール血症，脳梗塞などのリスク因子がある場合には，70 mg/dL未満を目標にするとされています.

c：DAPTの継続期間はステント血栓症のリスクおよび出血リスクを考慮して設定されるため，ステント血栓症の予測因子（表3）を有する症例では，より長期となることがあります.

■ 文献

1）日本循環器学会：2022年JCSガイドラインフォーカスアップデート版安定冠動脈疾患の診断と治療
https://www.j-circ.or.jp/cms/wp-content/uploads/2022/03/JCS2022_Nakano.pdf（2024年7月閲覧）

2）「動脈硬化性疾患予防ガイドライン2022年版」（日本動脈硬化学会／著），レターブレス，2022

3）「高血圧治療ガイドライン2019（JSH 2019）」（日本高血圧学会高血圧治療ガイドライン作成委員会／編），ライフサイエンス出版，2019
https://www.jpnsh.jp/data/jsh2019/JSH2019_hp.pdf（2024年3月閲覧）

4）Spertus JA, et al：Health-status outcomes with invasive or conservative care in coronary disease. N Engl J Med, 382：1408-1419, 2020（PMID：32227753）

5）日本循環器学会：2020年JCSガイドラインフォーカスアップデート版冠動脈疾患患者における抗血栓療法
https://www.j-circ.or.jp/cms/wp-content/uploads/2020/04/JCS2020_Kimura_Nakamura.pdf（2024年7月閲覧）

6）Simon T, et al：Genetic determinants of response to clopidogrel and cardiovascular events. N Engl J Med, 360：363-375, 2009（PMID：19106083）

7）Rollini F, et al：Switching P2Y$_{12}$-receptor inhibitors in patients with coronary artery disease. Nat Rev Cardiol, 13：11-27, 2016（PMID：26283269）

8）Lader EW：After PCI and 6 to 18 mo of DAPT, clopidogrel reduced a composite of clinical events vs. aspirin at 6 y. Ann Intern Med, 176：JC38, 2023（PMID：37011396）

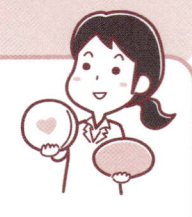

3 急性心筋梗塞

血液サラサラにとどまらず，未来を見据えよう

岡　祐介

これだけは必ずチェック

☑ 出血リスクの高い DAPT 施行中に，出血症状はありませんか？

☑ 抗血栓薬（アスピリンには PPI または P-CAB の併用）やストロングスタチンが継続されていますか？

☑ 血圧，血糖値，脂質，喫煙などの冠危険因子に対する管理ができていますか？

症例

60代，男性，身長 172 cm，体重 65 kg,

血清クレアチニン値 0.81 mg/dL（クレアチニンクリアランス 80.2 mL/分）

患者さん「急性心筋梗塞で，専門病院に運ばれて治療してもらいました．まだ詰まりかけている血管はあるみたいです．2週間くらい入院していて，今日ははじめての外来です．煙草はやめました」

処方内容

①
- アスピリン／ボノプラザンフマル酸塩（キャブピリン®）配合錠　1回1錠
- プラスグレル塩酸塩（エフィエント®）錠 3.75 mg　1回1錠
- ロスバスタチンカルシウム（クレストール®）錠 5 mg　1回2錠
- ペリンドプリルエルブミン（コバシル®）錠 2 mg　1回0.5錠
  1日1回　朝食後 28日分

② カルベジロール（アーチスト®）錠1.25 mg　1回1錠
1日2回　朝・夕食後　28日分

患者さんフォローの勘どころ

1 療養指導・モニタリングのコツ

出血イベントに注意

　急性心筋梗塞の治療は，主に経皮的冠動脈インターベンション（PCI）が行われます．そのため，PCIの施行後にはステント血栓症および再狭窄予防のために，抗血小板薬2剤併用療法（DAPT）が必須となります[1]．本症例では，アスピリンとプラスグレルを併用しており，**出血イベントには注意が必要**となります．**主な出血の副作用には，消化管出血と頭蓋内出血**があります．

● 消化管出血

　消化管出血の症状としては黒色便・血便・吐血などがあり，特に**普段から便の性状を確認するよう患者さんに指導しておきましょう**．また，アスピリンによる上部消化管障害では空腹時の腹部症状がみられることがあるため，このような症状が出現していないかを確認する必要があります．DAPT施行中，特にアスピリンを併用する際は，プロトンポンプ阻害薬（PPI）やカリウムイオン競合型アシッドブロッカー（P-CAB）により上部消化管出血の予防効果がみられるとの報告もあることから[2]，これらの併用がされていない場合は処方の提案を検討しましょう．

● 頭蓋内出血

　頭蓋内出血は，血圧が高くなるほど発症率も高くなるという報告があり[3]，血圧管理が重要となります．高血圧治療ガイドラインにおいて，抗血栓薬服用中および冠動脈疾患がある患者さんでは，家

庭血圧 125/75 mmHg 未満で管理することが推奨されています（第1章_1，表2を参照）[4]．また，血圧を安定させるために日々の血圧の推移をみることは，非常に参考になります．そのため，**自宅で血圧測定を行い，血圧手帳などに記録をするとともに，測定結果を診察時に医師へ伝えるように指導をしましょう**．

② 病院と保険薬局で情報をつなぐポイント

DAPTは，冠動脈疾患以外に脳や足の疾患に対しても行われることがあります．各疾患においても，投与量は冠動脈疾患と同様ですが，投与期間が変わってきます．また，治療方法によっても異なり，バルーン血管形成術ではステント留置術と比べて投与期間は短くなります．

DAPTの施行中は，安易な抗血栓薬の中止や不要な継続も避けなければなりません．このため，治療日や治療方法，治療に用いられたデバイスなどを薬剤管理サマリーなどに記載して，処方意図や投与期間を薬局と共有しましょう．加えて，心筋梗塞の既往があれば，心不全ステージB，つまり心不全を発症する一歩手前の状態であるという意識をもつことも重要です．

薬局においては，**お薬手帳に処方内容を記載し，医療機関を受診する際には必ず持参するように指導しましょう**．心筋梗塞には再発リスクがあり，再発時に緊急で治療を行う際に，抗血栓薬の内服歴を急いで把握する必要があるためです．

処方の背景をおさえよう！

1 急性心筋梗塞とは？

　心臓には心筋に血液を送る冠動脈があります．冠動脈は，大動脈の基部にあるバルサルバ洞から右冠動脈（RCA）と左冠動脈（LCA）に枝分かれをし，左冠動脈は左主幹部（LMT）から左前下行枝（LAD）と左回旋枝（LCX）に分岐しています（図1）．急性心筋梗塞では，この冠動脈に血栓が生じて閉塞することにより血液が流れなくなり，心筋に酸素や栄養が届かず壊死してしまいます（図2）．

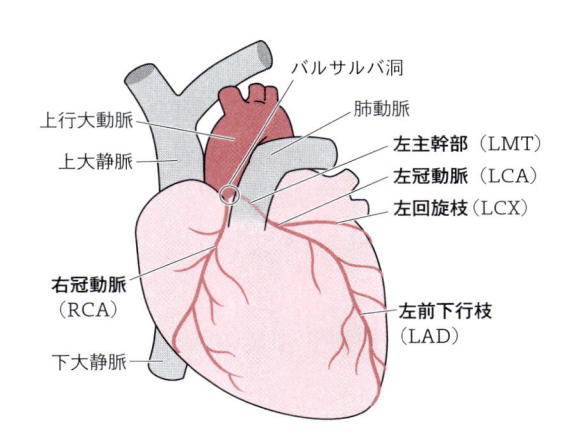

図1 ● 冠動脈の構造

RCA：right coronary artery，LCA：left coronary artery，
LMT：left main trunk，LAD：left anterior descending artery，
LCX：left circumflex artery

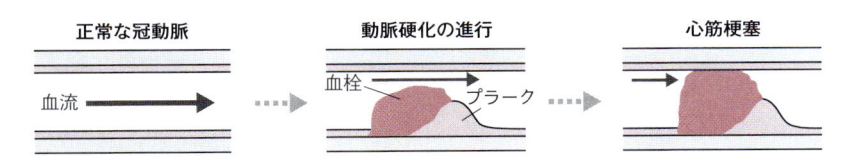

図2 ● 心筋梗塞の発生機序

症状としては，胸の痛みや圧迫感，冷汗，呼吸困難，吐き気などを伴うこともあります．臨床検査値では，心筋バイオマーカー（心筋トロポニン，クレアチンキナーゼなど）の上昇がみられ，診断において利用されます．これに対し，不安定狭心症は心筋バイオマーカーの上昇がみられず，心筋が壊死に至っていない状態となります．

どんな治療が行われる？

急性心筋梗塞の治療としては，主にPCIが施行されます．足や腕の動脈からカテーテルを挿入し，冠動脈まで進めてバルーンで血管内壁を拡張する**バルーン血管形成術**や，ステントを血管内に留置する**冠動脈ステント留置術**があります（図3）．また，病態によっては外科的に，冠動脈バイパス術（CABG）が行われる場合もあります．

PCIおよびCABGによる治療後は，抗血小板薬が適応となります．あわせて，**心筋梗塞のリスク因子（冠危険因子とも言います）**として，**高血圧や喫煙，糖尿病，家族歴および高コレステロール血症など**があげられることから[5]，生活習慣の是正に加えて薬剤による血圧，血糖値，および脂質の管理も重要となります．

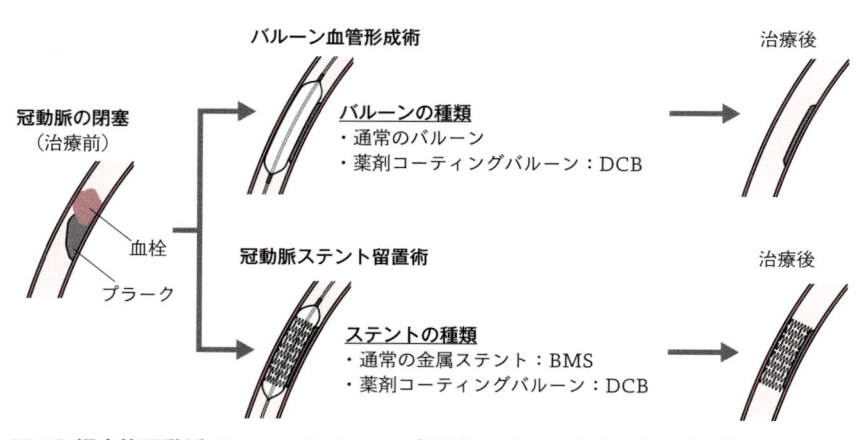

図3 ● 経皮的冠動脈インターベンション（PCI）において施行される治療法
DCB：drug coated balloon，BMS：bare metal stent（ベアメタルステント）

② 処方のなぜ？を読み解く

DAPTの基本をおさえよう

　DAPTは，どの抗血小板薬を組み合わせてもよいわけではありません．通常は**アスピリンに加えて，P2Y$_{12}$受容体拮抗薬のクロピドグレルまたはプラスグレル**が使用されます（表1）．緊急でPCIを行う際にはローディング（アスピリン162〜324 mgとクロピドグレル300 mgまたはプラスグレル20 mg）を行い，翌日からアスピリン81〜162 mg/日とクロピドグレル75 mg/日またはプラスグレル3.75 mg/日を投与します．

　DAPTの投与期間は血栓リスクや高出血リスク（HBR）因子を考慮して判断され，その後，抗血小板薬単剤療法（single anti-platelet therapy：SAPT）へ移行します[6]［図4．日本版高出血リスク（HBR）評価基準は特集を参照］．継続する抗血小板薬1剤については，アスピリンよりもP2Y$_{12}$受容体拮抗薬を残した方が心血管死亡やステント血栓症，出血イベントが少ないと報告[7]されています．

表1 ● 冠動脈疾患で用いられる抗血小板薬

薬剤名	作用機序	ローディング	用法用量	特記事項
アスピリン（バイアスピリン®など）	COX-1阻害	162〜324 mg	1回81〜162 mgを1日1回	● 禁忌でない限り必ず使用
チクロピジン（パナルジン®）	P2Y$_{12}$受容体阻害	−	1回100 mgを1日2〜3回	● 肝障害などの副作用を生じやすい ● 定期的な血液検査を実施する必要あり
クロピドグレル（プラビックス®）	P2Y$_{12}$受容体阻害	300 mg	1回75 mgを1日1回	● CYP2C19遺伝子多型が効果に影響を及ぼしやすい
プラスグレル（エフィエント®）	P2Y$_{12}$受容体阻害	20 mg	1回3.75 mgを1日1回	● 効果発現が早く，強力な血小板凝集抑制作用を有する
チカグレロル（ブリリンタ®）	P2Y$_{12}$受容体阻害	180 mg	1回90 mgを1日2回（急性心筋梗塞）	● アスピリンと併用する他の抗血小板薬の投与が困難な場合に使用

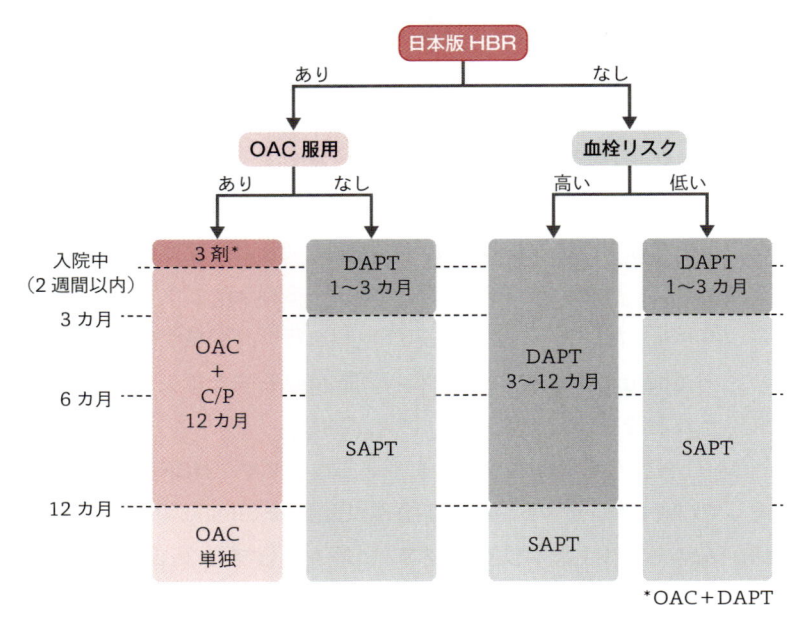

注）短期間 DAPT を選択した場合は，DAPT後の SAPT では P2Y12 受容体拮抗薬を考慮する．OAC 単独の場合には，投与可能であれば DOAC を推奨する．
C/P：クロピドグレル / プラスグレル，DAPT：抗血小板薬 2 剤併用療法，HBR：高出血リスク，OAC：経口抗凝固薬，SAPT：抗血小板薬単剤療法

図4 ● 高出血リスク（HBR）をふまえた PCI 施行後の抗血栓療法

日本循環器学会：2020年 J CS ガイドラインフォーカスアップデート版冠動脈疾患患者における抗血栓療法. https://www.j-circ.or.jp/cms/wp-content/uploads/2020/04/JCS2020_Kimura_Nakamura.pdf（2024年7月閲覧）

　その一方で，アスピリンは出血リスクの低い手術であれば，内服を続けたまま受けられるなどのメリットがあります．

コラム　血栓リスクを評価しよう

　心筋梗塞やステント血栓症，虚血性脳卒中の血栓リスクの予測には，CRE-DO–Kyoto リスクスコアを用いることができます．CKD（透析または eGFR < 30 mL/ 分 /1.73 m²），心房細動，PVD，貧血（ヘモグロビン値 < 11 g/dL）をそれぞれ 2 ポイント，75 歳以上，心不全，糖尿病，冠動脈の慢性完全閉塞をそれぞれ 1 ポイントとし，0〜1 ポイントを低リスク，2〜3 ポイントを中リスク，4 ポイント以上を高リスクに分類して評価します[8]．

LDLコレステロールをしっかり下げよう！

　本症例では急性冠症候群の二次予防として，ロスバスタチンが処方されています．動脈硬化病巣の進展に関わる**LDLコレステロール（LDL-C）値は70 mg/dL未満が目標**となり，**いずれかのストロングスタチンの投与が推奨**されます（**表2**）[9]．ただし，LDL-C値が70 mg/dL未満であっても，ストロングスタチンの使用により心臓死や冠動脈血行再建のリスクを減少させたとの報告があることから[10]，LDL-C値にかかわらず，急性心筋梗塞後の患者さんにおいてストロングスタチンは必須の薬剤であると考えられます．さらに，家族性高コレステロール血症（familial hypercholesterolemia：FH）など，ストロングスタチンを用いても効果が不十分な場合には，エゼチミブやPCSK9阻害薬の併用も推奨されます[1]．

心筋梗塞後に処方される組み合わせ

　ACE阻害薬（忍容性がない場合はARB）およびβ遮断薬の併用療法は，心筋梗塞後の標準薬物療法とされています[1]．ACE阻害薬およびARBは，レニン・アンジオテンシン・アルドステロン系を阻害することにより心室リモデリングを抑制し，心臓を保護します．β遮断薬は交感神経系の抑制により心拍数や血圧，心筋収縮を減少させて心筋の酸素需要を抑制し，心筋壊死の進展を抑えることに加えて，致死性不整脈に伴う突然死を予防します．左室機能が低下した症例（LVEF＜40％）に対してこれらを併用することにより，心筋梗塞の再発や死亡率を減少させることも示されています[11, 12]．本症

表2 ● ストロングスタチンの一覧

薬剤名	アトルバスタチン（リピトール®）	ロスバスタチン（クレストール®）	ピタバスタチン（リバロ®）
成人の1日用量	10〜40 mg	2.5〜20 mg	1〜4 mg
併用禁忌薬	グレカプレビル／ピブレンタスビル	シクロスポリン	シクロスポリン

例はLVEF 39％と心不全の兆候がみられている患者さんであり，ACE
阻害薬とβ遮断薬が併用されています.

> **コラム　心室リモデリングってなんだろう**
>
> 　心筋梗塞後の心筋では，壊死した心筋の機能を補うために，残った心筋が心筋細胞の肥大や線維化などの構造や形態変化（リモデリング）を起こしながら心臓のポンプ機能の維持に努めています．しかしながら，リモデリングは最終的には心機能（心収縮力）の低下を引き起こし予後不良となります．この一連のリモデリングにはアンジオテンシンⅡなどの神経体液性因子が関与していると考えられています.

③　もう一歩踏み込んで知っておこう!

　心筋梗塞ではさまざまな合併症が起こり得るため，それらに応じた薬剤も投与されます.

　心不全を合併した場合にはACE阻害薬（またはARB）やβ遮断薬に加えて，病態により利尿薬やミネラルコルチコイド受容体拮抗薬（mineralocorticoid receptor antagonist：MRA），SGLT2阻害薬などが処方されるとともに，塩分制限や体重管理も重要となります.また，不整脈を生じた場合には，β遮断薬に加えてアミオダロンなどの抗不整脈薬が必要となる場合もあります.さらに，RCA起始部の梗塞では，洞房結節（洞房結節枝）の血流が途絶えるため，洞不全症候群による徐脈が発生する可能性もあります.

　心房細動が発生した場合や心室内に血栓を生じた場合は，抗凝固療法の適応となります.この場合，PCI周術期に抗凝固薬と抗血小板薬2剤の3剤併用療法が行われ，その後アスピリンを中止して抗凝固薬とP2Y$_{12}$受容体拮抗薬の2剤併用療法となり，慢性期においても抗凝固薬が必要となる場合には，抗血小板薬を中止し抗凝固薬を単剤とすることが推奨されています[6]（図4）.

心膜炎は心筋梗塞の治療後数週間が経ってから発症する可能性があり，症状としては発熱や胸痛がみられ，心嚢液の貯留を認めることもあります．治療としては高用量アスピリンやコルヒチン，副腎皮質ホルモン製剤が使用されます．

練習問題

急性心筋梗塞の治療に関する以下の記述のうち，正しいものを2つ選べ．

a）抗凝固薬と抗血小板薬の併用例では，永続的にこれらの薬剤を継続しなければならない

b）低体重・フレイルである患者さんは高出血リスクのため，DAPTによる副作用症状に注意が必要である

c）急性心筋梗塞後の患者さんでは，血糖値の管理も重要となる

d）ストロングスタチンはロスバスタチン，プラバスタチン，ピタバスタチンの3種類である

解答　b, c

a：抗凝固療法が必要となる患者さんにおいては，抗凝固薬単剤の継続が推奨されています．

d：アトルバスタチン，ロスバスタチン，ピタバスタチンの3種類です．

■ 文献

1) 日本循環器学会：急性冠症候群ガイドライン（2018年改訂版）
https://www.j-circ.or.jp/cms/wp-content/uploads/2018/11/JCS2018_kimura.pdf（2024年7月閲覧）

2) 「消化性潰瘍診療ガイドライン2020 改訂第3版」（日本消化器病学会／編），南江堂，2020

3) Toyoda K, et al：Blood pressure levels and bleeding events during antithrombotic therapy: the bleeding with antithrombotic therapy (BAT) study. Stroke, 41：1440-1444, 2010（PMID：20489173）

4) 「高血圧治療ガイドライン2019（JSH 2019）」（日本高血圧学会高血圧治療ガイドライン作成委員会／編），ライフサイエンス出版，2019
https://www.jpnsh.jp/data/jsh2019/JSH2019_hp.pdf（2024年3月閲覧）

5) Kawano H, et al：Sex differences of risk factors for acute myocardial infarction in Japanese patients. Circ J, 70：513-517, 2006（PMID：16636482）

6) 日本循環器学会：2020年JCSガイドラインフォーカスアップデート版冠動脈疾患患者における抗血栓療法
https://www.j-circ.or.jp/cms/wp-content/uploads/2020/04/JCS2020_Kimura_Nakamura.pdf（2024年7月閲覧）

7) Kang J, et al：Aspirin versus clopidogrel for long-term maintenance monotherapy after percutaneous coronary intervention: The HOST-EXAM extended study. Circulation, 147：108-117, 2023（PMID：36342475）

8) Natsuaki M, et al：Prediction of thrombotic and bleeding events after percutaneous coronary intervention: CREDO-Kyoto thrombotic and bleeding risk scores. J Am Heart Assoc, 7：, 2018（PMID：29789335）

9) 「動脈硬化性疾患予防ガイドライン2022年版」（日本動脈硬化学会／著），レタープレス，2022

10) Lee KH, et al：Benefit of early statin therapy in patients with acute myocardial infarction who have extremely low low-density lipoprotein cholesterol. J Am Coll Cardiol, 58：1664-1671, 2011（PMID：21982310）

11) Dargie HJ：Effect of carvedilol on outcome after myocardial infarction in patients with left-ventricular dysfunction: the CAPRICORN randomised trial. Lancet, 357：1385-1390, 2001（PMID：11356434）

12) Doughty RN, et al：Effects of carvedilol on left ventricular remodeling after acute myocardial infarction: the CAPRICORN Echo Substudy. Circulation, 109：201-206, 2004（PMID：14707020）

1 発作性心房細動

ドキドキしない！ させない！！

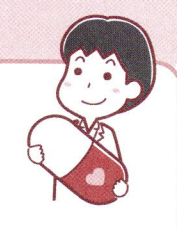

南部広夢

これだけは必ずチェック

✔ 心房細動の持続時間と症状はどれくらいですか？

✔ 心房細動を悪化させるリスク因子を，患者さんと共有できていますか？

✔ 抗不整脈薬による徐脈や心外性副作用が起きていませんか？

症例

50歳，男性，身長175 cm，体重80 kg，BMI 26.12 kg/m²

血清クレアチニン0.9 mg/dL（クレアチニンクリアランス111.1 mL/分）

> **患者さん**「このあいだ急に動悸がして胸が苦しくなって，救急車で運ばれて入院
> しました．入院ってはじめてで不安だったけど，すぐによくなって3日で
> 退院できました．退院してから発作は1度だけありましたが，3時間くら
> い安静にしていたらおさまりました．次の外来までに，手術をするかどう
> か考えておいてくださいって言われています．夜寝つきが悪くて晩酌をす
> るのが日常だったんだけど，手術をしたらまた平気になるのかな…」

[処方内容]

① ダビガトランエテキシラート（プラザキサ®）カプセル75 mg　1回2カプセル
　　1日2回　朝・夕食後　14日分

② ビソプロロールフマル酸塩（メインテート®）錠2.5 mg　1回0.5錠
　　1日1回　朝食後　14日分

③ ピルシカイニド塩酸塩（サンリズム®）カプセル50 mg　1回2カプセル
　　動悸がする時　10回分

かかりつけのクリニックからの処方
④ オルメサルタン（オルメテック®）OD錠20 mg　1回1錠
　1日1回　朝食後　30日分

患者さんフォローの勘どころ

1 療養指導・モニタリングのコツ

　発作性心房細動に限らず，心房細動（atrial fibrillation：AF）の治療は抗凝固療法，心拍数調節療法（レートコントロール），洞調律維持療法（リズムコントロール）に加えて，AF発症の契機となっている原因の除去を行います．このうち抗凝固療法，心拍数調節療法については，次項の「2．永続性心房細動」をご確認ください．

　AFの発生により，血行動態が破綻（心臓が全身に必要な血液を送り出せない状態），もしくは動悸などの症状が強い場合は，洞調律維持療法を検討します．**洞調律維持療法**には，**電気的除細動**および抗不整脈薬を用いた**薬理学的除細動**があります．

除細動と抗凝固療法

　除細動により引き起こされる血栓塞栓症のリスクは1〜5％とされていますが，除細動の前後に適切な抗凝固療法を行うことにより，リスクの軽減が期待できます（**図1**）．

　そもそも，AFのある患者さんは長時間のAF持続により，洞調律に戻ったにもかかわらず心房が収縮しない心房気絶（atrial stunning）の期間が延長するため，心内血栓をより形成しやすくなっています[2]．また，AFの持続時間が48時間を超えている患者さんに対して経食道心エコーを施行した際，13.8％で血栓がみつかり，その90％が左心耳で確認されたという報告もあります[3]．このため，**AFの持続時間が48時間以上と考えられる場合は，除細動前に抗凝固療法を3**

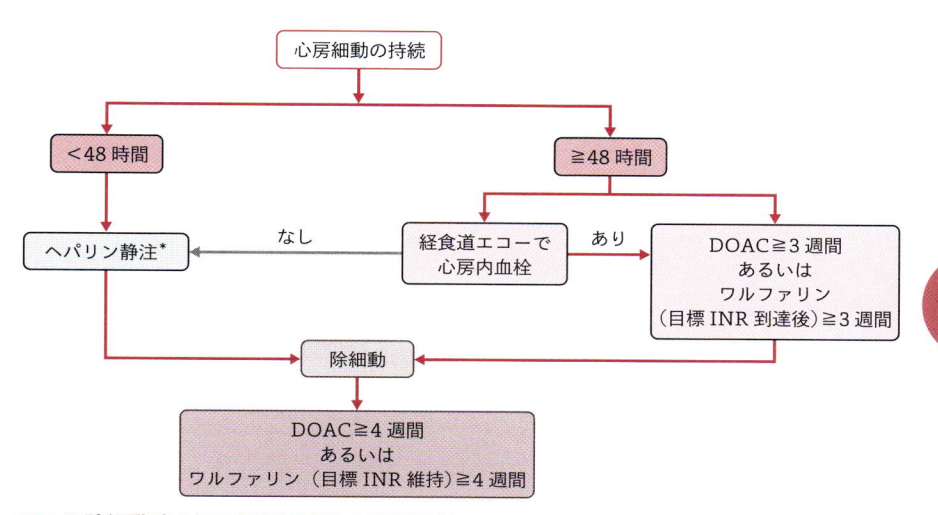

図1 ● 除細動時の経口抗凝固療法の推奨期間

*：ヘパリン投与については，通常2,000〜5,000単位を静注する（ただし投与量についてのエビデンスレベルは低い）．
48時間以内の心房細動で除細動時に十分な経口抗凝固療法が行われていない場合，除細動後すみやかに抗凝固作用を発揮するDOACを原則として選択する
日本循環器学会/日本不整脈心電学会：2020年改訂版不整脈薬物治療ガイドライン．https://www.j-circ.or.jp/cms/wp-content/uploads/2020/01/JCS2020_Ono.pdf（2024年7月閲覧）

<u>**週間以上**</u>行います．これに対して，持続時間が48時間を超えていない，または経食道心エコーで血栓を認めなかった場合であっても，除細動はヘパリン2,000〜5,000単位を静注後に行います．除細動後は，前述したように心房の収縮機能の低下による血栓形成リスクが高まるため，<u>**抗凝固療法を4週間以上**</u>行います．

薬理学的除細動

　AFで血行動態の破綻が認められる場合は電気的除細動を考慮しますが，血行動態が安定している場合（特に器質的心疾患の無い場合）は，抗不整脈薬による薬理学的除細動を試みます（**図2**）．ここで考えるべきポイントは，①器質的心疾患もしくは心機能低下の有無，②AFの持続日数が7日以内の発作性AFかどうか，の2点です．

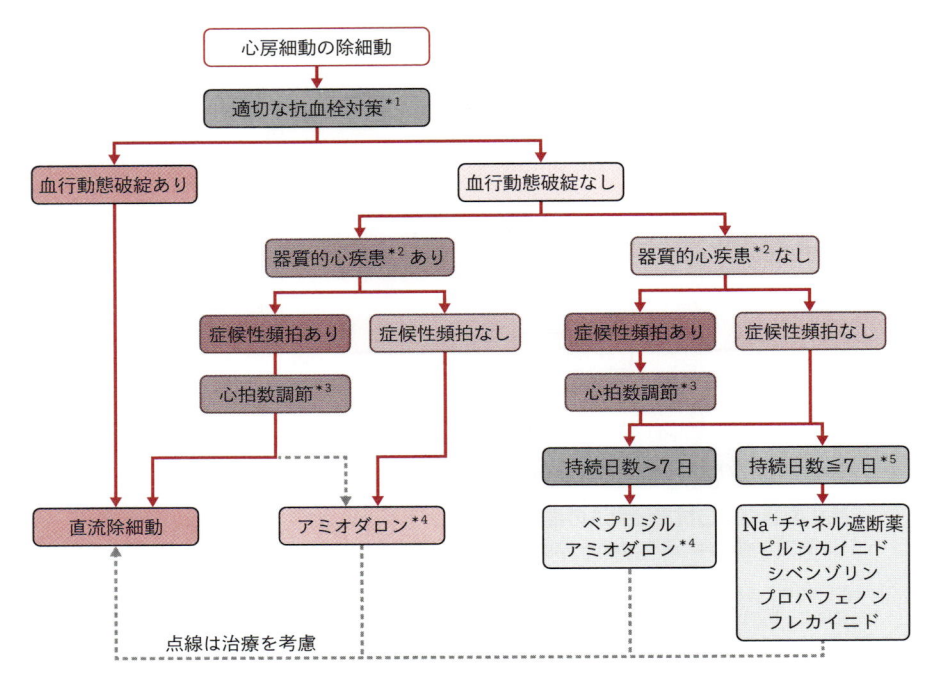

図2● 心房細動に対する除細動施行のフローチャート

*1：48時間以内の発症を確認できない症例では，経食道エコーで心内血栓を否定するか，3週間以上の適切かつ十分な抗凝固療法を行う．詳細は 3．抗凝固療法を参照
*2：肥大心，不全心，虚血心
*3：血行動態が破綻しなくとも症候性の頻拍をきたしている症例では，適切な心拍数調節を併用する．詳細は 4．心拍数調節療法を参照
*4：アミオダロンの使用は，肥大型心筋症や心不全に合併した心房細動以外では保険適用外
*5：有効性と血栓塞栓合併症を減らす観点からは，48時間以内に実施することが望ましい
日本循環器学会 / 日本不整脈心電学会：2020 年改訂版不整脈薬物治療ガイドライン．https://www.j-circ.or.jp/cms/wp-content/uploads/2020/01/JCS2020_Ono.pdf（2024 年 7 月閲覧）

● 器質的心疾患・心機能低下の有無を確認！

　心肥大，心不全，虚血性心疾患などの**器質的心疾患があり，抗不整脈薬を使用する場合は，Vaughan Williams 分類でⅢ群に分類されるアミオダロンを選択**します．Ⅲ群の主な作用は，K^+ チャネルの遮断です．この薬剤は活動電位の再分極相に影響を及ぼし（**図3**），K^+ の細胞外への流出を阻害して不応期を延長することにより，抗不整脈作用を発揮します．**K^+ チャネル遮断薬は心収縮力に影響しない**ため，器質的心疾患がある，もしくは心機能が低下した患者さん

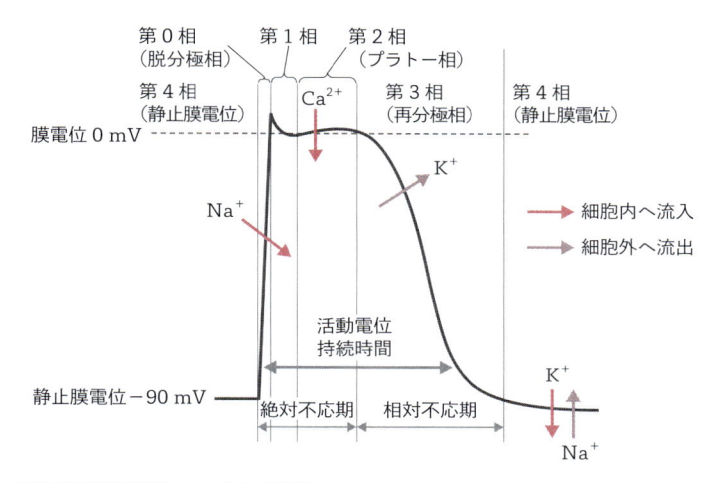

図3 ● 活動電位とイオンの流れ

に対しても使用できます.

　器質的心疾患がない場合は，Ⅰ群の薬がよく選択されます．Ⅰ群の主な作用であるNa⁺チャネルの遮断は，活動電位の立ち上がり（脱分極）に影響を及ぼし（**図3**），Na⁺の細胞内への流入を阻害して活動電位の脱分極を低下させることにより，興奮の伝導を抑制します．心収縮力を低下させる作用があるため，器質的心疾患のある患者さんに対しては投与を避ける必要があります．このため，**患者さんの心機能を事前に確認する**ことが重要です．

● 心房細動の持続日数は7日以内？

　AFの**持続日数が7日以内，つまり発作性AFであれば**，ピルシカイニド，シベンゾリン，プロパフェノン，フレカイニドといった，**主にNa⁺チャネルを遮断するⅠ群の薬を選択**します．しかし，AFが持続すると，心房筋のNa⁺チャネルが減少し，Na⁺チャネル遮断薬の効果が減弱することが知られています．このため，**持続日数が7日を超えている場合，つまり発作性AFではない場合は，Ⅲ群のアミオダロン**（肥大型心筋症や心不全に伴う心房細動以外では保険適用外），**もしくはⅣ群のベプリジルを使用**します．アミオダロンお

よびベプリジルについては，Na$^+$チャネル遮断作用を有するため発作性AFにも有効ですが，間質性肺炎などの重篤な副作用を生じ得ることから，器質的心疾患がなく，心機能が保たれている患者さんでは第一選択薬になりません．

② 病院と保険薬局で情報をつなぐポイント

患者さんの小さな変化もキャッチしよう

抗不整脈薬はAFの再発予防を目的として，長期にわたり投与を継続することがあります．この過程で，加齢や腎機能の低下に伴い薬剤が過量投与の状態となり，徐脈や息切れなどの有害事象を引き起こすこともあります．このため，必ずクレアチニンクリアランスなどの腎機能の指標を随時確認するとともに，**患者さんの小さな変化にも気づけるように，症状の聞き取りと注意深い観察**を行いましょう．

生活習慣の改善まで，踏み込んだ支援をしよう

AFに対する治療は，薬物療法だけではありません．他の併存疾患や生活習慣の把握に努め，改善を促すことも大切です．本症例では，AFの危険因子（後述を参照）として高血圧，肥満およびアルコールの摂取があげられ，睡眠時無呼吸症候群を合併している可能性も否定できません．また，この患者さんの「（晩酌は）手術をしたらまた平気になるのかな…」という言葉からは，病識の不足も疑われます．**生活習慣を改善し継続することは，AFの再発予防に重要であることから，療養支援を継続的に行いましょう．**

なお，退院後の療養支援が薬局でスムーズに行えるように，病院薬剤師はAFの危険因子について薬局へ情報を提供しましょう．

処方の背景をおさえよう！

❶ 発作性心房細動とは？

心房細動の定義とは？

わが国の「不整脈の診断とリスク評価に関するガイドライン」[4] において，AF は「12 誘導心電図もしくは 1 誘導以上の心電図で，30 秒以上明らかな P 波を認めず，RR 間隔の絶対不整を認めれば，臨床的に AF と診断する」と定義されています．なお，近年スマートウォッチにより AF を発見できるようになりましたが，確定診断は心電図で行う必要があります．

心房細動の分類とは？

● 病期や持続時間で分類

「不整脈薬物治療ガイドライン」[1] では，AF を病期や持続時間によって 5 種類に分類します（表1）．

表1 ● 心房細動の病型と定義

病型	定義
はじめて診断された心房細動 （first diagnosed）	過去に診断されたことがない心房細動．はじめて心電図で確認されたもの
発作性心房細動 （paroxysmal）	治療の有無にかかわらず 7 日以内に洞調律に復する心房細動
持続性心房細動 （persistent）	持続が 7 日を超える心房細動
長期持続性心房細動 （long-standing persistent）	1 年以上継続している心房細動．洞調律維持療法を考慮し得るもの
永続性心房細動 （permanent）	洞調律維持療法を考慮しえない心房細動．除細動不可能なもの

（Fuster V, et al：Circulation, 123：e269-e367, 2011，Fuster V, et al：Circulation, 114：e257-e354, 2006 を参考に作成）
日本循環器学会 / 日本不整脈心電学会：2020 年改訂版不整脈薬物治療ガイドライン．https://www.j-circ.or.jp/cms/wp-content/uploads/2020/01/JCS2020_Ono.pdf（2024 年 7 月閲覧）

第 3 章 不整脈

通常は発作性のAFからはじまり，徐々に頻度や持続時間が増加し，持続性や長期持続性のAFに移行します．持続時間が長いほど，リズムコントロールに対する反応が悪くなり，血栓塞栓症のリスクや治療後の再発リスクも高くなります．

● 症状の有無で分類

　また，AFは症状の有無から，**症候性／無症候性の2種類に分類**されます．動悸，息切れ，易疲労感，胸部不快感などの症状は，持続性AFよりも発作性AFで強く認められ，症状が強いほどカテーテルアブレーションに対する推奨度は高くなります．これに対して，AFの約40％を占める無症候性AFの場合は早期発見が難しく，健康診断や他の疾患で医療機関を受診した際に診断されることが多いです．本症例の場合は，突然の動悸を感じているため，症候性の発作性AFに分類されます．

病態生理

　心房の電気的な興奮は，正常であれば50〜100回/分程度ですが，心房細動では350〜600回/分に増加します．この刺激がすべて心室に伝わると，心室は十分に拡張する時間的な余裕がなくなり，心室に血液を十分に溜められなくなった結果，心拍出量が低下します．つまり，頻脈があると心臓が血液を運ぶポンプとして機能できなくなるわけです．これを制御するために，心房と心室の間にある房室結節が，あまりにも刺激が多いときには間引いて心室に伝達する，いわば関所のような役割を果たしています．その結果，極端な頻脈は抑えられますが，脈は不規則になります．これが動悸，胸部不快感，眩暈，息切れ，倦怠感などを引き起こす原因となります．

　また，正常な心臓は心房と心室が同期（心房が収縮して血液を心室へ送り込んだ後に，少し遅れて心室が収縮すること）をしており，これをくり返すことで，全身へ血液を送っています．AFの発生により心房と心室の同期が崩れ，さらに頻脈になると心拍出量は低下し，

最終的には血圧低下などの血行動態の破綻につながることもあります.

心房細動の発生機序

　AFを発症し持続する背景には, ①トリガーとなる**異常興奮**の発生と, ②心房リモデリング（心機能の低下を招く, 悪い構造的変化）による**リエントリー**（正常な刺激伝導系とは別の回路内を電気がぐるぐる回る状態）の形成があります（**図4**）. 異常興奮の多くは肺静脈周囲の心筋細胞から発生し, 心房リモデリングを生じた後に興奮が生じると, リエントリーが形成されAFを発症します. 心房リモデリングは, 危険因子によりもたらされる構造的リモデリングと, AFそのものによる電気的リモデリングが複合的に生じ, さらにAFが発生し持続しやすい状態へ心房を変化させます.

第
3
章

不整脈

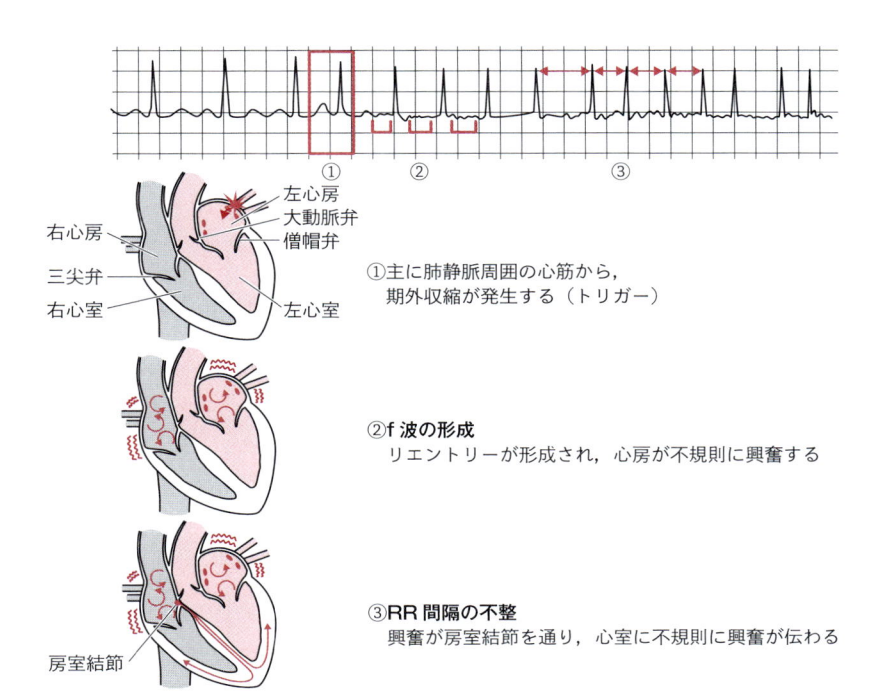

①主に肺静脈周囲の心筋から, 期外収縮が発生する（トリガー）

②f波の形成
リエントリーが形成され, 心房が不規則に興奮する

③RR間隔の不整
興奮が房室結節を通り, 心室に不規則に興奮が伝わる

図4 ● 心房細動発症機序と心電図
f波：心房の興奮を反映する, 不規則な基線の揺れ

危険因子と合併症

AF の発症に関わるリスク因子には，改善不可能なものとして**加齢や男性，遺伝的素因，人種**があげられます．また，併存疾患としては**糖尿病，慢性腎臓病，高血圧，弁膜症，心不全，冠動脈疾患，COPD，閉塞性睡眠時無呼吸症候群**など，そして改善可能な生活習慣としては**飲酒，喫煙，肥満**などが知られています（図5）．甲状腺機能亢進症の患者さんでは 10 ～ 15 ％に AF を合併するといった報告もあり[6]，甲状腺機能を確認することも重要です．

また，AF の大きな問題点として合併症の増加が知られており，死亡 1.5 ～ 2 倍，脳卒中 2.4 倍，認知機能障害もしくは認知症 1.5 倍，心筋梗塞 1.5 倍，心臓突然死 2 倍，心不全 5 倍，慢性腎臓病 1.6 倍，末梢動脈疾患 1.3 倍など，さまざまなリスクの増加と関連しています[7]．

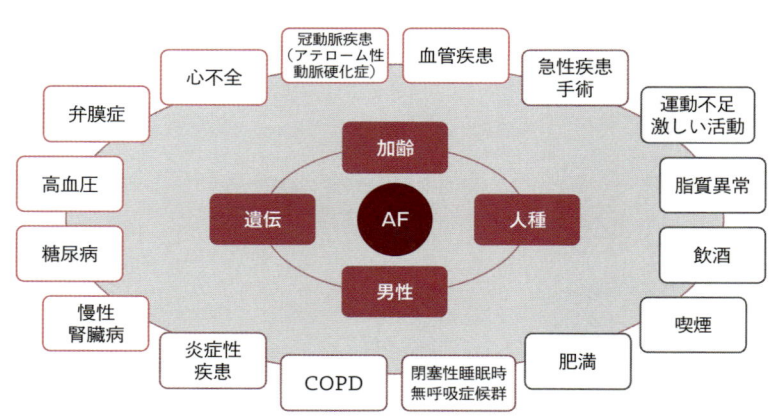

図5 ● 心房細動発症の危険因子
文献5より引用

② 処方のなぜ?を読み解く

pill in the pocket療法

pill in the pocket療法とは，頓用の薬剤を患者さんに常に持ち歩き，発作時に内服してもらう方法です．頻度の少ない発作性AFの患者さんに対して，表2に示したI群の抗不整脈薬がよく用いられます．そのなかでも，本症例のようにQT時間を延長しにくく，効果発現が比較的速いピルシカイニドがよく用いられますが，腎機能が低下した患者さんでは減量が必要です．

表2 ● pill in the pocketに用いられる主な薬剤

薬品名（商品名）	1回投与量	最高血中濃度到達時間	主要消失経路	尿中未変化体排泄率	低腎機能例における減量の必要性
ピルシカイニド（サンリズム®）	100 mg	1時間	腎	75〜86%	必要
フレカイニド（タンボコール®）	100 mg	1.5時間	肝/腎	30%	やや必要
プロパフェノン（プロノン®）	150 mg	1.8時間	肝	0.06%	不要
シベンゾリン（シベノール®）	100 mg	1.5時間	腎	55〜62%	必要

文献1，8〜11を参考に作成

心筋の活動電位とイオンチャネル

● Na^+，Ca^{2+}，K^+の動き

心筋の静止時の活動電位（細胞内電位）はマイナス（−80〜−90 mV）に保たれ，いわゆる「分極している」状態です．図6に示すように，活動電位のはじまりである第0相（脱分極相）では，電位依存性Na^+チャネルを介したNa^+の流入により活動電位が上昇し，脱分極した状態となります．第1相でこのNa^+チャネルが閉鎖した後，第2相（プラトー相）では，電位依存性Ca^{2+}チャネルを介したCa^{2+}の流入と遅延整流K^+チャネルを介したK^+の流出が同時に生じるため，膜電位が保たれます．第3相（再分極相）において，電位依存性Ca^{2+}チャネルは閉鎖しますが，遅延整流K^+チャネルを介したK^+

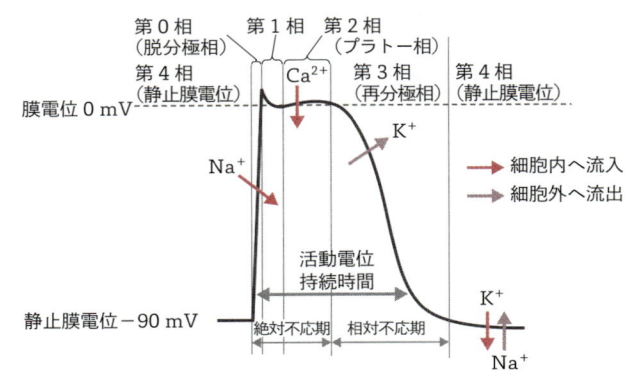

第0相（脱分極相）：Na^+チャネルが開口し，Na^+が急速に細胞内に流入する
第1相：Na^+チャネルが閉鎖し，細胞内へのNa^+流入が停止する
第2相（プラトー相）：Ca^{2+}チャネルが開口し，緩やかにCa^{2+}が細胞内へ流入する
第3相（脱分極相）：K^+チャネルが開口し，K^+が細胞外に流出する
第4相（静止膜電位）：次の脱分極に備えて，細胞膜内でイオン交換が行われる

図6 ● 活動電位とイオンの流れ（再掲）

の流出は持続するため，再びマイナスの電位に戻ります．第4相では，内向き整流K^+チャネルを介したK^+の流入により，膜電位は静止膜電位付近に維持されます．

● イオンチャネルが遮断されたら？

Na^+チャネルを遮断する薬剤を使用すると，細胞内へのNa^+の流入が抑制され，脱分極が遅延した結果，興奮伝導も抑制されます．これにより，すべての心室筋が脱分極するまでの時間が延長して，心室筋の興奮時間も長くなり，**心電図上のQRS幅は広くなります**（図7）．また，K^+チャネルを遮断する薬剤を使用すると，細胞外へのK^+流出が抑制され，再分極が遅延した結果，活動電位持続時間（action potential duration：APD）が延長します．これに伴い，不応期（新たな刺激に反応しない時間）も延長してリエントリーの形成が抑制され，**心電図上QT時間が延長**します．

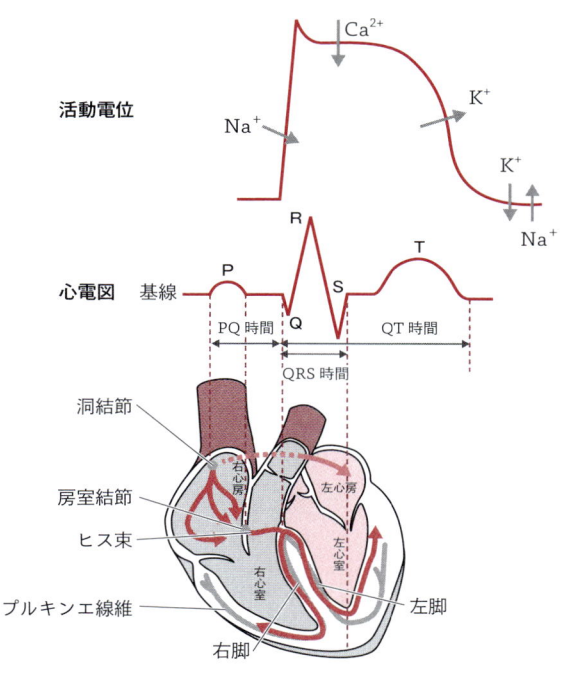

活動電位

心電図　基線

PQ 時間　QT 時間

QRS 時間

洞結節

房室結節

ヒス束

プルキンエ線維

左脚

右脚

図7 ● 活動電位・心電図と心筋の興奮伝導の関係

第**3**章 不整脈

抗不整脈薬の分類

　1969年に発表されたVaughan Williams分類では，Na^+チャネル遮断薬をⅠ群，β受容体遮断薬をⅡ群，APDを延長する薬剤（K^+チャネル遮断薬）をⅢ群，Ca^{2+}チャネル遮断薬をⅣ群に分類しています．さらにⅠ群薬はAPDを延長させるⅠa群，APDを短縮させるⅠb群，APDには影響しないⅠc群の3種類に大別されています．Vaughan Williams分類は簡便でわかりやすい反面，それぞれの抗不整脈薬の詳細までを反映できないため，1991年にSicilian Gambit（シシリアン ギャンビット）の考え方が提唱されました．これは，複数のイオンチャネル，受容体，イオンポンプ，臨床効果と心電図所見を表にまとめたもので，抗不整脈薬の特徴をおさえた理論的な薬剤選択をする際に用いられています．簡易的なVaughan Williams分類と，より詳細を把握でき

る Sicilian Gambit をうまく組み合わせて，効果的な薬物治療や副作用などのモニタリングに活用していくのが理想です（**表3**）.

表3 ● Vaughan Williams 分類・Sicilian Gambit を統合した分類表

分類	薬品名（商品名）	剤形		APD	イオンチャネル					
		内服	注射		Na⁺			Ca²⁺	K⁺	If
					速い	中間	遅い			
Ⅰa	プロカインアミド（アミサリン®）	○	○	延長		●A			●	
	ジソピラミド（リスモダン®）	○	○				●A		●	
	キニジン	○				●A			●	
	シベンゾリン（シベノール®）	○	○				●A	○	●	
	ピルメノール（ピメノール®）	○					●A		●	
Ⅰb	リドカイン（キシロカイン®）		○	短縮	○					
	メキシレチン（メキシチール®）	○	○		○					
	アプリンジン（アスペノン®）	○	○			●I		○	○	○
Ⅰc	プロパフェノン（プロノン®）	○		不変		●A				
	フレカイニド（タンボコール®）	○	○				●A		○	
	ピルシカイニド（サンリズム®）	○	○				●A			
Ⅱ	ナドロール（ナディック®）	○		不変						
	プロプラノロール（インデラル®）	○	○		○					
	アトロピン		○							
	ATP（アデホス®）	※	○							
	ジゴキシン（ジゴシン®）	○	○							
Ⅲ	ソタロール（ソタコール®）	○		延長					●	
	アミオダロン（アンカロン®）	○	○		○			○	●	
	ニフェカラント（シンビット®）		○						●	
Ⅳ	ベプリジル（ベプリコール®）	○		不変	○			●	●	
	ベラパミル（ワソラン®）	○	○		○			●		
	ジルチアゼム（ヘルベッサー®）	○	○					●		

文献12, 13を参考に作成
遮断作用の相対的強さ：○低，●中等，●高
■：作動薬，臨床効果と心電図変化の方向：↑増大，↓減少，→不変
速い・中間・遅い：チャネルに対する結合/解離速度
A：活性化チャネルブロッカー（活性化状態イオンチャネルをブロックする薬物），I：不活性化チャネルブロッカー
（不活性化状態チャネルをブロックする薬物）
ATP：アデノシン三リン酸二ナトリウム水和物
※ATPの内服は，心臓に対して無効

受容体				イオンポンプ	臨床効果			心電図所見		
α	β	M$_2$	A1	Na$^+$-K$^+$ ATPase	左室機能	洞調律	心外性	PR	QRS	JT（QT）
					↓	→	●	↑	↑	↑
		○			↓	→	●	↑↓	↑	↑
○		○			→	↑	●	↑↓	↑	↑
		○			↓	→	○	↑	↑	→
		○			↓	↑	○	↑	↑	↑→
					→	→	●			↓
					→	→	●			↓
					→	→	●	↑	↑	→
	●				↓	↓	○	↑	↑	
					↓	→	○	↑	↑	
					↓→	→	○	↑	↑	
	●				↓	↓	○	↑		
	●				↓	↓	○	↑		
		●			→	↑	●	↓		
			■		?	↓	○	↑		
		■		●	↑	↓	●	↑		↓
	●				↓	↓	○	↑		↑
●	●				→	↓	●	↑		↑
					→	→	○			↑
					?	↓	○			↑
●					↓	↓	○	↑		
					↓	↓	○	↑		

第3章 不整脈

113

Ⅰ群抗不整脈薬の分類と注意点

● Ⅰa群

Ⅰa群（シベンゾリンなど）は中間〜遅い程度のNa^+チャネルの結合/解離速度があり，**心収縮力の低下**に注意して使用します．また，K^+チャネル遮断作用を併せもつことから，**QT延長**を起こすことがあります．なお，有名な心外性副作用として**低血糖**があげられます．これは，膵β細胞のATP感受性K^+チャネルを遮断することにより，電位依存性Ca^{2+}チャネルの開口および細胞内Ca^{2+}の増加を生じ，結果としてインスリンの分泌を促進するためです（**図8**）．さらに，Ⅰa群は**抗コリン作用（M_2受容体遮断作用）**を有することから，夜間に好発する迷走神経依存型の心房細動に対して使用することもありますが，その際は前立腺肥大や閉塞隅角緑内障の既往がないかを確認するとともに，尿閉や便秘，口渇などの副作用に注意します．

● Ⅰb群

Ⅰb群（リドカイン，メキシレチン）はNa^+チャネルの結合／解離速度が速く，**心室筋に比べてAPDの短い心房筋が関与するAFには無効**です．ただし，アプリンジンはⅠb群の中でもNa^+チャネルの結合／解離速度が遅いことから，心房筋が関与するAFに有効です．催不整脈作用や心収縮力の低下作用は弱いですが，肝障害（投

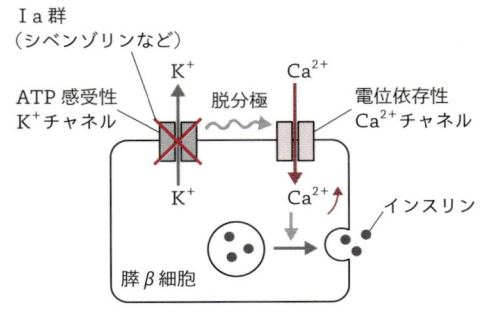

図8 ● K^+チャネルの遮断とインスリン分泌

与開始後3週間程度で発症することが多い）を生じることがあり，投与初期は肝機能検査を行うことが望ましいです．なお，この薬剤はAFの治療において，Ⅳ群のベプリジルと併用し有効性を高めることができますが[14]，QT時間を延長しやすくなる点に注意が必要です．

● **Ⅰc群**

Ⅰc群（ピルシカイニドなど）はNa^+チャネルの結合/解離速度が遅いため特に強力なNa^+チャネル遮断作用をもち，強い抗不整脈作用を発揮します．その一方，**心収縮力低下作用も強い**ことに注意が必要です．Ⅰc群の薬剤は，Na^+の細胞内流入を阻害して細胞内のNa^+濃度を低下させますが，Na^+濃度の低下を補うために$Na^+ - Ca^{2+}$交換機構がCa^{2+}を細胞外へ汲み出すため，心収縮力の低下を引き起こします．また，強力なNa^+チャネル遮断作用により他の不整脈を誘発する催不整脈作用にも注意が必要です．

③ もう一歩踏み込んで知っておこう！

リエントリーが停止できないと…

Ⅰ群の抗不整脈薬でリエントリーを停止できればAFは停止しますが，停止できなかった場合は，興奮伝導の抑制による催不整脈作用を引き起こすことがあります．特に，Ⅰc群の薬剤投与により，心房の不応期が延長して**心房細動から心房粗動へ移行することがあり**，**Ⅰc flutterと呼ばれています**．

通常，心房粗動は右房内の三尖弁輪（三尖弁の周囲）でリエントリーを形成し，300回/分程度の規則的な心房の興奮を生じます．すべての興奮が心室へ伝わることはなく，4回に1回の伝導（4：1），2回に1回の伝導（2：1）などの伝導様式があります．なお，抗コリン薬の併用などで房室伝導が亢進されている場合などは1：1房室伝導になることがあり（M_2受容体遮断作用は，迷走神経の緊張に伴

う不応期の短縮を抑制し心房細動を予防する一方，心房細動の房室伝導を促進し、頻脈化させてしまうことがある），血行動態が破綻する可能性もあります．

Na$^+$チャネルを遮断するその他の薬剤

　抗不整脈薬以外にもNa$^+$チャネルを遮断する薬剤は多くあり，フェニトイン（アレビアチン®，ヒダントール®）やホスフェニトイン（ホストイン®），ラコサミド（ビムパット®）などの**抗てんかん薬**，**グレリン様作用薬**のアナモレリン（エドルミズ®），**三環系抗うつ薬**があげられます．このような薬剤は徐脈，房室ブロックなどの不整脈や，心収縮力の低下を引き起こすことがあります．新薬のなかには同様の注意が必要な薬剤が存在する可能性もあることから，常に最新の情報を取り入れて臨床に活かしましょう．

カテーテルアブレーションとは

● どんな治療？

　発作性AFに対して薬理学的除細動が効果不十分な場合は，洞調律維持療法としてカテーテルアブレーションを施行することが多くなっており，特に症状が強い場合は積極的に行われています．この治療法では，血管を通じて心臓にカテーテルを挿入し，異常な部分を焼灼または冷凍凝固をして興奮の伝導を遮断します．また，2024年には新しい治療法であるパルスフィールドアブレーションが日本でも使用できるようになります．従来と異なり，熱ではなく電気の力を利用するため，心臓周囲組織への影響が小さく，合併症発生率の低減が期待されています．

　このように，医療機器の開発により多くのアブレーションの種類が登場し，近年進歩が目覚ましい領域です．アブレーションの種類や患者背景により異なりますが，1年後の非再発率は持続性AFで約75％，発作性AFで約80％と言われています[15]．

合併症を知り予防と早期発見を

　合併症の発生率は非常に低率であるものの，**心タンポナーデ，脳梗塞，食道潰瘍**などがあります．食道潰瘍は術後2〜4週間程度経過してから発症することが多いため，治療が終了し退院した後でも嚥下時の違和感，痛み，あるいは腹部膨満感などの食道迷走神経障害の訴えを聞き取り，早期発見につなげることも大切です．なぜなら，潰瘍が重症化すると食道と左心房をつなぐ穴（左房食道瘻）を形成して致死的な状態となるためであり，施術後数カ月間はプロトンポンプ阻害薬（PPI）を予防的に内服するのが一般的です．

術後の抗凝固療法

　カテーテルアブレーションの施行後は，洞調律を維持できていても，**抗凝固療法を少なくとも3カ月間継続**する必要があります．これは，施行後3カ月間にAFの再発が生じやすい（ブランキング期間と呼ばれます）ことに加えて，洞調律に戻っても心房の収縮能が正常に戻るまでに一定の期間が必要であり，血栓のできやすい状況が続くためです．なお，$CHADS_2$スコア（第3章_2を参照）0点で左心房が拡大していない患者さんでは，抗凝固療法を3カ月で中止可能ですが，2点以上の患者さんでは3カ月以降も継続するのが一般的です．なお，スコア1点の患者さんでは，塞栓リスクや出血リスクなどを総合的に判断し決定されます．

練習問題

発作性心房細動の治療に関する以下の記述のうち，正しいものをすべて選べ.

a) 心房細動が48時間以上経過している場合，除細動前に抗凝固療法を行うことが望ましい

b) 器質的心疾患を有している患者さんには，シベンゾリンやピルシカイニドを用いても問題ない

c) リドカインやメキシレチンは，前立腺肥大や閉塞隅角緑内障の患者さんには使用を避ける

d) ジソピラミドの副作用で低血糖が起こることがあるため，糖尿病の有無，併用薬や腎機能に注意する

解答　a, d

b：シベンゾリンなどのⅠa群，ピルシカイニドなどのⅠc群はNa⁺チャネル遮断作用が強く心収縮力を低下させる作用があるため，原則的に投与を避ける必要があります.

c：リドカインやメキシレチンなどのⅠb群は，前立腺肥大や閉塞隅角緑内障の症状を悪化させる抗コリン作用はありません.

■ 文献

1） 日本循環器学会/日本不整脈心電学会：2020年改訂版不整脈薬物治療ガイドライン
https://www.j-circ.or.jp/cms/wp-content/uploads/2020/01/JCS2020_Ono.pdf（2024年7月閲覧）

2） 幸崎弥之助, 他：発作性心房細動に対する電気的除細動後の脳梗塞. 脳卒中, 31：79-83, 2009

3） Thambidorai SK, et al：Utility of transesophageal echocardiography in identification of thrombogenic milieu in patients with atrial fibrillation（an ACUTE ancillary study）. Am J Cardiol, 96：935-941, 2005（PMID：16188520）

4） 日本循環器学会/日本不整脈心電学会：2022年改訂版不整脈の診断とリスク評価に関するガイドライン
https://www.j-circ.or.jp/cms/wp-content/uploads/2022/03/JCS2022_Takase.pdf（2024年7月閲覧）

5） Hindricks G, et al：2020 ESC guidelines for the diagnosis and management of atrial fibrillation developed in collaboration with the european association for cardio-thoracic surgery（EACTS）: The task force for the diagnosis and management of atrial fibrillation of the european society of cardiology（ESC）developed with the special contribution of the european heart rhythm association（EHRA）of the ESC. Eur Heart J, 42：373-498, 2021（PMID：32860505）

6） Gürdoğan M, et al：Predictors of atrial fibrillation recurrence in hyperthyroid and euthyroid patients. Arq Bras Cardiol, 106：84-91, 2016（PMID：26815460）

7） Joglar JA, et al：2023 ACC/AHA/ACCP/HRS guideline for the diagnosis and management of atrial fibrillation: A report of the American college of cardiology/American heart association joint committee on clinical practice guidelines. Circulation, 149：e1-e156, 2024（PMID：38033089）

8） サンリズム®カプセル電子添文

9） タンボコール®錠電子添文

10） プロノン®錠電子添文

11） シベノール®錠電子添文

12） Lei M, et al：Modernized classification of cardiac antiarrhythmic drugs. Circulation, 138：1879-1896, 2018（PMID：30354657）

13） Garratt CJ & Griffith MJ：The Sicilian gambit: an opening move that loses the game? Eur Heart J, 17：341-343, 1996（PMID：8737208）

14） Fujiki A, et al：Maintenance of sinus rhythm and recovery of atrial mechanical function after cardioversion with Bepridil or in combination with Aprindine in long-lasting persistent atrial fibrillation. Circ J, 68：834-839, 2004（PMID：15329504）

15） 日本循環器学会/日本不整脈心電学会：不整脈非薬物治療ガイドライン（2018年改訂版）
https://www.j-circ.or.jp/cms/wp-content/uploads/2018/07/JCS2018_kurita_nogami.pdf（2024年7月閲覧）

第3章 不整脈

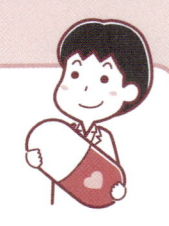

2 永続性心房細動

やめられない！止まらない！！

吉田麗奈

これだけは必ずチェック

☑ 消化管出血を早期発見するために，便性状（黒色便，血便）を確認していますか？

☑ 血圧はどれくらい？ 抗血栓薬による出血リスクの管理には，血圧管理も重要です！

☑ 意識消失やめまい，動悸に加えて，心不全を疑う息切れなどの症状はありませんか？

症例

75歳，男性，身長171 cm，体重62 kg，

血清クレアチニン値0.9 mg/dL（クレアチニンクリアランス62 mL/分），

安静時心拍数105回/分（1カ月前は120回/分），左室駆出率（LVEF）55％

患者さん 「こんにちは．今日も薬は変わらないね．先生から，血圧も血糖値も心拍数も順調だねって褒めてもらったよ．この前からはじまった血液の薬と脈の薬，飲まなかったら大変なことになるよって先生からも薬剤師さんからも言われて，忘れないように飲んでいるお陰かな！ 昔の健康診断で不整脈があるって言われていたけど，放っておいたのがいけなかったね．もっと早く病院に行っていたらよかったなって思うよ」

処方内容

- エドキサバン（リクシアナ®）錠60 mg　1回1錠
- ビソプロロールフマル酸塩（メインテート®）錠2.5 mg　1回1錠

- バルサルタン（ディオバン®）錠 80 mg　1回1錠
- リナグリプチン（トラゼンタ®）錠 5 mg　1回1錠
- ロスバスタチン（クレストール®）錠 2.5 mg　1回1錠
  1日1回　朝食後　28日分

患者さんフォローの勘どころ

① 療養指導・モニタリングのコツ

永続性心房細動，つまり心房細動から洞調律（不整脈のない状態）に戻すことが困難な患者さんにおいては，抗凝固療法や心拍数調節療法に加えて生活習慣の是正が主な治療になります．

抗凝固療法

● 副作用の確認

抗凝固療法では，凝固因子を阻害するために止血をしにくくなることから，出血に十分注意をする必要があります．特に，**消化管出血**は出血量が多くなりやすく，気づかないうちに貧血の状態に至ることもあります．消化管出血を早期に発見するためには，便が血液に覆われていたり，黒かったりしないかなど，患者さんに便の状態を確認する習慣を付けてもらうことが必要です．

● 薬効の評価

ワルファリンについては，血液検査（PT-INR値）による薬効の評価が一般化しているのに対して，直接経口抗凝固薬（direct oral anticoagulant：DOAC）では薬効を評価するための指標（第 X a 因子活性）が保険適用となっていないため，実臨床ではほとんど測定されていません．そのため，**視覚・主観的な情報が，DOAC内服中の副作用モニタリングで有用**となります．

表1 ● 非弁膜症性心房細動に対するDOACの用法・用量設定基準

	ダビガトラン	リバーロキサバン	アピキサバン	エドキサバン
用法・用量	150 mg 1日2回	15 mg 1日1回	5 mg 1日2回	60 mg 1日1回
減量用法・用量	110 mg 1日2回	10 mg 1日1回	2.5 mg 1日2回	30 mg 1日1回
減量基準	・CCr < 50 mL/分 ・P糖蛋白阻害薬 ・年齢 ≧ 70歳 ・消化管出血既往 （ダビガトランでは減量考慮基準）	CCr < 50 mL/分	以下の2つ以上に該当： ・血清Cr ≧ 1.5 mg/dL ・年齢 ≧ 80歳 ・体重 ≦ 60 kg	以下のいずれかに該当： ・CCr ≦ 50 mL/分 ・P糖蛋白阻害薬 ・体重 ≦ 60 kg
腎機能低下による禁忌	CCr < 30 mL/分	CCr < 15 mL/分	CCr < 15 mL/分	CCr < 15 mL/分

日本循環器学会 / 日本不整脈心電学会:2020年改訂版不整脈薬物治療ガイドライン.https://www.j-circ.or.jp/cms/wp-content/uploads/2020/01/JCS2020_Ono.pdf(2024年7月閲覧)

● 内服用量の評価，調整

　DOACは腎機能が低下した場合など，各薬剤にそれぞれの減量基準が設定されています（**表1**）．加齢の他，高血圧や糖尿病などの基礎疾患がある患者さんでは，さらに腎機能が低下しやすい点に注意しましょう．加えて，体重も増減することがあります．このため，DOACの処方開始時は適切な用量であったとしても，長期に内服を継続しているうちに，徐々に減量基準に差しかかっていくケースも少なくありません．それにもかかわらず，適切な用量調節がされることは少ないという報告[2]もあることから，**処方鑑査時には減量基準に該当していないかを，毎回確認する習慣を付けましょう**．その他のDOACに関する注意点として，ダビガトランでは，副作用で胸やけの症状を呈することがあります．予防のために，多めの水で内服もしくは食事の途中に内服することを伝えておきましょう．

心拍数調節療法（レートコントロール）

　心拍数調節療法では，β遮断薬が主に用いられます．しかし，心房細動で使用すると，心拍数が過度に低下する徐脈（覚醒時の脈拍40回/分未満）や，心室停止（脈の間隔が3秒以上）[3]を呈するこ

とがあります．これは，正常な心拍（洞調律）と異なり，心房細動の不規則な心拍が影響しています．β遮断薬の導入もしくは増量した際は，特に注意しましょう．また，夜間は副交感神経が優位になり，心房から心室への伝導が抑制されるため，徐脈を生じやすくなるので注意が必要です．さらに，腎排泄率の高いβ遮断薬（ビソプロロールなど）が処方されている場合においては，腎機能低下例における半減期の延長に伴う作用増強にも注意が必要です．著しい徐脈は意識消失や心不全を引き起こすことから，患者さんには徐脈になっていないかを確認する方法を説明しておく必要があります．脈拍は患者さん自身で測定できるため，検脈の方法を指導しておくとよいでしょう（図1）．

基礎疾患のフォローも忘れずに！

前述した2つの治療に加えて，**基礎疾患の管理も重要**です．抗凝固療法と心拍数調節療法だけでは生命予後が改善しないことも示されている[4)]ため，血圧や血糖値などの管理状況についても目を向けましょう．本症例は，血圧や血糖値，脂質の管理について医師から

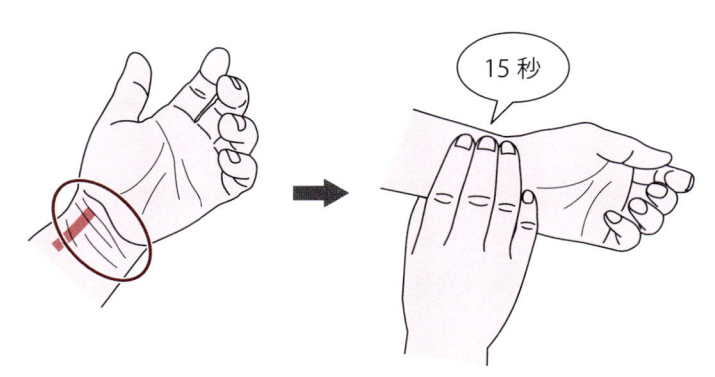

15秒

①手首を少し曲げて，**しわの位置，動脈を確認**する
②しわの位置に薬指の先がくるように，**人差し指，中指，薬指の腹を使って**，動脈を軽くおさえる
③**15秒間**，脈拍を測る．脈のリズムが規則的か確認する
　（不規則であればさらに1〜2分測る）

図1●自己検脈の方法

第**3**章 不整脈

お墨付きを得ているようですが，薬剤師としても服薬状況の把握や改善すべき生活習慣に対する支援などを行い，治療の継続をサポートしていきましょう．

② 病院と保険薬局で情報をつなぐポイント

永続性心房細動では，基本的に抗凝固療法を永続的に行います．**DOACについては，静脈血栓塞栓症と減量基準および禁忌が異なります**ので，適正な薬物治療を維持するためにも，どの疾患に対する抗凝固療法であるのかを確認し，情報を共有しましょう．

本症例のように現時点でDOACの減量基準に該当していなくても，内服中に加齢や体重減少，腎機能の低下などにより減量を考慮すべき時期がいずれ訪れます．患者さんの変化と減量すべきタイミングを見落とさないように随時確認を行いましょう．また，基礎疾患の管理も重要であるため，血圧手帳や糖尿病手帳などを来局時に確認し，管理状況についてコメント（良好に管理ができているのか，生活習慣を改善すべき状況なのか，それとも記帳する習慣を育まなければいけない状況なのか）をすることで，患者さんにモチベーションを持ち続けてもらえるように支援していきましょう．

抗凝固療法および心拍数調節療法は，副作用に関する患者さんの訴えが比較的多い薬物療法です．生じている有害事象への対応が不十分であると，服薬アドヒアランスの低下につながることから，副作用を疑う症状の訴えがあれば，重症化を防ぐための対応方法を患者さんへ説明するとともに，その状況について病院へフィードバックしましょう．

処方の背景をおさえよう!

1 永続性心房細動とは?

　心房細動には，持続期間が7日以内の発作性心房細動，7日を超える持続性心房細動，1年以上続く長期持続性心房細動，そして，洞調律維持療法を考慮しえない，除細動不能な永続性心房細動があります（図2）[1]．つまり，永続性心房細動とは薬剤，電気的除細動もしくはカテーテル治療により，洞調律へ戻すことのできない心房細動のことを指します．

　心房細動は発作性心房細動で発症し，発作をくり返しながら発作の頻度と持続時間が徐々に増して行き，持続性および永続性心房細動へと移行することが多いです．持続性心房細動は自然停止する確率がきわめて低く，症状のない患者さん（症状を呈するのは半数程度[5]）では，はじめて心房細動と診断された時点ですでに永続性心房細動の状態になっていることもあります．永続性心房細動と診断されるのは，主に長期にわたり心房細動が持続していた高齢者や無

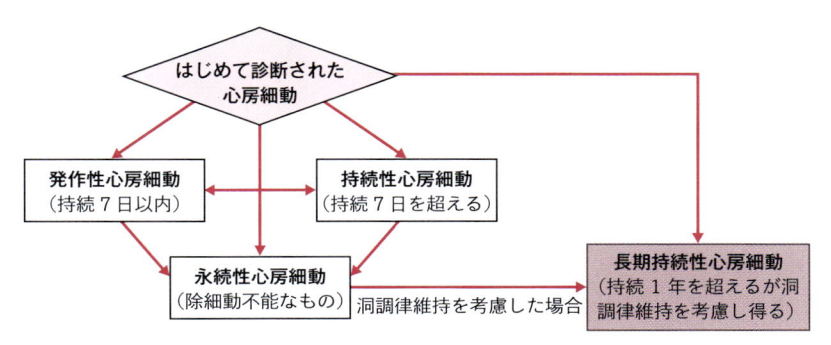

図2 ● 心房細動の分類

（Fuster V, et al：Circulation, 123：e269-e367, 2011, Fuster V, et al：Circulation, 114：e257-e354, 2006 を参考に作図）
日本循環器学会 / 日本不整脈心電学会：2020 年改訂版不整脈薬物治療ガイドライン．https://www.j-circ. or.jp/cms/wp-content/uploads/2020/01/JCS2020_Ono.pdf（2024 年 7 月閲覧）

症候であった症例，左心房がリモデリング（悪い構造的変化）により拡大した症例です.

抗凝固療法について

　心房細動では心房が無秩序，不規則に興奮して有効な心房収縮が失われ，心房内（特に左心耳，**図3**）に血栓が形成されやすくなるため，抗凝固療法が必要となります.この血栓が飛んで生じる塞栓症，いわゆる心原性塞栓症（脳梗塞だけでなく心筋梗塞や下肢動脈閉塞なども引き起こします）の発症予防が重要となりますが，抗凝固療法を行うかどうかは，点数が高いほど脳梗塞発症率が高いとされるCHADS$_2$スコアによるリスク評価を行う必要があります（**表2**，**図4**）.

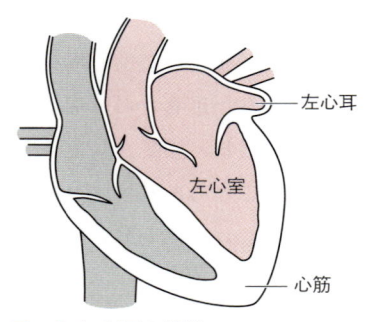

左心耳

左心室

心筋

図3●左心耳の部位

表2●CHADS$_2$スコア

頭文字	危険因子		点数
C	Congestive heart failure	心不全	1
H	Hypertension	高血圧（治療中も含む）	1
A	Age	年齢（75歳以上）	1
D	Diabetes mellitus	糖尿病	1
S$_2$	Stroke/TIA	脳卒中/TIAの既往	2

最大スコア：6
（Gage BF, et al：JAMA, 285：2864–2870, 2001 より作表）
日本循環器学会/日本不整脈心電学会：2020年改訂版不整脈薬物治療ガイドライン．https://www.j-circ.or.jp/cms/wp-content/uploads/2020/01/JCS2020_Ono.pdf（2024年7月閲覧）

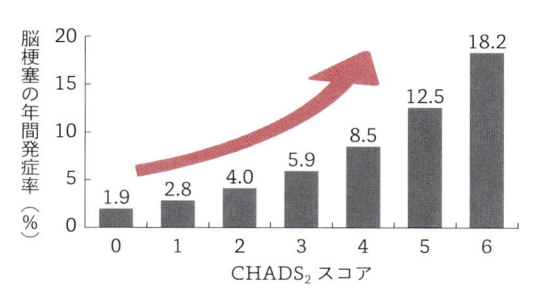

図4 ● CHADS₂スコアと脳梗塞発症率
文献6を参考に作成

なぜなら，あまりに脳梗塞発症リスクの低い患者さんに対して抗凝固療法を施行しても，心原性塞栓症を予防するメリットよりも，出血によるデメリットが際立ってしまうためです．

CHADS₂スコアで脳梗塞発症リスクを評価しよう

CHADS₂スコアは**心不全，高血圧，年齢，糖尿病，脳卒中／一過性脳虚血発作（TIA）の既往**から評価をします．0点を低リスク，1点を中等度リスク，2点以上を高リスクとし，1つでも当てはまれば心原性塞栓症予防のために，DOACによる抗凝固療法の開始が推奨されています（**図5**）．しかしながら，CHADS₂スコアが0点であった場合でも1.9％に脳梗塞が生じていたことをふまえて，血栓塞栓症のリスク因子を「その他のリスク」としてあげ，これらに該当する場合は抗凝固療法を考慮可としています．なお，その他のリスクにあげられている，持続性もしくは永続性心房細動，腎機能障害，低体重および左房径の拡大（心房細動の持続や弁膜症によって左房が大きくなる）に関しては日本人特有の因子と言われています．また，わが国における抗凝固療法未施行例の年間脳梗塞発症率は，米国で調査されたCHADS₂スコアにおける年間脳梗塞発症率よりも明らかに低かったと報告されています（**図6**）[7]．

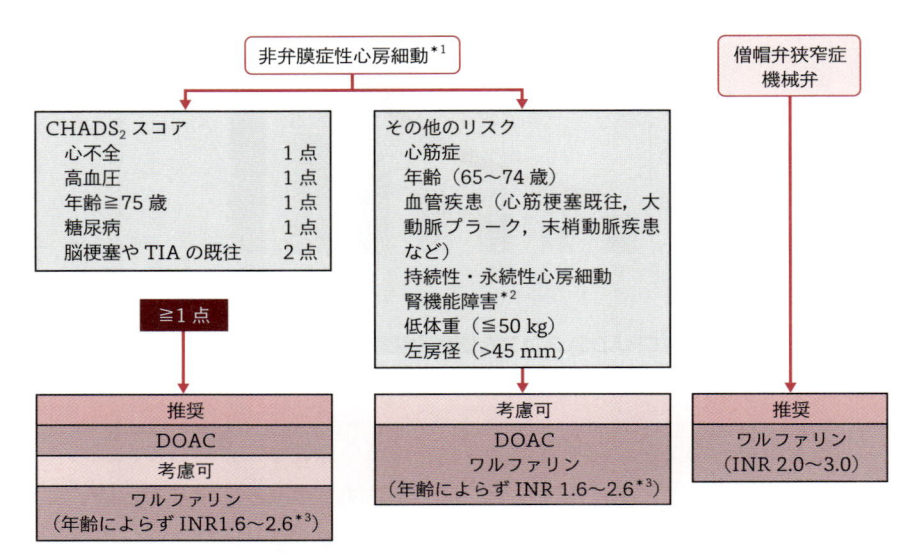

図5 ● 心房細動における抗凝固療法の推奨

*1：生体弁は非弁膜症性心房細動に含める
*2：腎機能に応じた抗凝固療法については，2020年改訂版不整脈薬物治療ガイドライン53頁の3.2.3 どのDOAC
　　を用いるかの選択および表36を参照
*3：非弁膜症性心房細動に対するワルファリンのINR 1.6〜2.6の管理目標については，なるべく2に近づけるよ
　　うにする．脳梗塞既往を有する二次予防の患者や高リスク（$CHADS_2$ スコア3点以上）の患者に対するワル
　　ファリン療法では，年齢70歳未満ではINR 2.0〜3.0を考慮
日本循環器学会／日本不整脈心電学会：2020年改訂版不整脈薬物治療ガイドライン．https://www.j-circ.or.jp/
cms/wp-content/uploads/2020/01/JCS2020_Ono.pdf（2024年7月閲覧）

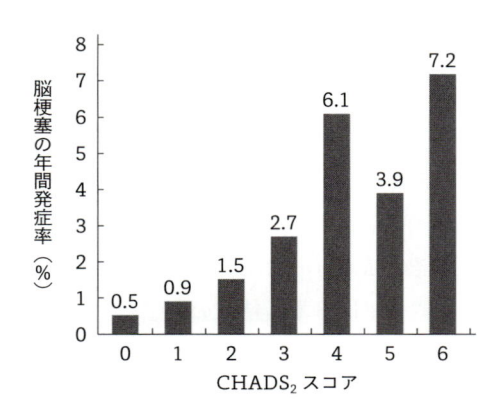

図6 ● 日本人における $CHADS_2$ スコアと脳梗塞発症率
文献7を参考に作成

抗凝固薬の使い分け

僧帽弁狭窄症および機械弁が留置されている患者さんの心房細動，いわゆる弁膜症性心房細動では，血栓形成リスクが高いことから抗凝固薬はワルファリンに限定されますが，これ以外の心房細動（非弁膜症性心房細動）に対する抗凝固療法については，出血に関する副作用が少ないことから基本的にDOACが用いられます．ワルファリンを投与する患者さんでは，薬効評価の指標であるPT–INR値（値が大きいほど血液は固まりにくく，出血もしやすい）を定期的に確認する必要があります．弁膜症性心房細動ではPT–INR値2.0〜3.0を目指す管理を行い，非弁膜症性心房細動における目標PT–INR値1.6〜2.6（可能な限り2に近づける）よりも高値での管理が推奨されています[1]（図5）.

心拍数調節療法について

β遮断薬をなぜ使う

心拍数調節療法においてβ遮断薬を投与する理由は，頻脈による症状や心機能障害を改善させるためです．心房細動は頻脈になることが多く，その状態が長期間続くと労作時の息苦しさなどの症状が出現したり，心機能が著しく低下する頻脈誘発性心筋症を引き起こしたりします．頻脈誘発性心筋症とは，明らかな基礎心疾患がなく，長期間続く頻脈によって左心室の収縮機能が低下する疾患です．心拍数調節療法により頻脈を是正することで，収縮機能は徐々に改善します．

心拍数の目標は？

一般的に頻脈とは，心拍数が約100回/分以上のことを言いますが，心房細動の患者さんでは，安静時心拍数を110回/分未満に目指す管理が推奨されています[1, 8]．これはRACE II試験[8]において，安静時心拍数80回/分未満を目指した厳格な心拍数調節療法と，安静時心拍数110回/分未満を目指した緩徐な心拍数調節療法（実際

第3章 不整脈

には平均85回／分で管理）を比較したとき，心血管に関連した死亡や心不全発症などのイベント発生率に差がなかったことに基づいています．しかしながら，わが国および欧州のガイドライン[1, 9]において，心拍数調節療法は自覚症状や心不全症状の軽減を目指して個別化することが重要であると記載されており，目標心拍数は一律でないことに留意する必要があります．

② 処方のなぜ？を読み解く

抗凝固薬の選び方

　本症例では，抗凝固療法としてエドキサバンが処方されています．どのDOACを選択するかについては，排泄経路（腎排泄率の高さ）や投与回数（1日1回または2回），相互作用などを考慮し判断されます．例えば，朝は服薬を忘れないのに，夜は服薬忘れが多い患者さんでは，1日1回内服のリバーロキサバンもしくはエドキサバン，腎機能低下例ではアピキサバンもしくはエドキサバン[10, 11]，抗不整脈薬であるベラパミルやアミオダロンを内服している患者さんでは相互作用を考慮してリバーロキサバンもしくはアピキサバン，という理由で選択されることが多いです．

心拍数調節療法の薬の選び方

　本症例の心拍数の調節には，ビソプロロールが処方されています．心拍数調節療法では，β遮断薬，ジギタリス製剤もしくは非ジヒドロピリジン系Ca拮抗薬が使用されますが，中でもβ遮断薬が第一選択薬となります．なぜなら，β遮断薬とジギタリス製剤の予後改善効果を比較した臨床試験[12]において，β遮断薬を投与した群のみが，心機能を問わず患者さんの予後を改善したためです．また，**非ジヒドロピリジン系Ca拮抗薬は，陰性変時作用（心房から心室への伝導を抑制し，心拍数を低下させる）と陰性変力作用（心筋の収**

縮を抑えて1回拍出量を減少させる）を併せもち，**左室駆出率が低下した例では推奨されない**ためです．なお，ジギタリス製剤に関しては，強心作用（心筋細胞内の Ca^{2+} 濃度を上昇させ，収縮力を増加させる）を併せ持つことから，左室駆出率が低下した心房細動の患者さんに対して使用しやすく，β 遮断薬よりも症状改善効果が高かったとの報告[13]がある反面，長期投与により死亡率が高くなるとの報告もある[14, 15]ことから第二選択薬となっています．

3 もう一歩踏み込んで知っておこう！

出血リスクも評価しよう

抗凝固療法では，塞栓リスクだけでなく出血リスクも考慮する必要があり（特集を参照），評価ツールである HAS-BLED スコア[16]3点以上を出血高リスク（重大な出血の発生率が0〜2点の2倍以上）として扱います．このスコアで項目としてあげられている高血圧，脳卒中の既往および年齢は $CHADS_2$ スコアとも共通するため，出血高リスク例は血栓塞栓症リスクも高いことになります[17]．

ただし，HAS-BLED スコアは $CHADS_2$ スコアとは異なり，血圧を下げたり，不要な抗血小板薬やNSAIDsを中止したりすることでスコアを下げられることから，ガイドライン[18]における家庭血圧の降圧目標を達成できるよう支援するとともに，中止可能と思われる抗血小板薬およびNSAIDsについては主治医と協議しましょう．

日本人独自の脳梗塞リスク評価ツールはないの？

近年わが国独自の脳梗塞リスク評価ツールである HELT-E $_2$S $_2$ ス（ヘ ル ツ イーツーエスツー）コア[19]が提唱されました．これは，日本人の非弁膜症性心房細動症例における脳梗塞の危険因子が高血圧（Hypertension：1点），年齢（Elderly：75〜84歳で1点，Extreme elderly：85歳以上で2点），BMI 18.5 kg/m^{2}未満（Low BMI：1点），持続性/永続性心房細動

（Type of AF：1点）および脳卒中の既往（previous Stroke：2点）の6因子であったことに基づいており，海外で提唱されたCHADS$_2$スコアの構成要素と一部異なります．2点以上の症例群に対する抗凝固薬の投与は，脳梗塞発症のリスクを低下させたとの報告がされているものの，出血イベントを考慮したリスクベネフィットの検討などがなされていないため，抗凝固療法の施行基準としてCHADS$_2$スコアに取って代わる状況には至っていません．また，患者背景による調整をしていないため，DOACの有無における脳梗塞発症率の違いが，必ずしもDOACの効果に基づくものではないことに注意が必要です．

心不全への進行を遅らせるために

　心房細動を有する患者さんは，高い確率で心不全に至ります．それゆえに，心房細動の患者さんは心不全の病期ステージ分類においてステージB，つまり前心不全の状態に位置付けられています．心房細動の患者さんが適切な薬物治療をなされている場合，心血管イベントで最も多いのは脳梗塞や脳出血ではなく，心不全による入院であるとの報告があります[20, 21]．心不全のサインをキャッチするために，浮腫や体重増加がないか，普段どれくらいの運動ができているかを聞いてみるのもよいでしょう．階段を登る時に，「いつもは息切れなどは起こらないのに，最近は休憩が必要になった」などの訴えがあれば，心不全を発症している可能性がありますので，早期の受診を勧めましょう．

練習問題

心房細動の治療に関する以下の記述のうち，正しいものを2つ選べ.

a) 頻脈誘発性心筋症予防のための目標安静時心拍数は，60回/分未満である

b) 抗凝固療法を行う際は，塞栓リスクだけでなく出血リスクも評価する

c) DOACは，いずれの心房細動の患者さんにも使用が推奨されている

d) 左室駆出率が低下している患者さんの心拍数調節療法において，非ジヒドロピリン系Ca拮抗薬の投与は禁忌である

解答　b, d

a：頻脈誘発性心筋症予防のための目標安静時心拍数は，110回/分未満です.

c：DOACは，非弁膜症性心房細動のみの適応であり，弁膜症性心房細動に適応はありません.

■ 文献

1) 日本循環器学会 / 日本不整脈心電学会：2020年改訂版不整脈薬物治療ガイドライン
https://www.j-circ.or.jp/cms/wp-content/uploads/2020/01/JCS2020_Ono.pdf（2024年7月閲覧）

2) Inohara T, et al：Decline in renal function and oral anticoagulation dose reduction among patients with atrial fibrillation. Heart, 106：358-364, 2020（PMID：31911503）

3) 日本循環器学会 / 日本不整脈心電学会：不整脈非薬物治療ガイドライン（2018年改訂版）
https://www.j-circ.or.jp/cms/wp-content/uploads/2018/07/JCS2018_kurita_nogami.pdf（2024年7月閲覧）

4) Proietti M, et al：Improved outcomes by integrated care of anticoagulated patients with atrial fibrillation using the simple ABC（atrial fibrillation better care）Pathway. Am J Med, 131：1359-1366.e6, 2018（PMID：30153428）

5) 日本循環器学会 / 日本不整脈心電学会：2022年改訂版不整脈の診断とリスク評価に関するガイドライン
https://www.j-circ.or.jp/cms/wp-content/uploads/2022/03/JCS2022_Takase.pdf（2024年7月閲覧）

6) Gage BF, et al：Validation of clinical classification schemes for predicting stroke: results from the national registry of atrial fibrillation. JAMA, 285：2864-2870, 2001（PMID：11401607）

7) Suzuki S, et al：Incidence of ischemic stroke in Japanese patients with atrial fibrillation not receiving anticoagulation therapy--pooled analysis of the shinken database, J-RHYTHM registry, and fushimi AF registry. Circ J, 79：432-438, 2015（PMID：25501800）

8) Van Gelder IC, et al：Lenient versus strict rate control in patients with atrial fibrillation. N Engl J Med, 362：1363-1373, 2010（PMID：20231232）

9) Kirchhof P, et al：2016 ESC guidelines for the management of atrial fibrillation developed in collaboration with EACTS. Eur Heart J, 37：2893-2962, 2016（PMID：27567408）

10) Hohnloser SH, et al：Efficacy of apixaban when compared with warfarin in relation to renal function in patients with atrial fibrillation: insights from the ARISTOTLE trial. Eur Heart J, 33：2821-2830, 2012（PMID：22933567）

11) Bohula EA, et al：Impact of renal function on outcomes with edoxaban in the ENGAGE AF-TIMI 48 trial. Circulation, 134：24-36, 2016（PMID：27358434）

12) Fauchier L, et al：Comparison of beta blocker and digoxin alone and in combination for management of patients with atrial fibrillation and heart failure. Am J Cardiol, 103：248-254, 2009（PMID：19121446）

13) Kotecha D, et al：Effect of Digoxin vs Bisoprolol for heart rate control in atrial fibrillation on patient-reported quality of life: The RATE-AF randomized clinical trial. JAMA, 324：2497-2508, 2020（PMID：33351042）

14) Whitbeck MG, et al：Increased mortality among patients taking digoxin--analysis from the AFFIRM study. Eur Heart J, 34：1481-1488, 2013（PMID：23186806）

15) Washam JB, et al：Digoxin use in patients with atrial fibrillation and adverse cardiovascular outcomes: a retrospective analysis of the Rivaroxaban once daily oral direct factor Xa inhibition compared with Vitamin K antagonism for prevention of stroke and embolism trial in atrial fibrillation（ROCKET AF）. Lancet, 385：2363-2370, 2015（PMID：25749644）

16）Pisters R, et al：A novel user-friendly score（HAS-BLED）to assess 1-year risk of major bleeding in patients with atrial fibrillation: the Euro heart survey. Chest, 138：1093-1100, 2010（PMID：20299623）

17）Gallego P, et al：Relation of the HAS-BLED bleeding risk score to major bleeding, cardiovascular events, and mortality in anticoagulated patients with atrial fibrillation. Circ Arrhythm Electrophysiol, 5：312-318, 2012（PMID：22319005）

18）「高血圧治療ガイドライン2019（JSH 2019）」（日本高血圧学会高血圧治療ガイドライン作成委員会/編），ライフサイエンス出版，2019
https://www.jpnsh.jp/data/jsh2019/JSH2019_hp.pdf（2024年3月閲覧）

19）Okumura K, et al：A novel risk stratification system for ischemic stroke in Japanese patients with non-valvular atrial fibrillation. Circ J, 85：1254-1262, 2021（PMID：33762526）

20）Bassand JP, et al：Two-year outcomes of patients with newly diagnosed atrial fibrillation: results from GARFIELD-AF. Eur Heart J, 37：2882-2889, 2016（PMID：27357359）

21）An Y, et al：Causes of death in Japanese patients with atrial fibrillation: The fushimi atrial fibrillation registry. Eur Heart J Qual Care Clin Outcomes, 5：35-42, 2019（PMID：30020445）

第**3**章 不整脈

3 心室頻拍（VT）・心室細動（VF）

あ（A）っ人が倒れた！ え（E）〜ど（D）うしよう？

大舘祐佳

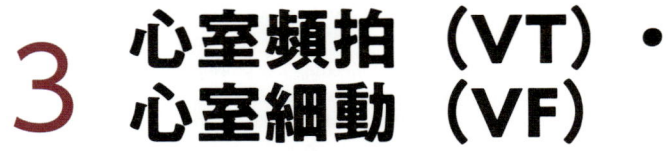

これだけは必ずチェック

- ☑ 抗不整脈薬による心臓性副作用（催不整脈作用など）や心外性副作用（甲状腺機能障害など）の症状はありませんか？
- ☑ 併用薬開始時の，相互作用に問題はありませんか？
- ☑ 目の前の患者さんが突然倒れた場合に備えて，AEDなどの使い方や配置場所を把握できていますか？

症例

70代，男性，身長165 cm，体重57 kg，診察室血圧128／75 mmHg，
血清クレアチニン値0.8 mg/dL（クレアチニンクリアランス64.3 mL/分）

患者さん「心筋梗塞になってから1年くらい経ったのか〜．あのときは，危険な不整脈がたびたび起こって大変だったって先生が言っていたね．もうあんな思いはしたくないから，薬はたくさん増えたけど頑張って飲んでいるよ．そういえば最近なんだか疲れやすくて．歳のせいか，何をするにも億劫でね…」

処方内容
① アミオダロン（アンカロン®）錠100 mg　1回1錠
　　1日2回　朝・夕食後　56日分
②
● プラスグレル（エフィエント®）錠3.75 mg　1回1錠
● エソメプラゾール（ネキシウム®）カプセル20 mg　1回1カプセル

- エナラプリルマレイン酸塩（レニベース®）錠5 mg　1回1錠
- ビソプロロールフマル酸塩（メインテート®）錠2.5 mg　1回1錠
- スピロノラクトン（アルダクトン®）錠25 mg　1回1錠
- ピタバスタチンカルシウム（リバロ®）錠2 mg　1回1錠
  1日1回　朝食後　56日分

患者さんフォローの勘どころ

1 療養指導・モニタリングのコツ

心肺停止につながる危険性を伝えよう

　心室性不整脈である心室頻拍および心室細動は，一度発生してしまうと心肺停止に至る可能性のある危険な不整脈です．目の前の患者さんが無脈性心室頻拍や心室細動を起こして倒れた場合は，**直ちに心肺蘇生法を開始し，ＡＥＤなどの自動体外式除細動器(automated external defibrillator)を使用して電気的除細動を行う必要**があります．このような状況に至らないよう，心室性不整脈の発生リスクが高い患者さんでは，予防策が重要となります．

心室性不整脈の予防

　まず，心室性不整脈の原因に虚血，電解質異常，薬剤などの可逆的な因子があれば，原因の除去を図ります．そのうえで，血行動態が不安定となる持続性心室頻拍を生じた患者さん，および心機能が低下した器質的心疾患（心筋梗塞，心筋症など）があり，心室性不整脈の二次予防（再発予防）が必要な患者さんでは，植込み型除細動器（implantable cardioverter defibrillator：ICD）の適応となります[1, 2]．

　また，薬物治療は①ICDの植込みが不可能もしくは患者さんが希望しない場合の心室性不整脈の抑制，②ICD植込み患者さんで，心

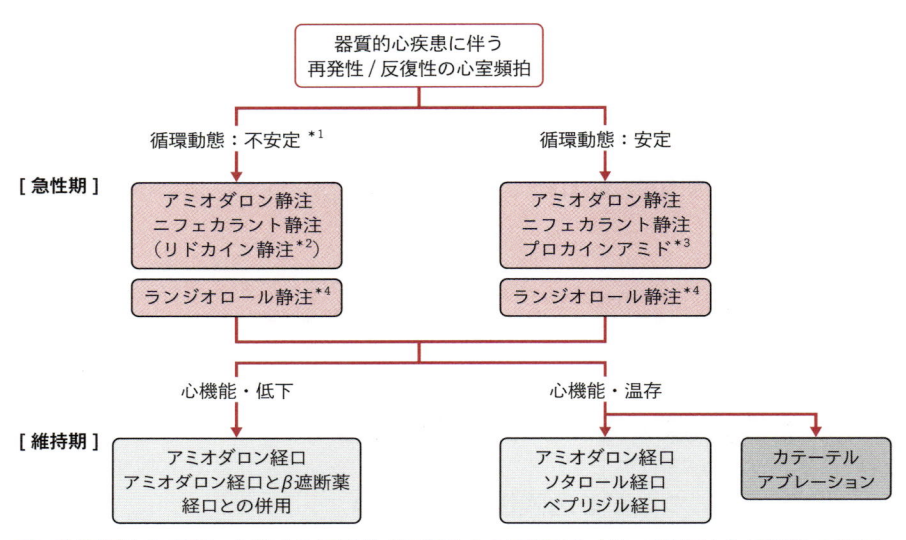

図1 ● 器質的心疾患に合併する再発性 / 反復性の心室頻拍に対して使用される薬物の選択

*1：血行動態が不安定の場合は，すみやかに電気的除細動を施行できる環境下で薬剤を使用
*2：他の抗不整脈薬が使用できない場合の代替薬
*3：持続性単形性心室頻拍の場合に限る
*4：少量から漸増して使用する
日本循環器学会 / 日本不整脈心電学会：2020年改訂版不整脈薬物治療ガイドライン．https://www.j-circ.or.jp/cms/wp-content/uploads/2020/01/JCS2020_Ono.pdf（2024年7月閲覧）

室性不整脈の抑制に加えて，ICD作動回数の減少（頻回なICDの作動は，患者さんの精神的，身体的負担が大きく，電池の消耗も早くなる）を目的に行い，その際は心機能に応じてアミオダロンやβ遮断薬などが選択されます（**図1**）．

抗不整脈薬の注意すべき副作用

アミオダロンなどの抗不整脈薬の投与により，陰性変力作用（左心室の収縮力を落とす作用）や催不整脈作用（既存の不整脈の増悪や，新たな不整脈を引き起こす作用）といった心臓性副作用の他に，間質性肺炎，肝障害，甲状腺機能障害（低下症が多い）などの心外性副作用を生じることがあります．このため，使用している抗不整脈薬で**予想される副作用とその対策を，あらかじめ患者さんに説明**するとともに，**副作用の早期発見に向けた症状の確認や医師への定**

期的な検査を提案しましょう．

包括的な療養指導

　器質的心疾患を新規に発症もしくは再発することにより，さらなる心機能の低下および不整脈発生リスクの増大を招くことから，高血圧や脂質異常，糖尿病，喫煙といった介入可能な危険因子は積極的に管理しなければいけません．つまり，**普段から行っている服薬や生活指導といった包括的な療養指導が，致死性不整脈の発症予防にもつながる**ということです．

　また，器質的心疾患において心筋リモデリング（心筋の悪い構造的変化）の抑制を図ることは，不整脈発現リスクの低減に向けて非常に重要です．特に心機能の低下を伴う場合（心不全発症例など）は，心室頻拍および心室細動に伴う心臓突然死のリスクが増大することから，回避策を講じる必要があります．**ACE阻害薬，ARB，アンジオテンシン受容体ネプリライシン阻害薬（angiotensin receptor neprilysin inhibitor：ARNI），β遮断薬，MRA，SGLT2阻害薬といった心保護薬**は，心筋リモデリングを抑制するだけでなく，心臓突然死の減少効果が示されていることから，**これらの薬剤の積極的な導入と継続が重要**となります[1, 3~6]．

② 病院と保険薬局で情報をつなぐポイント

　アミオダロンは心室頻拍・心室細動の抑制だけでなく，心房細動を元の正常な心拍に戻し維持させる（リズムコントロール）目的でも用いられることから，処方内容の情報のみでは抗不整脈薬の処方意図を読みとりにくい場合があります．また，心機能が低下した患者さんと保持されている患者さんでは，投与可能な抗不整脈薬も異なります．このため，**病院薬剤師は治療内容や処方の経緯，左室駆出率（LVEF）の具体的な数値などの情報を，退院時にお薬手帳や**

薬剤管理サマリーに記載するようにしましょう.

記載例：PCI後も持続性VT※を頻回に確認，LVEF 30％と心機能低下を認めたため，ICD植込みを行い，アミオダロンの内服が開始となっています.

　薬局においては，患者さんとのちょっとした会話が副作用の早期発見につながる可能性があります．**緊急を要する場合でなくとも，トレーシングレポートを活用し，病院へ情報提供**を行いましょう.

記載例：アミオダロン内服中の患者さんから，来局時に倦怠感や無気力といった甲状腺機能低下の副作用を疑う症状の訴えがありました．甲状腺機能の評価をご検討いただくのはいかがでしょうか？

処方の背景をおさえよう!

1　心室頻拍・心室細動とは？

　くり返しになりますが，心室頻拍・心室細動は致死性の不整脈です．発症時は迅速に対応する必要があります．ではなぜ危険なのか，まずは刺激伝導系を復習してから，各不整脈をみていきましょう.

刺激伝導系

　心臓の筋肉は収縮と拡張を定期的にくり返すことで，血液を全身に送り出しています．この心臓のリズムをつくっているのが，刺激伝導系と呼ばれる心臓を収縮させるための刺激を調節する組織です．この刺激が，心臓全体を覆う回路を通って心臓全体に伝わります.

　まず洞結節から刺激が発生し，心房に伝わることで心房が収縮します．そして房室結節，ヒス束，右脚・左脚，プルキンエ線維へ伝

※VT（ventricular tachycardia）：心室頻拍

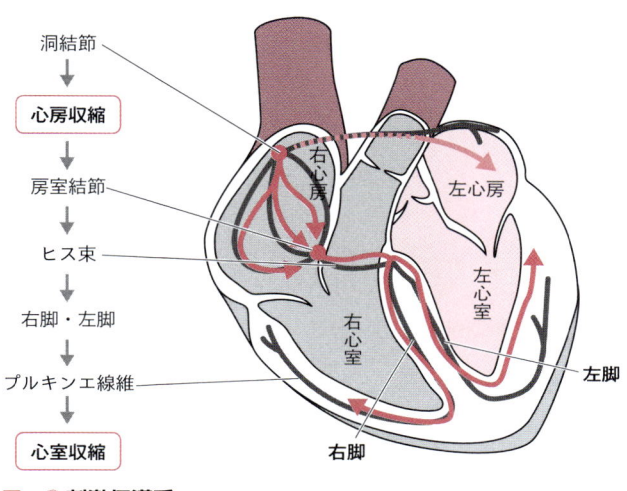

図2 ● 刺激伝導系

洞結節
↓
心房収縮
↓
房室結節
↓
ヒス束
↓
右脚・左脚
↓
プルキンエ線維
↓
心室収縮

右心房
左心房
右心室
左心室
左脚
右脚

わり，右室および左室に刺激が到達して心室が収縮することにより，全身に血液を送り出します（図2）．いったん不整脈が発生すると，この一連の流れが乱れるため，心臓のポンプ機能が低下します．

心室頻拍（VT）

● VTはなぜ起こる？

心室頻拍は心室（ventricular）の頻拍（tachycardia）なので，VTと呼ばれています．通常，洞結節から刺激が発生し，刺激伝導系を順番に流れていくことで，心臓が規則的に収縮します．ところが，刺激伝導系と関係なく，心室内で刺激またはリエントリーと呼ばれる電気刺激が回旋している現象が発生すると，心室が通常より早いタイミングで興奮してしまいます（図3）．これを心室期外収縮（premature ventricular contraction：PVC）と呼びますが，このPVCが3連発以上持続している状態を心室頻拍と呼びます（図4）．

心室頻拍が発生すると，心拍数は100〜250回/分と非常に速くなり，**左心室が拡張する時間が短縮され，十分な血液をためることが出来なくなるため，心拍出量が低下**してしまいます．持続時間が

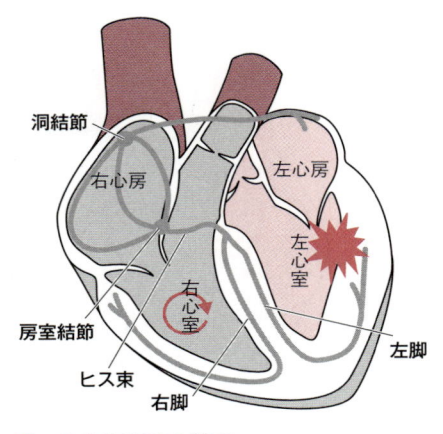

図3 ● 心室頻拍の機序

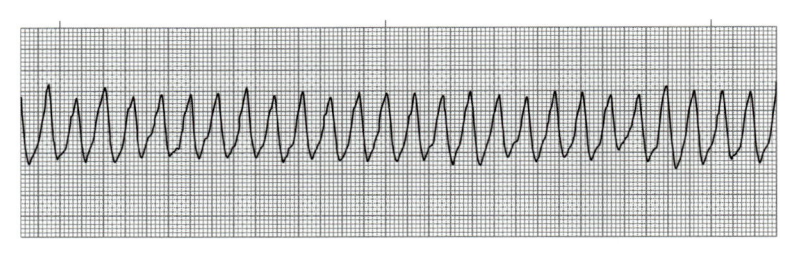

図4 ● 心室頻拍（VT）.
調律（規則性）：規則的，心拍数：250拍／分，P派：特定できない，PR間隔：計測不能，QRS幅：
0.16秒
文献7のp206より引用

　長くなると脈が触れない，つまり血液が心臓から送り出されない無脈性心室頻拍，もしくは心室細動（後述）に移行し，**心肺停止に至る可能性がある，とても危険な不整脈**です．

　心室頻拍の原因は器質的心疾患だけでなく，器質的心疾患を伴わない特発性心室頻拍，遺伝性不整脈であるブルガダ症候群，先天性および二次性（薬剤，電解質異常などに起因）のQT延長症候群などが知られています．薬剤に起因する例では，電解質異常（低カリウム血症など）により発生しやすくなります．

● VTの分類，治療

　心室頻拍は持続時間，原因となる基礎疾患の有無，心電図波形および心肺停止状態か否か，で分類されます（**表1**）．また，心拍出量が保てず血行動態が不安定となり，意識消失や脈が触れない状況を引き起こす心室頻拍を**無脈性心室頻拍（pulseless VT）**と呼びます．これは心肺停止の状態であり，**直ちに心肺蘇生および除細動が必要**です．

　特発性心室頻拍は，一般的に生命予後が良好であり，めまいや失神などの症状がある場合は治療適応となります．これに対し，**器質的心疾患に伴う心室頻拍は，発生と同時に循環動態が不安定となる**ことも少なくありません．心室頻拍の発生により循環動態が不安定となった場合は，すみやかに電気的除細動を行い，その後は再発予防のためにアミオダロンなどの薬剤を投与します．

▍心室細動（VF）

　心室細動は心室（ventricular）の細動（fibrillation）なので，VFと呼ばれています．心室細動では，心室内のさまざまな場所で電気刺激の回旋，リエントリーが多数発生します（**図5**）．この電気刺激がぐるぐる回り続けるため，心臓が細かく不規則に震えて痙攣した

表1 ● 心室頻拍の分類

	分類	特徴
持続時間	非持続性（nonsustained VT：NSVT）	30秒未満
	持続性（sustained VT：SVT）	30秒以上持続する or それ以内でも停止措置を必要とする
基礎疾患の有無	特発性	明らかな基礎心疾患を認めない
	器質性	基礎疾患に器質的心疾患（心筋梗塞や心筋症など）がある
心電図波形	単形性	QRS波形が単一
	多形性（torsades de pointes：TdP など）	QRS波形が異なる・変化する
心肺停止状態	無脈性心室頻拍（pulseless VT）	心拍出量が保てず血行動態が不安定となり，脈が触れていない

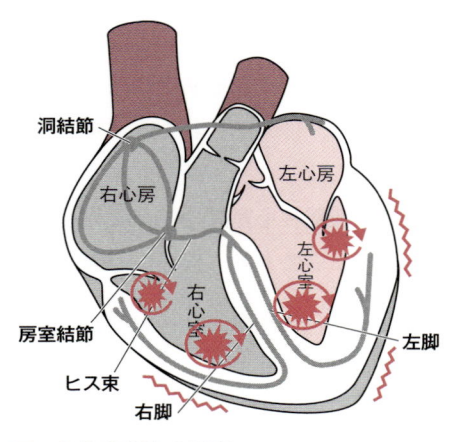

洞結節

右心房

左心房

左心室

房室結節

右心室

ヒス束

右脚

左脚

図5 ● 心室細動の機序

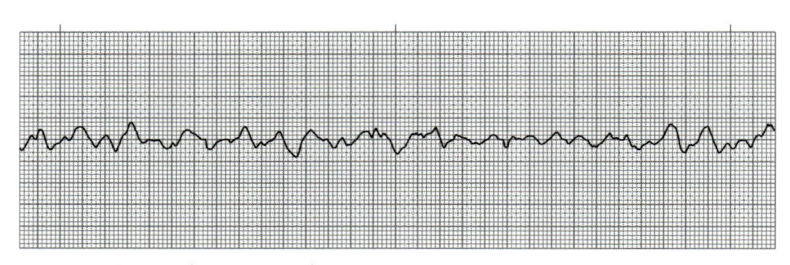

図6 ● 心室細動（Coarse VF）.
調律（規則性）：不規則で無秩序，心拍数：計測不能，
P派：認識できない；大きさ，形状，高さの変動を伴う波打つような不規則な波形が，収縮せず震え
たような心室の状態を示している，PR間隔：計測不能，QRS幅：存在しない
文献7のp210より引用

　状態となってしまいます（**図6**）. このとき，心拍数は300回/分以上となり，心室が収縮する時間は非常に短くなるため，心臓から血液を送り出すことが出来ません. その結果として，発作の開始から数秒で脳への酸素供給が絶たれるため，数秒で意識消失をきたし，心肺停止や脳死，突然死を引き起こします. このため，心室細動は**数分以内に治療をしないと死に至る**，**最も危険な頻脈性不整脈**であることから，**直ちに除細動および心肺蘇生を行う必要があります**.

コラム　アダムス・ストークス発作に出会ったら…

　心室細動や心室頻拍といった，不整脈による脳血流量の急激な低下によって引き起こされる失神を，Adams-Stokes（アダムス・ストークス）発作と呼びます．脳，全身への血流をいち早く回復させるため，そして心臓の痙攣・空打ち状態を一秒でも早く止めるために，すみやかな除細動が必要となります．そのためにも，**日頃からAEDや除細動器が配置されている場所を確認しておくことや，一次救命処置（basic life support：BLS）・二次救命処置（advanced cardiovascular life support：ACLS）について学び，日頃より準備をしておくことが非常に重要**です．

　なお，心室細動の原因疾患については**表2**に列記しましたが，心原性の疾患は心室頻拍と重複する部分が多く，また非心原性の疾患によって発生することもあります[8]．

表2 ● 心室細動の原因

分類			原因疾患
心原性	器質的心疾患	有	虚血性心疾患（急性心筋梗塞など），心筋症，心筋炎　など
		無	QT延長症候群，ブルガダ症候群，徐脈性不整脈，カテコラミン誘発性多形性心室頻拍　など
非心原性	内因性		急性肺血栓塞栓症，急性大動脈解離，くも膜下出血，てんかん　など
	外因性		外傷，熱傷，窒息，中毒　など

② 処方のなぜ？を読み解く

　器質的心疾患に伴う心室頻拍発作の予防は，発症を未然に防ぐ一次予防と発作の再発を予防する二次予防に分類されます．本症例の場合は，心筋梗塞の治療後に心室頻拍が発生しており，心機能の低下が推測されることから，二次予防の目的でアミオダロンを内服していると考えられます．

アミオダロン

　アミオダロンはVaughan Williams分類のⅢ群に分類される抗不整

脈薬です．大部分が肝臓で代謝され，その活性代謝物であるDEA（モノ-N-デスエチルアミオダロン）も，アミオダロンとほぼ同等の効果を有します．さらに分布容積が106 L/kgと非常に大きく組織移行性が高い（特に脂肪組織）うえに，消失半減期は14〜107日と非常に長いため，薬効成分が体内に蓄積しやすい特徴があります．また，蛋白結合率も96％と高いことが知られています[9, 10]．

アミオダロンはK$^+$チャネル遮断作用の他に，弱いNa$^+$・Ca^{2+}チャネル遮断作用，抗アドレナリン（α・β受容体遮断）作用ももつマルチチャネル遮断薬です．この薬剤は左心室の収縮能を低下させないことから，心機能が低下した患者さんにも使用されます．しかしながら，**心臓性副作用だけでなく，多岐にわたる心外性副作用**が知られており，低用量でも発現することがあります[11]．そのため，症状および定期的に検査すべき項目（甲状腺機能検査，血液生化学的検査，KL-6※測定，胸部X線・胸部CT検査，眼科検査など）の実施状況を確認する必要があります（**表3**）．さらに，**QT間隔の延長作用に加えてCYP阻害作用**（2C9，2D6，3A4など）**およびP糖蛋白阻害作用をもつ**ため，ワルファリンやジゴキシンをはじめ非常に多くの薬剤と相互作用がある点にも注意が必要です．また，アミオダロンの開始時や，併用薬が開始となった場合，たとえアミオダロンが**中止後であっても，消失半減期が長いため，相互作用に問題がないかを必ず確認**しましょう．

表3 ● アミオダロンの副作用

心臓性副作用	催不整脈作用：QT延長（torsade de pointes：TdP），徐脈性不整脈，心臓ペーシング閾値※の上昇など
心外性副作用	甲状腺機能障害（低下・亢進），肝障害，間質性肺炎，視神経炎，光線過敏症など

※心臓を動かす最小の刺激の強さ

※KL-6：肺胞II型上皮細胞に発現するシアル化糖蛋白．KL-6は肺疾患，特に間質性肺炎では急性増悪時に血中濃度が急上昇するので，間質性肺炎の活動性の評価に用いられる．基準値は500 U/mL未満であり，500 U/mL以上であれば間質性肺炎の可能性を疑う．

副作用症状を疑う訴えはないか？

　本症例は，「最近なんだか疲れやすくて，歳のせいか，何をするにも億劫でね…」と易疲労感や無気力といった，甲状腺機能低下症が疑われる症状を訴えています．アミオダロン100 mg中には，ヨウ素が37 mgと非常に多く含まれている[12]ことから，**甲状腺に関する副作用**とは切っても切り離せない関係にあります（図7）．

　このため，血液中のTSH，FT_4，FT_3を定期的に測定する必要があります．また，患者さんから副作用の発現を疑う症状の訴えがあれば，医師にフィードバックするとともに，検査が実施されているかを確認しましょう．

　一般的に，アミオダロンの投与に起因する甲状腺機能低下が生じた場合，レボチロキシン（チラーヂン®）の内服を併用しながらアミオダロンは継続されます[13]．また，甲状腺機能亢進（甲状腺中毒症）が生じた場合でも，リスクとベネフィットを考慮して継続される場合もあります．一方，間質性肺炎もしくは重度の肝機能障害（注射薬で多い）を発症した際は，中止を含めた判断が必要となるため，息苦しさや咳嗽，全身倦怠感などの症状が続く場合は，医療機関へ連絡するよう患者さんに説明しておきましょう．

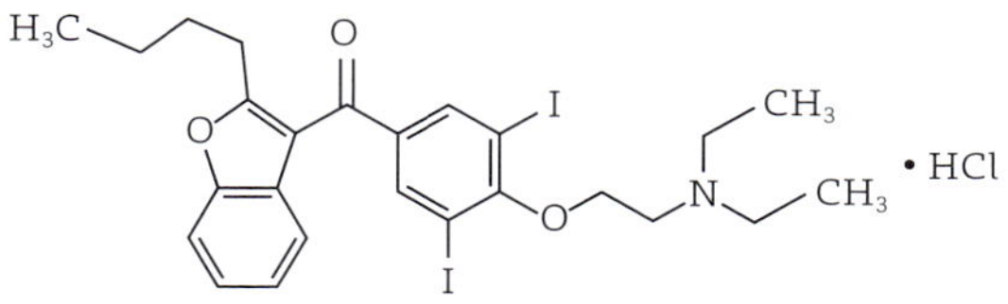

図7 ● アミオダロンの構造式
文献9より引用

③ もう一歩踏み込んで知っておこう！

二次性QT延長症候群（二次性LQTS）

QT延長症候群（long QT syndrome：LQTS）は，多形性心室頻拍の一種であるTdPを引き起こし，さらに心室細動に移行しうる危険な状況です．QT延長症候群には，先天性QT延長症候群と，薬剤や電解質の異常などにより二次的にQT延長が起こる二次性QT延長症候群があります．

二次性QT延長症候群の原因として最も多いのは薬剤ですが，アミオダロンが属するVaughan Williams分類のⅢ群に分類される薬剤以外にも，QT間隔を延長させる薬剤は多数存在します．また，QT間隔を延長させる原因は薬剤以外にもさまざまありますが（**表4**），**二次性QT延長症候群の治療の第1原則**は，原因薬剤の中止や低カリウム血症の是正など，**QT延長の要因を除去する**ことであり，**包括的な管理が重要**です．

植込み型除細動器（ICD）

ICDは心室頻拍・心室細動を検知して電気的除細動を行うことにより，心臓突然死を予防します．持続性心室頻拍は生命予後に直接関与するため，積極的に再発予防を考慮する必要があります．ICDは心室頻拍・心室細動の一次予防および二次予防それぞれに適応があり，LVEF 35％未満でNYHA心機能分類Ⅱ〜Ⅲ度（坂道もしくは平らな道を歩行する際に心不全症状が発現する状態）の患者さんにおいて，アミオダロンは生存率に対し有効性を示しませんでしたが，ICDは全死亡を減少させ，アミオダロンに対し優越性が示されています[14]．

しかし，ICD植込みはよい事ばかりではありません．ＩＣＤ作動時に感じる，突然後ろからバットで殴られたような衝撃に加えて，またいつICDが作動するのか，衝撃を受けなければならないのかとい

表4 ● 二次性QT延長症候群のおもな原因

①薬物：
　　抗不整脈薬
　　ⅠA群（キニジン，ジソピラミド，プロカインアミド，シベンゾリンなど）
　　ⅠC群（フレカイニド）
　　Ⅲ群（ソタロール，ニフェカラント，アミオダロンなど）
　　Ⅳ群（ベプリジル）
　　抗菌薬（マクロライド系，ニューキノロン系，ST合剤など）
　　抗真菌薬（イトラコナゾールなど）
　　抗アレルギー薬（ヒドロキシジンなど）
　　脂質異常症治療薬（プロブコールなど）
　　抗精神病薬（ハロペリドール，クロルプロマジンなど）
　　三環系抗うつ薬（イミプラミン，アミトリプチリンなど）
　　抗潰瘍薬（ファモチジン，スルピリドなど）
　　制吐薬（ドンペリドンなど）
　　抗癌薬（ドキソルビシンなど）

②徐脈：
　　房室ブロック，洞不全症候群，心房細動停止時など

③電解質異常：
　　低K血症，低Mg血症，低Ca血症

④心疾患：急性心筋梗塞，左室肥大，ストレス心筋症（たこつぼ心筋症）

⑤神経疾患：脳卒中，くも膜下出血，頭蓋内出血，他の中枢神経疾患

⑥内分泌疾患：甲状腺機能低下症，副腎不全，神経性食欲不振症

⑦炎症性疾患：心筋炎，シャーガス病，リウマチ性心疾患，膠原病

⑧その他：女性，高齢，飢餓・低栄養，低体温，肝不全，HIV感染

薬剤の詳細については公的臨床データベース　https://crediblemeds.org/ を参照
日本循環器学会/日本不整脈心電学会：2020年改訂版不整脈薬物治療ガイドライン．
https://www.j-circ.or.jp/cms/wp-content/uploads/2020/01/JCS2020_Ono.pdf（2024年7月閲覧）

う不安など，**患者さんへ及ぼす肉体的・精神的ストレスが発生する可能性**についても，医療者として知っておく必要があります．

心室頻拍・心室細動の治療および予防に関する以下の記述のうち，正しいものを2つ選べ．

a) 心筋梗塞の既往のある心不全の患者さんが，心室頻拍の二次予防のためにアミオダロンの定期内服を開始したことから，内服剤数を減らす目的でスピロノラクトンの中止を医師へ提案した

b) アミオダロン内服中の患者さんが咳嗽や呼吸困難を訴えたため，アミオダロンの中止と胸部X線やKL-6の測定を医師に即時進言した

c) 薬局に来院した患者さんが突然意識を失い，脈も触れなかったため，直ぐに救急車を呼んで待機した

d) アミオダロンを内服中の高齢女性に対して，尿路感染症の治療目的でレボフロキサシンが処方された．最近，患者さんから頻回に下痢をしていると聴取したため，低カリウム血症に起因するQT間隔延長のリスク増大を考慮して，医師にレボフロキサシンの他剤変更を提案した

解答 b, d

a：心不全の患者さんにおいて心保護薬を適切に継続することは，心室性不整脈による心臓突然死の予防においても非常に重要です．心保護薬の継続が困難でない限り，中止は避けましょう．しかしながら，内服剤数の見直しはポリファーマシーの観点から非常に重要ですので，他に中止すべき薬剤がないかを検討しましょう．

c：無脈性心室頻拍や心室細動が発生した際は，救命に向けて直ちに心肺蘇生を開始するとともに，電気的除細動が必要です．迅速に周囲の安全を確認し，人を集め，胸骨圧迫を開始しましょう．いざというときのために，普段からAEDなどの除細動器の設置場所を把握しておくとともに，BLSを学んでおきましょう．

■ 文献

1） 日本循環器学会/日本不整脈心電学会：2020年改訂版不整脈薬物治療ガイドライン
https://www.j-circ.or.jp/cms/wp-content/uploads/2020/01/JCS2020_Ono.pdf（2024年7月閲覧）

2） 日本循環器学会/日本不整脈心電学会：2024年JCS/JHRSガイドラインフォーカスアップデート版不整脈治療
https://www.j-circ.or.jp/cms/wp-content/uploads/2024/03/JCS2024_Iwasaki.pdf（2024年7月閲覧）

3） Heidenreich PA, et al：2022 AHA/ACC/HFSA guideline for the management of heart failure: A report of the American college of cardiology/American heart association joint committee on clinical practice guidelines. Circulation, 145：e895-e1032, 2022（PMID：35363499）

4） McDonagh TA, et al：2021 ESC guidelines for the diagnosis and treatment of acute and chronic heart failure. Eur Heart J, 42：3599-3726, 2021（PMID：34447992）

5） Curtain JP, et al：Effect of sacubitril/valsartan on investigator-reported ventricular arrhythmias in PARADIGM-HF. Eur J Heart Fail, 24：551-561, 2022（PMID：34969175）

6） Curtain JP, et al：Effect of dapagliflozin on ventricular arrhythmias, resuscitated cardiac arrest, or sudden death in DAPA-HF. Eur Heart J, 42：3727-3738, 2021（PMID：34448003）

7） 「心電図ワークアウト600」（Huff J/著，西原崇創/監訳），羊土社，2020

8） 日本循環器学会/日本不整脈心電学会：2022年改訂版不整脈の診断とリスク評価に関するガイドライン
https://www.j-circ.or.jp/cms/wp-content/uploads/2022/03/JCS2022_Takase.pdf（2024年7月閲覧）

9） アンカロン®錠インタビューフォーム

10） 日本循環器学会/日本TDM学会：循環器病ガイドシリーズ2015年度版：循環器薬の薬物血中濃度モニタリングに関するガイドライン
https://www.j-circ.or.jp/cms/wp-content/uploads/2020/02/JCS2015_aonuma_h.pdf（2024年7月閲覧）

11） Yamada Y, et al：Incidence and predictors of pulmonary toxicity in Japanese patients receiving low-dose amiodarone. Circ J, 71：1610-1616, 2007（PMID：17895560）

12） 厚生労働省：重篤副作用疾患別対応マニュアル 甲状腺中毒症（令和4年2月改定）

13） 厚生労働省：重篤副作用疾患別対応マニュアル 甲状腺機能低下症（令和4年2月改定）

14） Bardy GH, et al：Amiodarone or an implantable cardioverter-defibrillator for congestive heart failure. N Engl J Med, 352：225-237, 2005（PMID：15659722）

第 **3** 章

不整脈

4 ペースメーカ植込み

意外と知らない？ペースメーカ植込み前後の薬学管理

足立参希

☑ 抗血栓薬の種類と用量，継続または中止の基準を知っていますか？

☑ 抗血栓薬を中止した際の，休薬期間は適切ですか？

☑ ペーシング機能に影響する可能性がある薬剤の併用はありませんか？

症例

70代，男性，身長170 cm，体重60 kg，

血清クレアチニン値1.2 mg/dL（クレアチニンクリアランス47.2 mL/分），

PT-INR2.5

患者さん「脈が遅いから，ペースメーカという機械を心臓に入れることになったんだ．手術に向けて，血液をサラサラにする薬を中止するのかな？」

処方内容

● ワルファリンK（ワーファリン）錠　1 mg　1回2錠

　　1日1回　朝食後　14日分

患者さんフォローの勘どころ

1 療養指導・モニタリングのコツ

　皆さんは，ペースメーカの植込みに際して特に注意すべき薬剤があることをご存じですか？ペースメーカなどの植込み型心臓電気デバイス（cardiac implantable electronic device：CIED）による治療を支援するために，薬学的管理は非常に重要です．

ポケット血腫ができるとCIED感染が増える！

　ポケットとは，胸の下部（右前胸部）に小さな皮膚切開を行い，その下の組織の間にペースメーカを収めるスペースのことを言います．ポケット血腫は，ペースメーカを収めたポケット内に血液が溜まることで発生する合併症の１つです．臨床的に問題となるポケット血腫は，その後の**CIED感染のリスクを７〜15倍に増加させる**と報告されています[1, 2]．また，**抗凝固薬の内服によりCIED感染の発生率が1.59倍になる**ことが知られており[2]，これは患者さんの**入院期間の延長や院内死亡率の増加と関連**しています[3, 4]．しかし，多くの血腫は，抗血小板薬および抗凝固薬を適切に管理することで回避することができます[5]．

　ペースメーカ植込み術前の患者さんに対して，抗血栓薬の管理を最適化していくことが重要であり，薬剤師は抗血栓薬の使用におけるリスクとベネフィットを十分に把握する必要があります．

CIED植込み時に抗血栓薬は休薬する？

　ペースメーカ植込み術前の抗血栓薬の管理について，欧州心臓病学会（European Society of Cardiology：ESC）ガイドライン[5]に詳細が示されています（**表1**）．

表1 ● ペースメーカ植込み術における抗血栓薬の管理

	抗血小板薬2剤併用（DAPT）		DOAC	ビタミンK拮抗薬（VKA）	OAC（VKA* あるいはDOAC）+抗血小板薬
	PCI後の血栓リスク				
	低・中リスク •PCI>1カ月 •急性冠症候群に対するPCI>6カ月	高リスク •PCI<1カ月 •急性冠症候群に対するPCI<6カ月			
手技の出血リスクが低い •初回植込み	アスピリンを継続しP2Y$_{12}$受容体拮抗薬を休薬する【休薬期間】チカグレロル≧3日前クロピドグレル≧5日前プラスグレル≧7日前	待機的手術：手術の延期を考慮 それ以外：DAPT継続	術者の判断で継続・休薬を選択する．中断する場合は，患者さんのCrClおよびDOACに基づいて対応することが必要	継続*	OAC（VKA*あるいはDOAC）を継続する．患者さんごとのリスク/ベネフィットに応じて抗血小板薬を休薬する
手技の出血リスクが高い •デバイス交換 •アップグレード/再手術		アスピリンを継続しP2Y$_{12}$受容体拮抗薬を休薬する：チカグレロルは手術の少なくとも3日前に，クロピドグレルは5日前に，プラスグレルは少なくとも7日前に中止すること			

CrCl：クレアチニンクリアランス，GP：糖タンパク質，DOAC：直接作用型経口抗凝固薬，OAC：経口抗凝固薬，PCI：経皮的冠動脈インターベンション，VKA：ビタミンK拮抗薬
* PT-INRは治療範囲内にする
文献5より引用

● 抗血小板薬2剤併用療法

　抗血小板薬2剤併用療法（dual anti platelet therapy：DAPT）を受ける患者さんは，**アスピリン単剤または無治療の患者さんよりも術後のポケット血腫のリスクが有意に高い**ことが報告されています[6~8]．

　これに対応するため，**P2Y$_{12}$受容体拮抗薬の術前3～7日間の中止が推奨**されており（**表1**），患者さんの血栓リスクと手技の出血リスクに基づく個別評価が必要です．

抗凝固薬

【直接作用型経口抗凝固薬】

　直接作用型経口抗凝固薬（direct oral anticoagulant：DOAC）の継続と中止を比較した BRUISE CONTROL-2 試験[9]では，**DOAC の継続または中止にかかわらず，ポケット血腫の発生率は低く，大きな出血イベントとの関連も認められません**でした．これに基づき，日本のガイドラインではペースメーカ植込み術前の DOAC 内服の継続が推奨されています[10]．一方，ESC ガイドライン[5]では患者さんの背景や手技の内容に基づく判断が記載されています（**表1**）．

【ワルファリン】

　以前は，ワルファリンの術前休薬に合わせたヘパリンブリッジング（血液凝固防止のための，一時的なヘパリンの使用）が標準的なアプローチでした．しかし，この手法がワルファリンの継続内服と比較して，**術後のポケット血種の発生を約5倍増加させた**ことから，ガイドラインが更新されました[10, 11]．

　現在の日本のガイドラインでは，ペースメーカ植込み術前において，**適切なプロトロンビン時間国際標準比（PT-INR）を維持しながらワルファリンを継続することが推奨**されています[10]．ただし，臨床の現場では，CIED 植込み術は出血の中リスクとなっており，PT-INR の調節のためにワルファリンを中止することもあります（具体的な PT-INR の管理に関しては後述）．

抗凝固薬と抗血小板薬の併用

　CIED の植込み時，特に**クロピドグレルの使用はポケット血腫の形成リスクを増加させる**ことが報告されています[6]．一方で，アスピリン単独ではそのようなリスクの増加は認められませんが[12]，**抗凝固薬との併用は出血リスクを高める**ため[13]，CIED 植込み手術は抗血小板薬を安全に中止できる時期まで延期するか，一時的に中止することが推奨されます（**表1**）．

　抗血小板薬の中止に際しては，リスクとベネフィットのバランスを

慎重に評価し，個々の患者さんの状況に応じた適切な対応が必要です．

抗不整脈薬がペースメーカの機能に影響する!? [14]

　次に，ペースメーカと相互作用がある薬剤についてみていきましょう．

　抗不整脈薬は，心房筋・心室筋およびヒス束のペーシング閾値を上昇させ，刺激伝導系に影響を与える可能性があります．つまりペーシング閾値が上昇するということは，必要なタイミングで心臓がペーシングできない可能性が生じる，ということになります．

　特に，Vaughan Williams分類で**Ⅰc群に分類される抗不整脈薬は，ペーシング閾値を最大5倍まで上昇させる可能性**があり注意が必要です．Ⅰa群の抗不整脈薬も同様ですが，その影響はごくわずかで，臨床的に問題がない場合が多いです．その他のⅠb群，Ⅱ群，Ⅲ群，Ⅳ群に関してはほとんど影響がないと言われています（**表2**）．

表2 ● ペーシング閾値に対する抗不整脈薬の効果

Vaughan Williams 分類	抗不整脈薬	ペーシング閾値
Ⅰa群	キニジン プロカインアミド アジマリン ジソピラミド シベンゾリン ピルメノール	↑ ↑〜↑↑ ↑ ↑ ↑↑ ↑〜↑↑（?）
Ⅰb群	アプリンジン リドカイン フェニトイン メキシレチン	↑ → → ↑
Ⅰc群	プロパフェノン ピルシカイニド フレカイニド	↑↑↑ ↑↑↑ ↑↑↑
Ⅱ群	プロプラノロール	→
Ⅲ群	アミオダロン ソタロール	→ →
Ⅳ群	ベラパミル	→
−	ジギタリス製剤	→〜↓

↓：減少，→：変化なし，↑：増加
文献14より引用
※アジマリンは国内で未発売

> **コラム** **ペーシング閾値ってなんだろう**
>
> 　ペーシング閾値とは，ペースメーカが心臓を刺激するのに必要な最小のエネルギーのことです．
>
> 　例えば，ドアを開けるのに必要な力を考えてみましょう．この力が閾値です．ドアが重い場合はより多くの力が必要になり，軽い場合は少ない力ですみます．心臓の状態をドアに例えると，健康な心臓は軽いドアに相当し，刺激するための力，つまりペーシング閾値は小さくてすみます．一方，心不全や基礎疾患のある心臓は，重いドアのように，開けるためにはより多くの力，ペーシング閾値が必要となります．
>
> 　ペースメーカは，通常の閾値よりも高いエネルギーレベルでペーシングするよう設定がされており，安全域を確保しています．これは，心臓の状態が変化しても，ペースメーカからの刺激で心臓が確実に動くようにするためです．しかし，ペーシング閾値を上昇させる薬剤を併用すると，ペースメーカの安全域を超えるほど閾値が高くなる可能性があります．この場合，ペースメーカが必要なタイミングで心臓を刺激できなくなり，効果的なペーシングが行えなくなってしまいます．

第**3**章 不整脈

2 病院と保険薬局で情報をつなぐポイント

共有したい情報

　病院は，薬局へ患者さんの基本情報を提供し，薬局はそれに基づいて適切な薬学的管理を行い，必要に応じて病院へレポートすることが理想とされます（**図1**）．具体的には，病院からは「患者さんの生活背景，背景疾患，治療歴，不整脈の種類，検査値データ，抗血栓薬の中止・継続の有無」などの情報提供を行い，薬局ではこの情報を活用して「内服状況の確認，副作用のモニタリング，相互作用のチェック，服薬指導と教育，定期的な評価，薬剤の調整」を行いましょう．

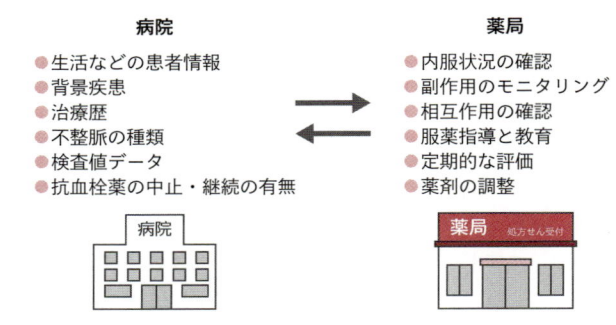

図1 ● 病院と薬局で情報をつなぐポイント

個別のフォローが大切

　また，ペースメーカを植込む患者さんは，何らかの循環器疾患を併発していることが多く，心不全を発症するリスクも高いです．血圧管理や，内服薬のアドヒアランスのフォローが特に重要となります．

　ペースメーカ植込みにおける抗血栓薬の継続については，画一的な答えはありません．ガイドラインで継続が推奨されるワルファリンであっても，主治医の判断によって中止されることがあります．必ずしも継続する必要があるわけではなく，**患者さんごとのリスクとベネフィットを考慮して調整されるべきです**．これを理解し，適切に対応することが重要です．

処方の背景をおさえよう！

1 ペースメーカ植込み術とは

ペースメーカの適応

　ペースメーカは，心臓の収縮が不十分な場合に，心臓を電気刺激して収縮を補助する治療法です．主に症状を伴う不可逆的な徐脈性不整脈に対して，ペースメーカ植込みが強く推奨されています．

徐脈性不整脈の種類

　徐脈性不整脈の原因は，主に洞房結節の異常である**洞不全症候群**，および心臓における電気信号の伝達に異常がある**房室ブロック**の2つに分けられます．これらを理解するためには，「心臓のどの部分に異常があるか？」を考えることが重要です（**図2**）．

● 洞不全症候群

　洞不全症候群は，洞結節の自動能の低下，もしくは洞結節からの刺激の伝導遅延または途絶により徐脈を引き起こす不整脈です．洞不全症候群（sick sinus syndrome：SSS）には3つのタイプがあり

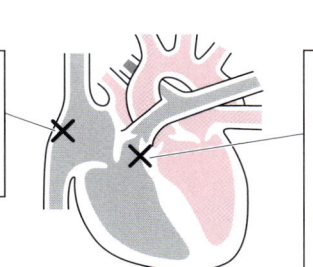

洞房結節

洞不全症候群
① 洞性徐脈
② 洞停止または洞房ブロック
③ 徐脈頻脈症候群

房室結節

房室ブロック
① 1度房室ブロック
② 2度房室ブロック
・Wenckebach型
・MobitzⅡ型
・2：1房室ブロック
・発作性房室ブロック，高度房室ブロック
③ 3度房室ブロック

※徐脈性心房細動は，房室ブロックを伴うことが多い

図2 ● 徐脈性不整脈

ます.

　洞性徐脈は，洞房結節からの刺激が遅いものです.

　洞停止・洞房ブロックは，洞房結節からの刺激が起こらない，または刺激が心房に伝わらない状態です.

　徐脈頻脈症候群は，心房の異常な興奮（心房頻拍や心房細動など）と，洞性徐脈（洞房結節からの刺激が遅いまたは不規則な状態）が交互にあらわれる症状です．頻脈の時に洞房結節の活動が抑制され，頻脈が停止した後に一時的に洞房結節からの刺激が出ず，心臓が十分に収縮できない状態が生じます.

房室ブロック

　房室ブロックは，房室結節またはヒス束における，心房からの刺激の伝導遅延または途絶により徐脈を引き起こす不整脈です．房室ブロックは，重症度によって1〜3度に分類されます.

　1度房室ブロックは，心房からの刺激が房室結節またはヒス束で伝導遅延し，心室にゆっくり伝わる状態です．しかし，必ず刺激が心室に伝わるため，臨床的には特に重要視されません.

　2度房室ブロックにはWenckebach型（Mobitz Ⅰ型）とMobitz Ⅱ型，および高度房室ブロックがあります．Wenckebach型では，心房から心室への刺激伝達時間が徐々に長くなり，最終的には1つの刺激が伝達されない状態になります．一方，Mobitz Ⅱ型は，刺激の伝達が突然途切れるのが特徴的です．Wenckebach型またはMobitz Ⅱ型の不整脈が2回の刺激に対して1回の心室への伝導が途絶する場合，これを2：1房室ブロックと呼びます．また，房室伝導比が3：1以下になると高度房室ブロックと呼び，心室への伝導途絶が長時間続くものを発作性房室ブロックと呼びます.

　3度房室ブロック（完全房室ブロック）は，心房と心室の間の伝達が完全に途切れる重症の状態です．可逆的な場合は原因の治療が選択されますが，原則としてペースメーカの適応となります.

徐脈性心房細動

　また，徐脈性心房細動も徐脈性不整脈の１つとして重要です．心房細動は，心房で非常に速く不規則的な電気活動が発生し，心房が興奮する状態です．一方，徐脈性心房細動では，房室結節の伝導障害によって，心房細動で生じた電気信号が一部しか心室に伝わらなくなってしまうため，徐脈を起こしてしまいます．徐脈性心房細動は，心房での異常な電気活動（心房細動）と房室結節の伝導障害（房室ブロック）が組み合わさって生じます．

2　処方のなぜ？を読み解く

　前述の通り，ペースメーカ植込み時のワルファリンは基本的に内服の継続が推奨されています．そのため，適切なPT-INRの管理が大切になってきます．

至適PT-INRの管理

　現在，わが国のガイドライン[10]では，**非弁膜症性心房細動に対するワルファリンの至適PT-INRは，年齢に関係なく1.6〜2.6とされ，なるべく2に近づけることが推奨**されています．一方，70歳未満かつ，脳梗塞の既往もしくは血栓リスクが高い（CHADS$_2$スコア3点以上）患者さんでは，PT-INR 2.0〜3.0が考慮されます．また，血栓形成リスクの高い僧帽弁狭窄症や機械弁置換術後の患者さんにおいても，PT-INR 2.0〜3.0の管理が推奨されています（第3章_2，図5を参照）[10]．

　なお，前述したBRUISE CONTROL試験[1]では，手術当日のPT-INR 3.0以下（機械弁留置中の患者さんでは3.5以下）を目標としていましたが，実際の日本の臨床現場では，国内のガイドラインの範囲内で調節されることが一般的です．

本症例のワルファリンの管理状況の評価

　本症例は，PT-INRが2.5と至適範囲内であり，コントロールは良好です．しかし，ペースメーカ植込み術を行う術者によっては，この値が少し高いと感じる医師もいます．まずは，患者さんが病院でどのような説明を受けたかを確認しましょう．特に指示がなければ，通常通り服薬を継続していただいて構いません．

　一歩踏み込んでPT-INRの値を評価するには，さらに詳細な情報が必要です．薬局でも，できるだけCHADS$_2$スコアを評価するようにしましょう（第3章_2を参照）．このスコアは，心不全，高血圧，年齢，糖尿病，脳卒中／一過性脳虚血発作（TIA）の既往に基づいて点数化されます．これらの情報については，簡単なものは患者さんに問診し，その他は病院に確認する必要があります．

　本症例では，特記すべき基礎疾患はなく，75歳以上の1点のみでした．血栓のリスクも低く，PT-INRの設定については，臨床的な感覚として「もう少し2に近づけてもよいのではないか？」という印象です．ただし，これらの微調整はエビデンスに基づくものではなく，あくまで臨床的な感覚によるものなので解釈にご注意ください．

患者さんの疑問に対するフォローの例

　ここで一度，本症例に対する薬剤師の返答の例をみてみましょう．

患者さん：〜手術に向けて，血液をサラサラにする薬を中止するのかな？

薬剤師：先生からはどのような説明を受けられましたか？ペースメーカ植込みの手術を受けられる場合，通常，現在の検査値であればワーファリンというお薬は内服を続けたまま手術を受けることが推奨されています．ただ，先生によっては服薬を微調整されることもあるため，先生のお考えを確認しておくと良いでしょう．

　筆者としては，単純に「ペースメーカ植込み術のワーファリンは

継続で大丈夫」という返答ではなく，もう一歩踏み込んだ対応がベストだと考えます．医師から具体的な指示がなかった場合は，患者さんと相談し，医療機関に確認することも一つです．

　患者さんの安全を第一に考えて，しっかりと薬学的サポートを行うことが薬剤師の役割となります．

❸ もう一歩踏み込んで知っておこう！

　最後に，ペースメーカの機能についておさえていきましょう．

ペーシングとセンシング

　ペースメーカは，基本的に徐脈性不整脈のある心臓の収縮を手助けする機械です．主な機能は**ペーシング**と**センシング**です．ペーシング機能とは，心臓に電気刺激を送り，適切な心拍数を維持するものです．一方，センシング機能とは，心臓の自然な刺激（自己脈）を検出し，不必要なペーシングを避けるものです．

モード設定

　ペースメーカには，inter-society commission for heart disease resources（ICHD）というモード設定があります．このICHDモードは，3つのアルファベット文字で構成されており，それぞれがペースメーカの異なる機能を示しています（図3）．

　1つめの文字は，ペースメーカがどの部位でペーシングを行うかを示し，**「A（atrium）」は心房**，**「V（Ventricle）」は心室**，**「D（dual）」は両室**を意味します．

　2つめの文字は，ペースメーカがどの部位で心臓の自己脈をセンシングするかを示し，「A」，「V」，「D」，「O」のいずれかです．

　3つめの文字は，センシングした情報に基づき，ペースメーカがどのように作動するかを定めた設定を示します．「I（inhibited）」は

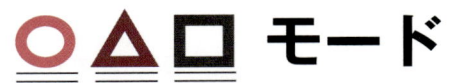

どこで ペーシングする？	どこで センシングする？	センシング後 どうペーシングする？
A（atrium）　　心房 **V**（ventricle）　心室 **D**（dual）　　　両室	**A**（atrium）　　心房 **V**（ventricle）　心室 **D**（dual）　　　両室 **O**　　　　　感知せず	**I**（inhibited）　抑制 **T**（triggerd）　同期 **D**（dual）　　　両方 **O**　　　　　感知せず

図3 ● ICHDにおけるモード設定

設定した心拍数を超えるとペーシングを抑制する，「T（triggerd）」は自身の心拍が遅いときにペーシングを促す，「D（dual）」はこれらの機能を両方備えることを意味します．「O」はペースメーカが何の反応もしない設定で，主に電気メスを使用する手術時など，誤ってノイズを感知してしまうのを防ぐために利用されます．

● AAIモード

AAIモードは心房でペーシングとセンシングを行い，設定した心拍数以上の場合にペーシングが抑制されます．このモードは，心房リズムが不規則になる疾患，例えば洞不全症候群などで特に有効です（図4）．

● VVIモード

VVIモードは心室でペーシングとセンシングのみを行い，こちらも設定した心拍数を超えた場合にペーシングを抑制します．VVIモードの主な目的は心室リズムの安定化であり，徐脈性心房細動などでよい適応となります．

臨床的には，心房と心室の両方でペーシングとセンシングが可能なDDDモードが最も選択されます．

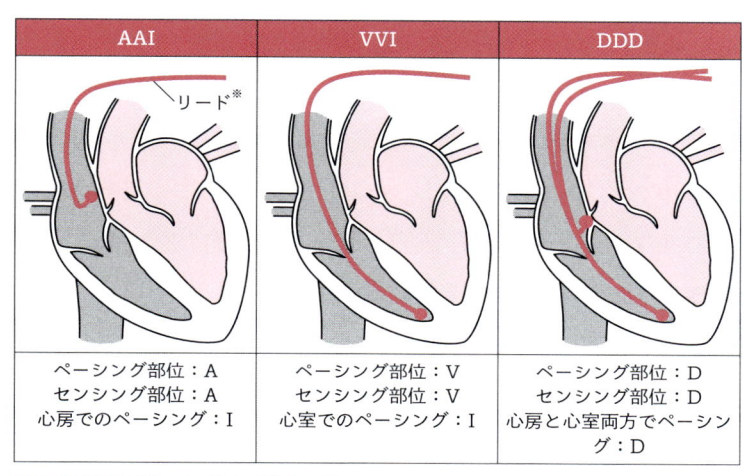

AAI	VVI	DDD
ペーシング部位：A センシング部位：A 心房でのペーシング：I	ペーシング部位：V センシング部位：V 心室でのペーシング：I	ペーシング部位：D センシング部位：D 心房と心室両方でペーシング：D

図4 ● 代表的なペーシングモード

＊リード：電気刺激を発生するペースメーカ本体（ジェネレーター）に接続する電線．電線の先端を心臓に接触させ，ペーシングを行う

A（atrium）：心房，V（ventricle）：心室，D（dual）：両室，I（inhibited）：抑制，D（dual）：抑制・同期の両方

DDDモードとAVディレイ

　心臓が効率的に血液を全身に送るためには，心室に血液を貯える時間が必要です．このため，心室はその手前にある心房が血液を押し出すために収縮してから少し遅れて収縮します．この心房収縮から心室を刺激するまでの時間差をAVディレイと呼びます．AVディレイはDDDモードでのみ調整可能であり，より自然な心臓の動きに近づけることができます．

第3章 不整脈

ペースメーカ植込み術前のワルファリンの管理に関する以下の記述のうち，正しいものを1つ選べ.

a）ワルファリンを一時中止し，ヘパリンブリッジングを行う

b）ワルファリンを継続し，至適な PT-INR を維持する

c）ワルファリンの用量を半減する

d）抗血小板薬に切り替える

解答　b

日本のガイドラインでは，ペースメーカ植込み術前に対して，ワルファリンの継続を推奨しています．しかし，臨床の現場では適切な PT-INR 管理を行うために，ワルファリンを中止する例もしばしば見かけます．重要なことは，至適な PT-INR を維持しつつ，不必要な出血リスクを避けることです．過去に行われていたヘパリンブリッジングは出血リスクを高めるため，現在では推奨されていません.

■ 文献

1） Essebag V, et al：Clinically significant pocket hematoma increases long-term risk of device infection: Bruise control infection study. J Am Coll Cardiol, 67：1300-1308, 2016 （PMID：26988951）

2） Phillips P, et al：Treatment and prevention of cardiovascular implantable electronic device（CIED）infections. CJC Open, 4：946-958, 2022 （PMID：36444361）

3） Polyzos KA, et al：Risk factors for cardiac implantable electronic device infection: a systematic review and meta-analysis. Europace, 17：767-777, 2015 （PMID：25926473）

4） Sridhar AR, et al：Impact of haematoma after pacemaker and CRT device implantation on hospitalization costs, length of stay, and mortality: a population-based study. Europace, 17：1548-1554, 2015 （PMID：25855676）

5） Glikson M, et al：2021 ESC guidelines on cardiac pacing and cardiac resynchronization therapy. Eur Heart J, 42：3427-3520, 2021 （PMID：34455430）

6） Kutinsky IB, et al：Risk of hematoma complications after device implant in the clopidogrel era. Circ Arrhythm Electrophysiol, 3：312-318, 2010 （PMID：20558847）

7） Tompkins C, et al：Dual antiplatelet therapy and heparin "bridging" significantly increase the risk of bleeding complications after pacemaker or implantable cardioverter-defibrillator device implantation. J Am Coll Cardiol, 55：2376-2382, 2010 （PMID：20488310）

8） Traykov V, et al：Clinical practice and implementation of guidelines for the prevention, diagnosis and management of cardiac implantable electronic device infections: results of a worldwide survey under the auspices of the European heart rhythm association. Europace, 21：1270-1279, 2019 （PMID：31209483）

9） Birnie DH, et al：Continued vs. interrupted direct oral anticoagulants at the time of device surgery, in patients with moderate to high risk of arterial thrombo-embolic events （BRUISE CONTROL-2）. Eur Heart J, 39：3973-3979, 2018 （PMID：30462279）

10） 日本循環器学会 / 日本不整脈心電学会：2020年改訂版不整脈薬物治療ガイドライン https://www.j-circ.or.jp/cms/wp-content/uploads/2020/01/JCS2020_Ono.pdf （2024年7月閲覧）

11） Birnie DH, et al：Pacemaker or defibrillator surgery without interruption of anticoagulation. N Engl J Med, 368：2084-2093, 2013 （PMID：23659733）

12） Bernard ML, et al: Meta-analysis of bleeding complications associated with cardiac rhythm device implantation. Circ Arrhythm Electrophysiol, 5: 468-474, 2012（PMID: 22534249）

13） Essebag V, et al：Effect of direct oral anticoagulants, Warfarin, and antiplatelet agents on risk of device pocket hematoma: Combined analysis of BRUISE CONTROL 1 and 2. Circ Arrhythm Electrophysiol, 12：e007545, 2019 （PMID：31610718）

14） Ishikawa T, et al：Effects of Anti-arrhythmic drugs for pacing threshold and defibrillation threshold. J Arrhythmia, 27：239–241, 2011

第3章 不整脈

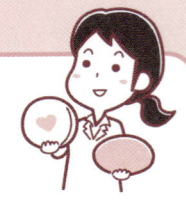

1 下肢閉塞性動脈疾患

あしをみる　その習慣が　あしまもる

林　太祐

これだけは必ずチェック

☑ LEAD※の治療や合併症の予防に必要な，抗血小板薬が処方されているかを確認しよう！

☑ 効果的な治療はないため，包括的な生活習慣の改善をしっかり支援しよう！

☑ 足の観察は必ず行い，運動の可否や強度の確認，足爪の手入れの指導も忘れずに！

症例

50歳，男性，身長170 cm，体重85 kg，HbA1c 8.2％

血清クレアチニン1.9 mg/dL（クレアチニンクリアランス56 mL/分），

2型糖尿病，LEAD，その他の治療のため近医に通院中．独身独居（トイレ・風呂共同の集合住宅），日雇いや短期バイトにより生計を立てているが，忙しくてなかなかセルフケア行動が実行できていない．

> **患者さん**「最近は5分程度歩くと脚が痛くなります．両脚はずっとしびれがありますね．右足甲が黒ずんで，カサカサしている気がします．タバコは，5年くらい前までは1日20本吸っていましたが，今は減らしています」

処方内容
①
● シロスタゾール（プレタール®）OD錠100 mg　1回1錠

※LEAD（lower extremity artery disease）：下肢閉塞性動脈疾患

- プレガバリン（リリカ®）OD錠25 mg　1回1錠
  1日2回　朝・夕食後　30日分

②

- クロピドグレル（プラビックス®）錠75 mg　1回1錠
- ロスバスタチン（クレストール®）錠2.5 mg　1回1錠
- ニフェジピン（アダラート®）CR錠40 mg　1回1錠
- シタグリプチン（グラクティブ®）錠50 mg　1回1錠
- カナグリフロジン（カナグル®）錠100 mg　1回1錠
- オルメサルタン（オルメテック®）OD錠20 mg　1回1錠
  1日1回　朝食後　30日分

③

- インスリン グラルギン BS注（ランタス®注ソロスター®）　2キット
  1回10単位　1日1回　皮下注射　朝食前

患者さんフォローの勘どころ

1　療養指導・モニタリングのコツ

LEAD患者さんへの療養指導

　下肢閉塞性動脈疾患（lower extremity artery disease：LEAD）そのものを治療する薬剤は存在せず，処方内容だけではLEADを合併しているかを判断するのは難しいです．既往歴を聞き取り，特に2型糖尿病に心血管疾患，脳血管疾患といった動脈硬化性疾患があった場合は，足病変についてもヒアリングし，必要に応じて足の状態を観察させていただきましょう．LEADは症状がない無症候性のものもあり，患者さんが自覚していなくても進行している可能性があるため，定期的な足の観察を習慣づける指導が必要です．図1に示すように，LEADのハイリスク群である透析患者さんであっても，定期的に足を観察できていません[1]．足病変の悪化を予

1. 知識
   1) 足病変の可能性が高いことを知っているか

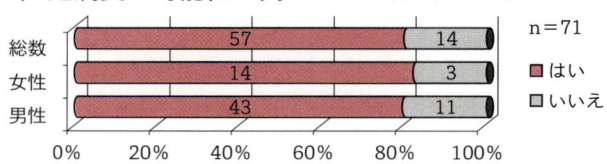

2. ケア
   1) 自分で足チェックを行っているか

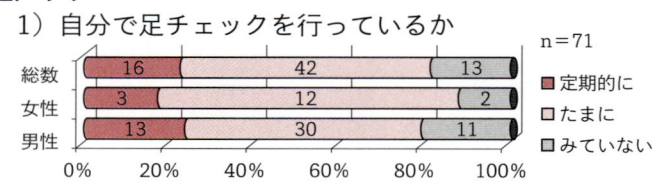

図1 ● 透析患者における足病変に関する知識およびケアの実施度について

文献1より引用

防するため，患者さんには**足のケアへの関心度を高めてもらうことが大切**です．また，すでにLEADの治療を受けている患者さんだけでなく，足病変に気づいていなかった患者さんに受診勧奨をしていくことも重要なポイントです．

LEADの薬物治療

　薬物治療のポイントを，**表1**に示します．間歇性跛行を伴うLEADの患者さんに効果がある薬剤としてシロスタゾールがあげられますが，あくまで症状を改善するのみであり，LEADそのものを改善する効果はありません．また，クロピドグレルも末梢動脈疾患（peripheral arterial disease：PAD）の適応を有しているものの，エビデンスが十分であるとは言えない状況です．

　LEADの薬物治療の中心は，抗血小板薬，スタチンおよび高血圧，糖尿病などのリスクファクターに対する治療薬です．LEADの患者さんに抗血小板薬を使用する目的は，合併率が高い**心血管疾患**や**脳血管疾患**（足の血管がボロボロならば，全身の動脈がすでにボロボ

表1 ● LEADに適応のある薬剤

	シロスタゾール (プレタール®)	クロピドグレル (プラビックス®)	リバーロキサバン (イグザレルト®)
適応	● 慢性動脈閉塞症に基づく潰瘍、疼痛および冷感などの虚血性諸症状の改善	● 末梢動脈疾患における血栓・塞栓形成の抑制	● 下肢血行再建術施行後の末梢動脈疾患患者における血栓・塞栓形成の抑制
用法用量	● 1回100 mg, 1日2回	● 1回75 mg, 1日1回	● 1回2.5 mg, 1日2回
併用薬	● 必須ではない	● 必須ではない	● アスピリン (DAPTが必要な場合はクロピドグレルも併用)
禁忌	● 出血している (血友病、毛細血管脆弱症、頭蓋内出血、消化管出血、尿路出血、喀血、硝子体出血など) ● うっ血性心不全 ● 過敏症の既往歴	● 出血している (血友病、頭蓋内出血、消化管出血、尿路出血、喀血、硝子体出血など) ● 過敏症の既往歴	● 過敏症の既往歴 ● 出血している (頭蓋内出血、消化管出血など) ● 急性細菌性心内膜炎 (感染性心内膜炎)
腎機能低下	● 注意すること	● 注意すること	● eGFR15 mL/min/1.73 m²未満は禁忌
肝機能低下	● 注意すること	● 注意すること	● 凝固障害を伴う肝疾患または Child-Pugh分類BまたはC以上は禁忌
妊婦	● 禁忌	● 有益性投与	● 禁忌
併用禁忌	● なし	● なし	● あり*
出血リスク	● ハザード比 [95%信頼区間] 0.82 [0.6～1.1] [2]	● 出血性有害事象の累積発生率 [95%信頼区間] 19.1% [13.8%～24.4%] [3]	● ハザード比1.43, 95%信頼区間0.97～2.10, P=0.07 [4]

*HIVプロテアーゼ阻害薬 (リトナビル、ロピナビル・リトナビル、アタザナビル、ダルナビル、ホスアンプレナビル)、ニルマトレルビル・リトナビル、アゾール系抗真菌薬 (イトラコナゾール、ボリコナゾール、ミコナゾール、ポサコナゾール、ケトコナゾール) の経口または注射剤、エンシトレルビルを投与中の患者

ロ), おおよび下肢血行再建術施行後の血栓閉塞の予防です。

● **抗血小板薬**

【シロスタゾール】

シロスタゾールの副作用として、出血以外にも心拍数の増加やそれに伴ううっ血負荷の増大、およびに房細動などの不整脈発現リスクの増大による心不全の悪化があります。そのため、**うっ血性心不全の患者さんには禁忌**です。また、シロスタゾール以外にアスピリンやクロピドグレルを併用すると、シロスタゾール単剤より出血リスクが

増加するため注意してフォローしましょう.

【リバーロキサバン】

　近年，低用量の抗凝固薬（リバーロキサバン 5 mg/ 日）が，下肢血行再建術施行後の末梢動脈疾患の患者さんにおける血栓・塞栓形成の抑制目的で使用可能となりました．しかし，原則として**アスピリンの併用が必須**であることに注意しましょう．

リスクファクターの管理

● 包括的な管理が重要！

　LEADのリスクファクターは喫煙，高血圧，糖尿病，脂質異常症であり，食事・運動療法を行いながら，包括的に管理・支援をしていきます．ここでいう包括的管理では，血圧だけ，脂質だけ，血糖だけ，といったようにターゲットを絞るのではなく，これらをバランスよく管理していきます．ただし，足病変が進行している場合は，運動をむやみに推奨しないようにします．

　一方，リスクファクターの管理とひと口に言っても，患者さんのこれまでの生活習慣や人生観にかかわる重要な変更を伴うため，介入は容易ではありません．LEADを発症している時点で，リスクファクターの管理に関する介入を受けている可能性は高いです．あれをしなさい，これはしないように，といった指導は介入とは言えず，患者さんは具体的に何をすべきかわからない，またはやってみようとしても続けられない，という場合がほとんどです[5]．

● アプローチ手法のヒント

　包括的な介入が難しい場合に用いられる手法の1つに，**エンパワーメントアプローチ**[6] というものがあります．業務が忙しい状況で，十分に時間を確保しながらのアプローチは難しいかもしれません．しかし，アプローチ手法を全く知らないで対応するのと，知りながら対応するのとでは，指導の効果に差が出るのではないかと思われますので，参考にされてもよいでしょう（コラムを参照）．

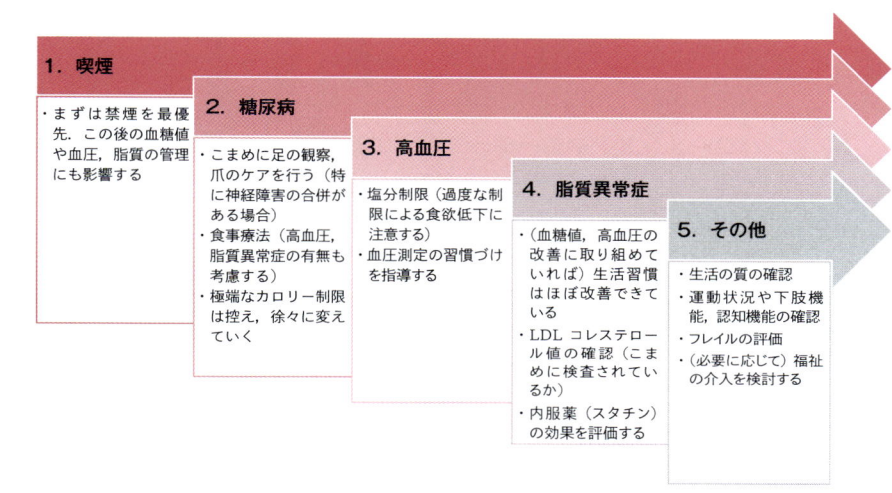

1. 喫煙

・まずは禁煙を最優先. この後の血糖値や血圧, 脂質の管理にも影響する

2. 糖尿病

・こまめに足の観察, 爪のケアを行う（特に神経障害の合併がある場合）
・食事療法（高血圧, 脂質異常症の有無も考慮する）
・極端なカロリー制限は控え, 徐々に変えていく

3. 高血圧

・塩分制限（過度な制限による食欲低下に注意する）
・血圧測定の習慣づけを指導する

4. 脂質異常症

・（血糖値, 高血圧の改善に取り組めていれば）生活習慣はほぼ改善できている
・LDL コレステロール値の確認（こまめに検査されているか）
・内服薬（スタチン）の効果を評価する

5. その他

・生活の質の確認
・運動状況や下肢機能, 認知機能の確認
・フレイルの評価
・（必要に応じて）福祉の介入を検討する

図2 ● LEADにおけるリスクファクター管理の優先順位

● 優先順位をふまえた管理をしよう！

リスクファクターについて, いくら包括的に介入すべきだとしても, 一度にすべての行動を変えていくのは患者さんにとっても大変なことです. そこで**図2**に示すように, **リスクファクター管理の優先順位を決めて, 患者さんへアプローチをしてみてはいかがでしょうか.**

筆者が提案する優先順位では, 最も重要で, 効果が高い禁煙をまず支援します. 禁煙すると口さみしさや, 味覚の改善により食事量が増えてしまう方がいます. そこで, 次にリスクファクターとして重要な, 糖尿病についてエンパワーメントアプローチを応用して介入します. そうしているうちに, 血圧や脂質も徐々に改善がみられるかもしれません. 前述したとおり, LEADはすでに動脈硬化性疾患がある程度進行していることから, できるだけ早く患者さんの信頼を得て支援をする必要があるでしょう.

第**4**章 動・静脈系疾患

コラム **エンパワーメントアプローチってどうするの？**

　エンパワーメントアプローチは主に糖尿病の領域で用いられていますが，他の生活習慣の改善にももちろん応用が可能です．

　エンパワーメントアプローチとは**セルフマネジメント（自己管理）を支援する手法**で，患者さんが本来持っている能力を開花させ，その能力が活用できるように支援をします．つまり医療者は，指導や介入をせずにアプローチをします．エンパワーメントアプローチのステップは，表2に示したように，ステップ1〜5の5段階からなります．

表2 ● **エンパワーメントアプローチの5ステップ**

ステップ1	問題や課題を特定する
ステップ2	感情とその理由を明らかにする
ステップ3	行動目標を設定する
ステップ4	計画を立てる
ステップ5	計画を実行し評価する

文献6を参考に作成

　特にステップ2では，問題点や課題に対する感情，例えば変えることが面倒だとか，実践できないと決めてしまっているような，主にネガティブな感情を明らかにします．この段階は，医療者が患者さんの気持ちを受け止め，**患者さん自身に行動変容計画を立ててもらえるか，の分岐点になりうると考えられます**．つまり，医療者に上から目線でものを言われたという印象を抱かれてしまうと，セルフマネジメント向上のための行動変容につなげてもらえません．自分の気持ちを理解してくれた，共感してくれた，という思いを患者さんに抱いてもらえるかが，行動変容のカギを握るのではないでしょうか．例えば，「食事療法がしんどい」と訴えがあったら，その訴えを受け止めつつ，なぜしんどいのかを聞き取りましょう．味気ない食事に生きがいを失いかけている，そんな状況だとしたら，少しはさぼってもいい，でもさぼった分は頑張ろう，今までは頑張ってきたから○○さんならできるよ，といったような支援が考えられます．

　ここまでテクニック的な解説に終始してしまいましたが，大切なのは患者さんと心を交わすことだと思います．このようなテクニックを参考にしつつ，患者さんの心を掴む術を習得いただければと思います．

② 病院と保険薬局で情報をつなぐポイント

　LEADであることを薬剤管理サマリーなどで確実に伝えることが，病院と薬局間の情報共有において最大のポイントです．シロスタゾールとアスピリンやクロピドグレルを併用している場合，疑義照会などで中止をされないように処方意図を明記しましょう．また，**入院の原因，主に治療した内容以外の併存症，下肢病変観察のポイント，指示された運動強度，下肢の保清，糖尿病のコントロール状況**も重要な情報ですので，忘れずに記載しましょう．

　薬局でLEADと記載がないサマリーや，それとはわかりにくい処方せんを受け取った場合は，次の点に注意しましょう．抗血小板薬を内服中（特にシロスタゾールとその他の抗血小板薬の併用）の患者さんが来局されたら，下肢は正常かをチェックしましょう．下肢に病変がある場合は，LEADの存在を疑います．少し歩いたら下肢が痛くなり，休んだら回復する間歇性跛行の症状や，心筋梗塞・脳梗塞の既往歴，リスクファクターの有無（**特にコントロール不十分な糖尿病），皮膚の状態（皮膚亀裂，皮膚温の低下や下肢の痩せ，皮膚の色調が蒼白〜チアノーゼに変色している，難治性の傷や潰瘍の有無**）などがヒントになります．

処方の背景をおさえよう!

① 下肢閉塞性動脈疾患（LEAD）とは?

LEADの何が問題なの？

　下肢閉塞性動脈疾患（LEAD）は，下肢に病変があることだけではなく，**死亡リスクの高さ**が最大の問題となります．動脈硬化性疾患の合併率が高く，死亡率は無症候性LEADの患者さんでも非LEADの患者さんと比較して1.5〜2倍程度のハザード比であり，これは間歇性跛行のあるLEADの患者さんとそれほど変わらないとされています．また**下肢切断リスクも高く**，日常生活動作（ADL）の低下も懸念されます．

末梢動脈疾患の分類

　末梢動脈疾患（peripheral arterial disease：PAD）は，冠動脈以外の末梢動脈に病変が生じる疾患の総称であり，下肢閉塞性動脈疾患（LEAD）はPADに分類されています．その他にも，PADには図3のようにいくつかの疾患が含まれますが，**LEADは最も頻度が高く，重要な疾患**です．

　ガイドライン[7]では，「LEADの大部分を占めるアテローム硬化性の末梢動脈疾患を動脈硬化性LEADと表現し，これは従来から使われている下肢閉塞性動脈硬化症（下肢 arteriosclerosis obliterans：下肢ASO）と同義である」とされています．本書もガイドラインにならい，ここでは単にLEADと記載します（図4）．

LEADの分類

　LEADは症候性LEADと無症候性LEADに分けられ，症候性LEADは間歇性跛行や包括的高度慢性下肢虚血（chronic limb-threat-

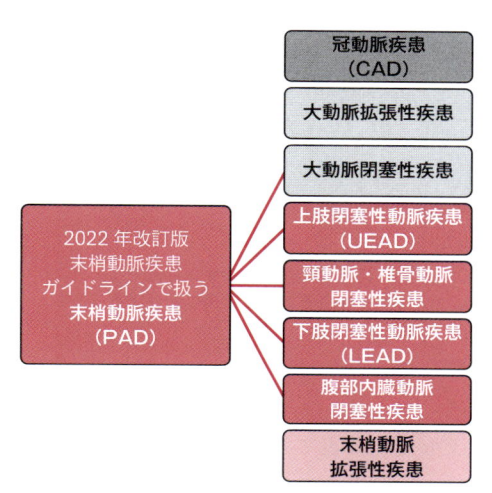

図3 ● 2022年改訂版末梢動脈疾患ガイドラインで扱う「末梢動脈疾患」

日本循環器学会／日本血管外科学会：2022年改訂版末梢動脈疾患ガイドライン．https://www.j-circ.or.jp/cms/wp-content/uploads/2022/03/JCS2022_Azuma.pdf（2024年7月閲覧）

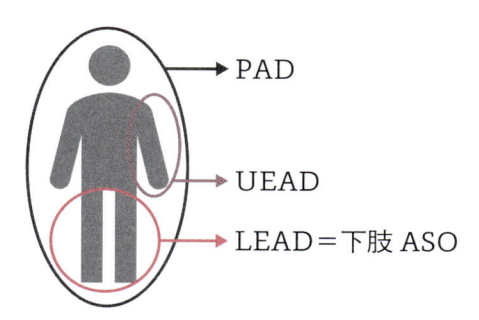

図4 ● PAD と LEAD の分類範囲

PAD（peripheral arterial disease）：末梢動脈疾患，UEAD（upper extremity artery disease）：上肢閉塞性動脈疾患，LEAD（lower extremity artery disease）：下肢閉塞性動脈疾患，下肢ASO（下肢 arteriosclerosis obliterans）：下肢閉塞性動脈硬化症

ening ischemia：CLTI）を認めます（図5）．

　間歇性跛行とは，歩行により下肢に痛みが生じ，休息により痛みが消失し歩行可能になるという一連の症状のことを言います．筋肉

第**4**章　動・静脈系疾患

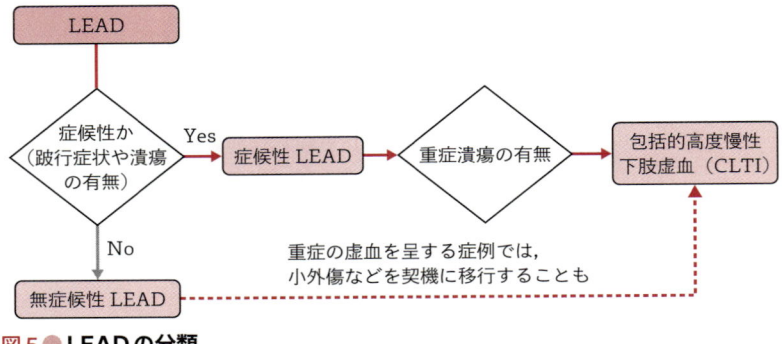

図5● LEADの分類

の虚血を表す下肢血流障害でみられる重要な症状ですが，他の神経性疾患と鑑別していくことが重要です．よくある疾患で紛らわしいものとして，腰部脊柱管狭窄症，変形性股関節症を含む足関節疾患があり，血流障害との鑑別が難しいため，患者さんに他に症状がないかを確認することが重要です．下肢閉塞性動脈硬化症の症状としては，歩行時の下肢疼痛を片側に多く認め，歩行をやめると軽減するものの，安静時でも疼痛がある，足・下腿部にしびれを感じる，などの特徴があります．診断では，下肢の動脈拍動の減弱や脈波・皮膚温の左右差などをみていきます．

LEADの検査

LEADのスクリーニングおよび診断で最も重要な検査は，足関節上腕血圧比［ankle-brachial (pressure) index：ABI］検査です．ABIは足首と上腕の収縮期血圧の比で表され，動脈の閉塞状態を測定することができます．「足首の収縮期血圧÷上腕の収縮期血圧」で求められ，通常は仰臥位で足首の血圧が高くなる傾向があり，1.00〜1.40が正常，0.91〜0.99は境界型，0.90以下はLEADが疑われます．検査はベッドに横になり，左右の腕と足首にカフを巻き血圧を測定します．そのため高度な侵襲はなく，少し時間がかかる程度です．**検査というと血液検査をイメージしがちですが，このような生**

理機能検査は循環器領域で多く実施されます．血液検査に限らず，どのような検査を受けたのか，患者さんに確認するとよいでしょう．

リスクファクターへの介入

　LEADは，脳心血管イベントの発症に関連する全身性の動脈硬化症（polyvascular disease）として管理することが必要です．リスクファクターは多岐にわたりますが，いずれも単独で介入するのではなく，包括的に介入してLEADの悪化，死亡率の低下，下肢切断率の低下などを目指します（**表3**）．

　また，運動療法は慎重に行います．基本的には，主治医の監督下での実施が望ましいとされています．足病変の有無，跛行症状の有無，運動療法の障壁となりうる心肺機能の障害や，運動器・関節疾

第**4**章 動・静脈系疾患

表3● LEADのリスクファクター

	管理	備考
高血圧	● 75歳未満：130/80 mmHg未満 ● 75歳以上：140/90 mmHg未満	● いずれの降圧薬も使用可能 ● 虚血性心疾患合併例では β 遮断薬を考慮
肥満・メタボリックシンドローム	● 体重，内臓脂肪蓄積の減少に努める	● 過度な体重減少に注意する
脂質異常症	● LDLコレステロール120 mg/dL未満 ● LEADを合併する糖尿病患者の二次予防では，LDLコレステロール70 mg/dL未満	● スタチンの処方は推奨される ● スタチン単独で効果不十分の場合，小腸コレステロールトランスポーター阻害薬やPCSK9阻害薬の併用を検討
糖尿病	● HbA1c 6.2％未満	● 末梢神経障害を合併していると，足病変が生じやすいため，年1回はスクリーニングを欠かさない ● 大血管イベント抑制効果が認められるSGLT2阻害薬やGLP-1作動薬を考慮
喫煙	● 受動喫煙の防止も含む禁煙指導を行う	● LEAD喫煙者の心血管死は非喫煙者よりも2倍高いとの報告もある
CKD・透析	● 定期的なABIなどによるスクリーニング，腎機能や蛋白尿のモニタリングを行う	● CKD患者のLEAD合併率は透析導入期24.3％，維持期37.2％ ● CLTIを有する透析患者の血行再建後の生命予後，救肢率，切断回避生存率はいずれも非透析患者と比較し不良

文献7を参考に作成

患の有無，糖尿病性神経障害の有無を確認しましょう．もし該当する症状がある場合は，**医師に実施してよい運動の種類や，負荷について事前に相談**しておくように指導しましょう．

薬物療法

　前述のとおり，LEADに対する**薬物療法の効果は限定的ではあるものの，冠血管疾患・脳血管疾患予防のための抗血小板薬の処方は推奨**されます．ただし出血リスクがある場合，禁忌症例である場合などでは，リスクとベネフィットをよく検討する必要があります．

　一方，下肢血行再建術後の血栓塞栓の予防では，心血管・下肢血管イベントの抑制を目的に，抗血小板薬単剤療法（SAPT）としてアスピリンまたはクロピドグレルを終生投与します．人工血管を用いた外科的血行再建術後では，早期の血栓性閉塞の防止を目的に抗血小板薬2剤併用療法（DAPT）を6〜24カ月間継続し，その後SAPTに切り替えて治療を継続することがあります．その場合はアスピリンとクロピドグレルを併用することが一般的ですが，DAPTの種類，投与期間には一定の見解がなく，出血リスクが増加するため注意が必要です．

　近年では，低用量のリバーロキサバンがアスピリンとの併用で「下肢血行再建術施行後の末梢動脈疾患患者における血栓・塞栓形成の抑制」に使用可能となったことから，今までとは異なる治療効果が期待されています．

治療のゴール

　くり返しになりますが，LEAD治療のゴールは，**心血管イベントを含む動脈硬化性疾患による死亡率を低下させる**こと，**CLTIの進行を抑制し，下肢の切断に至らないようにする**ことです．いずれも生命の危機，生活の質（QOL）の著しい低下を招くため，患者さんへの深い介入が望まれます．また，LEADは発症してからの回復が難しい疾患の1つです．特に糖尿病やCKDの患者さんでは，LEAD

を発症しないように，**包括的な生活習慣の介入をしながら，予防を支援していく**ことが最も重要です．

2 処方のなぜ？を読み解く

LEADの患者さんらしさを見抜こう

これまでも説明した通り，LEADであるか，処方内容だけではわかりにくいのが実際です．リスクファクターとなる疾患や，抗血小板薬の処方はヒントになりますが，情報が十分にない場合は患者さんへ直接聞くのがよいでしょう．この場合に注意したいのは，無症候性のLEAD患者さんへの対応です．本症例にもある，**黒ずみや下肢の皮膚のかさつきは，人によっては下肢の病変として意識していない**ことも多いため，確認漏れを起こさないように注意しましょう．

処方のパターンをつかもう

本症例では間歇性跛行の症状があり，下肢の病変があることからLEADであると推察できます．またシロスタゾールは，間歇性跛行の症状改善効果があるために処方されたと思われます．副作用として心拍数を増加させるため，心負荷（心臓の仕事量）や不整脈発現リスクの増大を引き起こすことからうっ血性心不全に禁忌であり，心血管疾患を併存している場合は十分注意が必要です．

また，シロスタゾールだけでは心血管疾患，脳血管疾患のイベント抑制効果は不十分です．本症例は2型糖尿病でもあり，PADに適応があるクロピドグレルを併用していると考えられます．なお，**シロスタゾール単剤では出血イベントが起こりにくいとされていますが，クロピドグレルとの併用で出血リスクが増大するため注意が必要**です．

リスクファクターのフォローが抜けていませんか

脂質異常症

スタチンは，LEADの治療に必要な，基本の薬の1つです．その一方で，**処方を忘れられてしまうこともあり注意が必要**です．またスタチンが処方されていても，効果が不十分な場合もあります．LEADの患者さんでは，**LDLコレステロールがしっかり下げられているか**（通常は120 mg/dL未満，糖尿病の合併がある患者さんでは70 mg/dL未満）のチェックも欠かさないようにしましょう．

高血圧

本処方のニフェジピンやオルメサルタンは，LEADのリスクファクターの1つである高血圧を管理する目的で処方されています．LEADの患者さんでは，特定の降圧薬に限らずいずれのクラスの薬剤を用いてもよいとされていますが，心血管疾患・脳血管疾患の合併がある場合には，予防効果が認められているCa拮抗薬やARBなどを使用します．**血圧の管理目標は，75歳未満では130/80 mmHg未満，75歳以上では140/90 mmHg未満**とされており，達成ができているかの確認が重要です．

糖尿病

本症例の糖尿病薬は，カナグリフロジンとシタグリプチンが処方されています．いずれも血糖コントロール作用には優れており一見問題がないようにもみえますが，少し注意が必要な薬剤となります（3．もう一歩踏み込んで知っておこう！ で詳しく述べます）．

最後にプレガバリンですが，糖尿病性神経障害に用いられている場合は，足病変のマスキングにつながるリスクがあります．神経障害がコントロールされている場合は，足病変の悪化に注意が必要です．

③ もう一歩踏み込んで知っておこう！

糖尿病治療薬

　LEAD の治療では良質な血糖コントロールを実現するとともに，心血管イベントの抑制効果が認められている薬剤を選択する必要があります．本症例はシタグリプチンおよびカナグリフロジンが処方されていますが，処方変更の提案が必要な例となります．

● SGLT2 阻害薬の使い分け

　カナグリフロジンはCANVAS試験において，下肢切断リスクがプラセボより有意に高かったことが報告されています（HR：1.97；95 % CI，1.41 to 2.75）[8]．そのため，カナグリフロジンは LEAD の患者さんのような下肢切断リスクが高い患者さんには避けるべきと考えられます．**SGLT2阻害薬としては，心血管イベントの抑制効果が示されているエンパグリフロジン**および**ダパグリフロジンがより適している**でしょう．

● DPP-4阻害薬，GLP-1受容体作動薬の使い分け

　シタグリプチンは，一見それほど悪い処方でないように思われるかもしれませんが，DPP-4阻害薬は心血管イベントの抑制効果が認められておらず[9]，LEAD のようなハイリスク症例では血糖降下以外の作用を得られない可能性があります．

　代替薬としては，GLP-1受容体作動薬が心血管イベントの抑制効果を有するため選択肢としてあげられます．ただし，これらの薬剤の選択肢は皮下（自己）注射あるいは服用方法にルールが多い内服薬［セマグルチド（リベルサス®）錠］のみであり，患者さんによっては導入が難しい場合もあるので，変更の提案は慎重に進める必要があるでしょう．もちろんシタグリプチンは血糖コントロールについての作用は申し分ないですので，患者さんや主治医とよく相談しましょう．

抗血小板薬のエビデンス

　PADの患者さんを対象とした，アスピリンの冠血管イベントの予防効果をみたメタアナリシス[10]で，アスピリンによる心血管イベントの抑制効果に有意な差はみられませんでした．また，クロピドグレルはPADに適応を有するものの，あくまでもサブ解析[11]に基づいた結果を参考にしており，十分なエビデンスはありません．シロスタゾールは，間歇性跛行症状を有する患者さんの自覚症状の改善には効果があるものの，死亡率は低下させませんでした[12]．

　いずれの薬剤も，**LEADに対する効果は限定的である**ことを念頭に置いておきましょう．

練習問題

LEADに関する以下の記述のうち，正しい記述をすべて選べ．

a) LEADは下肢に病変が出現するため，下肢の状態に注意していればよい

b) LEADへの薬物治療の効果は限定的であり，根本的な治療を行える薬剤はない

c) リスクファクターの介入は，まとめて行う方が効率的である

d) カナグリフロジンは，LEADの患者さんでは避けるべき薬剤である

解答 **b, d**

a：LEADは下肢閉塞性動脈疾患ですが，すでに全身性の動脈硬化症を合併している場合がほとんどであるため，包括的な治療・管理が必要です．

c：リスクファクターの介入は，LEADの治療において最も重要ではありますが，患者さんの生活の変化が大きいです．一度に多くの介入は患者さんにとっても負担であるため，患者さんの状態やペースに応じて進める必要があります．

第 **4** 章

動・静脈系疾患

■ 文献

1) 渡部美帆, 他：足チェックに対する患者の認識度調査〜セルフケアに向けて〜. 秋田腎不全研会誌, 16：76-79, 2013

2) Real J, et al：Safety of cilostazol in peripheral artery disease: a cohort from a primary healthcare electronic database. BMC Cardiovasc Disord, 18：85, 2018（PMID：29739318）

3) Shigematsu H, et al：Clopidogrel for atherothrombotic event management in patients with peripheral arterial disease（COOPER）study: Safety and efficacy of Clopidogrel versus Ticlopidine in Japanese patients. Ann Vasc Dis, 5：364-375, 2012（PMID：23555538）

4) Bonaca MP, et al：Rivaroxaban in peripheral artery disease after revascularization. N Engl J Med, 382：1994-2004, 2020（PMID：32222135）

5) 岡崎研太郎：「かなづちを捨てよ！」糖尿病エンパワーメントの理論とは. YAKUGAKU ZASSHI, 135：351-355, 2015

6) Funnell MM：Empowerment and self-management of diabetes. Clin Diabetes, 22：123-127, 2004

7) 日本循環器学会/日本血管外科学会：2022年改訂版末梢動脈疾患ガイドライン
https://www.j-circ.or.jp/cms/wp-content/uploads/2022/03/JCS2022_Azuma.pdf（2024年7月閲覧）

8) Neal B, et al：Canagliflozin and cardiovascular and renal events in type 2 Diabetes. N Engl J Med, 377：644-657, 2017（PMID：28605608）

9) Zheng SL, et al：Association between use of sodium-glucose cotransporter 2 inhibitors, glucagon-like peptide 1 agonists, and dipeptidyl peptidase 4 inhibitors with all-cause mortality in patients with type 2 diabetes: A systematic review and meta-analysis. JAMA, 319：1580-1591, 2018（PMID：29677303）

10) Berger JS, et al：Aspirin for the prevention of cardiovascular events in patients with peripheral artery disease: a meta-analysis of randomized trials. JAMA, 301：1909-1919, 2009（PMID：19436018）

11) CAPRIE steering committee：A randomised, blinded, trial of Clopidogrel versus Aspirin in patients at risk of ischaemic events（CAPRIE）. CAPRIE steering committee. Lancet, 348：1329-1339, 1996（PMID：8918275）

12) Dawson DL, et al：Cilostazol has beneficial effects in treatment of intermittent claudication: results from a multicenter, randomized, prospective, double-blind trial. Circulation, 98：678-686, 1998（PMID：9715861）

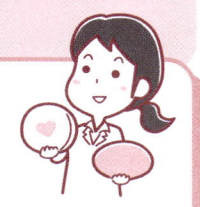

2 深部静脈血栓症

ずっと抗凝固薬を内服しなきゃいけないの?

芦川直也

これだけは必ずチェック

☑ 消化管出血に伴う便の性状変化（血便，黒色のゆるい便）はありませんか？

☑ 全身の至るところに，皮下出血が生じていませんか？

☑ 血栓の伸展を抑制するために，安静にせず歩くことを意識できていますか？

症例

70代，男性，身長160 cm，体重45 kg，

血清クレアチニン値1.1 mg/dL（クレアチニンクリアランス40 mL/分）

患者さん「この前，手術を受けて，退院してから左足の感覚が鈍くなって，その後腫れてきたんですよ．それで病院にかかったら，左足の付け根に血栓があるって言われて，また1週間入院してきました．今日は退院してからはじめての外来だったけど，血栓は小さくなってきてるって言われてよかったです」

[処方内容]

● リバーロキサバン（イグザレルト®）錠15 mg　1回1錠

　1日1回　朝食後　28日分

患者さんフォローの勘どころ

1 療養指導・モニタリングのコツ

深部静脈血栓症（deep vein thrombosis：DVT）の患者さんでは，抗凝固療法が主な治療法となることから，**出血の予防および重篤化の回避に向けた早期発見が重要**となります．特に，リバーロキサバンもしくはアピキサバンでは，負荷投与期間および腎機能が低下した患者さんにおける投与量が非弁膜症性心房細動に対する投与量よりも多くなることから，出血リスクも増大すると予測されます（**表1，2**）．

表1 ● 静脈血栓塞栓症に対する経口抗凝固薬の投与量

	リバーロキサバン（イグザレルト®）	アピキサバン（エリキュース®）	エドキサバン（リクシアナ®）	ワルファリン（ワーファリン）
負荷投与の1回量，用法，期間	1回15 mg 1日2回（食後） 21日間	1回10 mg 1日2回 7日間	なし （非経口抗凝固薬と併用）	なし （非経口抗凝固薬と併用）
維持投与の1回量，用法	1回15 mg 1日1回（食後）	1回5 mg 1日2回	1回30 mg/60 mg 1日1回	PT-INR 1.5〜2.5に用量調節

※ダビガトラン（プラザキサ®）は，静脈血栓塞栓症に対する保険適用を有していない

表2 ● 非弁膜症性心房細動および静脈血栓塞栓症におけるDOACの減量基準と禁忌

		リバーロキサバン（イグザレルト®）	アピキサバン（エリキュース®）	エドキサバン（リクシアナ®）
非弁膜症性心房細動	減量基準	CCr50 mL/分未満	・80歳以上 ・体重60 kg以下 ・Scre1.5 mg/dL以上のうち2項目以上該当	・体重60 kg以下 ・CCr50 mL/分以下 ・P糖蛋白阻害薬併用 ・その他※
	禁忌	CCr15 mL/分未満		
静脈血栓塞栓症	減量基準	なし		・体重60 kg以下 ・CCr50 mL/分以下 ・P糖蛋白阻害薬併用
	禁忌	CCr30 mL/分未満		CCr15 mL/分未満

※非弁膜症性心房細動の出血リスクが高い高齢の患者では，年齢，患者の状態に応じて1日1回15 mgに減量できる．
DOAC：直接経口抗凝固薬

気を付けるべき出血と指導のポイント

● 消化管出血の早期発見が重要！

　DOACはワルファリンと比較して，ヘモグロビン値2 g/dL以上の低下を伴う大出血や頭蓋内出血は少ないですが，消化管出血についてはワルファリンの発現率と差がありません[1]．また，胃酸分泌抑制薬であるプロトンポンプ阻害薬（PPI）を併用しても，上部消化管出血（食道，胃もしくは十二指腸における出血）の抑制効果は示されているものの，下部消化管出血（小腸もしくは大腸における出血）の抑制は期待できません[2]．このため，貧血に至りやすい消化管出血を早期に発見できるよう，**排便コントロールを整える（少なくとも2日に1回．裂肛による出血も予防できます）**とともに，**便の性状確認（便に血液が多量に付着していないか？ 黒色の緩い便が出ていないか？）を患者さんに習慣付けていただく**必要があります．

● 出血に関する指導はポイントを絞って！

　消化管出血を疑う症状がみられた際には，**皮下出血が広い範囲でみられる**，もしくは**転倒により頭部外傷を負った**場合は，**重大な出血に至りやすい**ことから**早期受診を促しましょう**．なお，指導の際には，軽微な出血症状までを詳細に説明し過ぎないように注意しましょう．患者さんが出血のリスクを恐れてしまい，抗凝固薬の服薬アドヒアランスを悪化させてしまう可能性があるからです．**重大な出血に直結しやすい症状と，抗凝固療法を継続すべき軽微な症状を理解していただけるように説明をしましょう**（表3）．

表3 ● 重大な出血に直結しやすい症状と軽微な出血症状

重大な出血に直結しやすい症状 （患者さんに症状を説明する際の例）	軽微な出血症状 （回避策）
● 消化管出血 　（多量の血液が付着した便，黒色のゆるい便） ● 広範な皮下出血 　（全身の至るところに大きいアザができる） ● 転倒した際の頭部の出血 　（転んで頭をぶつける）	● 限局した皮下出血 　（外傷を避ける） ● 鼻出血 　（鼻を強くかまない，耳鼻科で処置を受ける） ● 痰に血が混じる 　（鼻を強くすすらない，痰を無理に出さない）

長期にわたる治療を見据えた対応

　深部静脈血栓症は，抗凝固療法を中止した後の再発率が高いことから，長期に抗凝固薬を内服する症例も少なくないため，**脳出血の予防に向けた血圧管理も重要**です．高血圧の併存例では，毎日血圧を測定し記録しているか？ ガイドラインで推奨されている，家庭血圧 125/75 mmHg 未満で管理ができているか？ を確認し，家庭血圧の記録を医師に見せるよう説明しておく必要があります．また，**安静は血栓の伸展を助長する**ことから，下肢筋肉のポンプ作用による静脈血の循環を促すためにも，抗凝固療法の施行下においては歩行を促しましょう．

② 病院と保険薬局で情報をつなぐポイント

　DOAC を内服中の患者さんの多くは，非弁膜症性心房細動に起因する全身血栓塞栓症の予防目的で投与されていますが，ごく一部の患者さんでは，静脈血栓塞栓症に起因する血栓伸展および再発予防を期待して投与されている場合があります．これらの疾患では，DOAC の保険適用の有無，減量および禁忌となる基準の異なる薬剤があることに注意が必要です（**表1，2**）．

　このため，適切な用量での投与継続を支援するために，DOAC（リバーロキサバンもしくはアピキサバンでは必須！）が静脈血栓塞栓症の治療目的で処方されていることがわかった際には，その旨をお薬手帳や薬剤管理サマリーなどに記載しておきましょう．

処方の背景をおさえよう！

① 深部静脈血栓症とは？

深部静脈ってどこ？

　皮下組織の下にある，深筋膜より深い部分を走行する静脈を深部静脈と呼び，この部位に生じた血栓症を深部静脈血栓症と言います．これに対して，皮下組織を走行する表在静脈に血栓を生じた場合は表在静脈血栓症（下肢静脈瘤が主な原因[3]）と呼び，静脈壁の炎症を伴う血栓性静脈炎を生じる原因となります．このとき，深部静脈血栓症を合併することも少なくありません（図1）．

　この疾患は，上肢で発生することはごく稀であり（ほとんどがカテーテル留置などの医原性），大部分が下肢で発生します．

● 深部静脈血栓症

　深部静脈血栓症の危険因子としては，静脈血栓塞栓症（深部静脈血栓症と肺血栓塞栓症の総称）の既往に加えて，静脈内の血流停滞

第
4
章

動・静脈系疾患

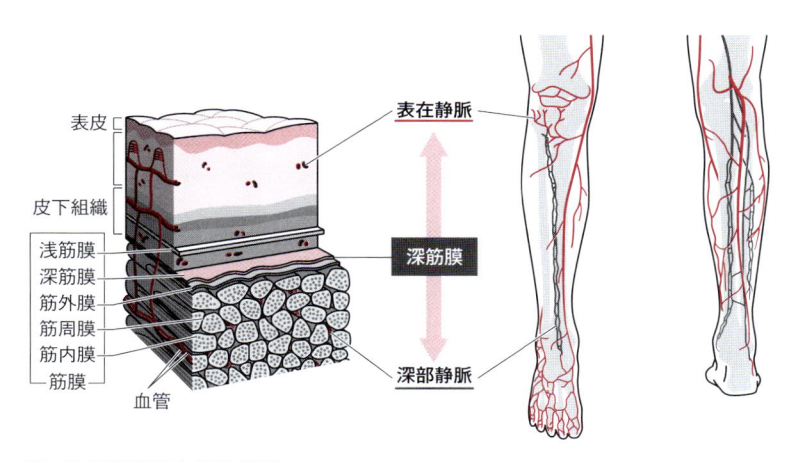

図1 ● 深部静脈と表在静脈

表皮
皮下組織
浅筋膜
深筋膜
筋外膜
筋周膜
筋内膜
筋膜
血管
表在静脈
深筋膜
深部静脈

をもたらす長期臥床，安静状態の継続，手術，肥満，妊娠，旅行における長時間座位，うっ血性心不全，血管内皮細胞の傷害をもたらす喫煙，がん，COVID-19を含む感染症，そして血液凝固能の亢進をもたらす脱水，薬剤（エストロゲン製剤，経口避妊薬，副腎皮質ホルモン製剤等）などがあり，一部には血液の凝固線溶系の異常（抗リン脂質抗体症候群，プロテインC欠乏症，プロテインS欠乏症，アンチトロンビン欠乏症）が関与している場合もあるため[4]，発症時にはこれらの検査も行います．また，近年地震などの災害発生時に深部静脈血栓症を発症しやすいことが明らかになっています[5].

● 病型分類と主な症状

血栓が膝より上に生じた場合を中枢型，膝より下にできた場合を末梢型に分類します（**図2**）．急性期（一般的に発症後14日以内）の症状として，中枢型ではおもに腫脹，疼痛，色調変化を生じ（**図3**），末梢型では時として疼痛を伴います．いずれも血栓形成の伸展の速さ，静脈の閉塞範囲および炎症の発生が症状の発現および重症度に影響します．

中枢型を発症した時にどんなリスクがある？

特に中枢型の深部静脈血栓症では，血栓形成部位の局所症状だけでなく，**血栓が飛び，肺動脈の目詰まりを引き起こす急性肺血栓塞**

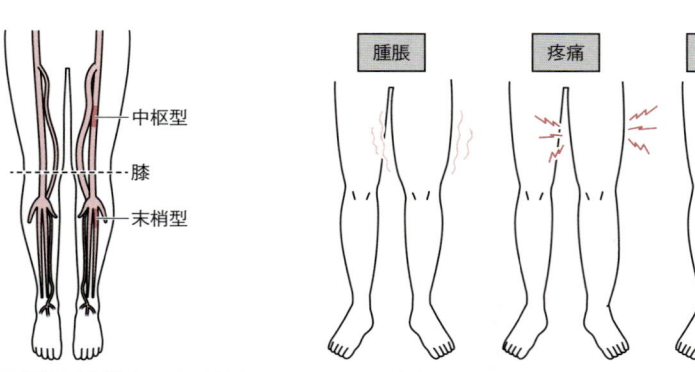

図2 ● 深部静脈血栓症の病型分類　　**図3 ● 中枢型の3つの症状**

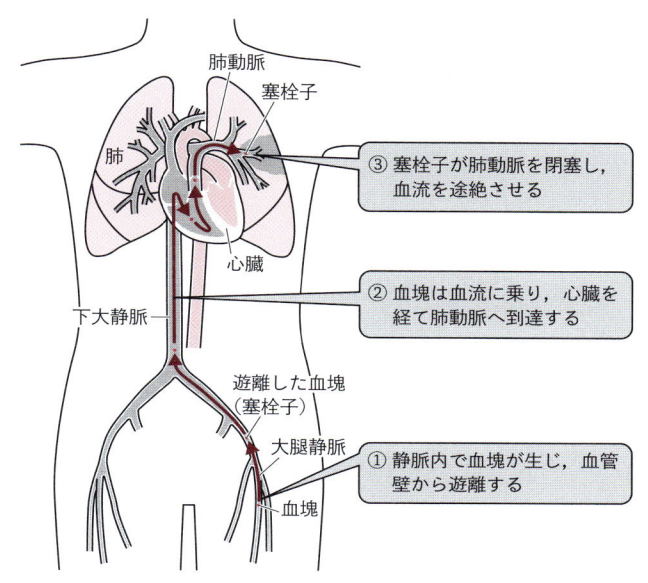

③ 塞栓子が肺動脈を閉塞し，血流を途絶させる

② 血塊は血流に乗り，心臓を経て肺動脈へ到達する

① 静脈内で血塊が生じ，血管壁から遊離する

肺動脈
塞栓子
肺
心臓
下大静脈
遊離した血塊（塞栓子）
大腿静脈
血塊

図4 ● 深部静脈血栓症に起因した急性肺血栓塞栓症の発症機序
文献6を参考に作成

栓症を生じやすく（**図4**），**時として致命的な経過を辿ります**．加えて，慢性的には静脈内の血液が停滞することにより，腫脹や疼痛が持続する血栓後症候群を発症することがあるため，これらを予防する目的で**最短3カ月間，抗凝固療法を施行します**[7]．

　抗凝固療法は，再発のリスク因子が排除できた場合は中止可能ですが，中止後における中枢型の深部静脈血栓症の再発率は約30%と高いことから，危険因子が除去できない場合はより長期の抗凝固療法が必要となります．なお，抗血小板薬であるアスピリンの再発予防効果についても過去に検討されていますが，DOACに劣ることが報告されています[8]．

第4章　動・静脈系疾患

193

② 処方のなぜ？を読み解く

　近年，深部静脈血栓症に対する抗凝固療法は，再発率がワルファリンと比較して低く，出血イベントも少ないDOACが，わが国のガイドラインにおいて推奨されています[7, 9〜11]．本処方は，患者さんが中枢性の深部静脈血栓症の症状について話されていたことから，投与開始から3週間行われるリバーロキサバンの負荷投与期間を終了し，維持用量を投与する期間に入った状況と推測できます（**表1**）．

　なお，静脈血栓塞栓症の急性期の治療については，リバーロキサバンおよびアピキサバンによる負荷投与を用いる場合と，ヘパリンなどの非経口抗凝固薬とエドキサバンもしくはワルファリンを併用する場合があります．ワルファリンの投与初期に非経口抗凝固薬を併用するのは，ワルファリンが十分な抗凝固作用を発現するまでに時間を要することに加えて，投与初期に内因性抗凝固因子であるプロテインCおよびプロテインSの産生抑制を引き起こし，血液凝固能を亢進させるためです．

　また，一部の症例においてはDOACの長期投与が必要となることから，加齢とともに腎機能が低下し，クレアチニンクリアランスが投与禁忌もしくは減量基準に該当する状況も想定されます．このため，定期的に腎機能の評価を行うととともに，必要時には処方医へ薬剤の変更などを確認しましょう．

❸ もう一歩踏み込んで知っておこう！

血栓があれば必ず抗凝固療法を行う？

　膝より下の静脈に血栓が限局する末梢型の深部静脈血栓症では，中枢型と比較して肺血栓塞栓症の発症リスクが低いため，必ずしも抗凝固療法の適応とはなりません．膝より上まで血栓が進展した場合もしくはそのリスクが高いと判断された時のみ，つまり，肺血栓塞栓症発症予防の重要性が出血イベントによる不利益を上回ると判断された場合に，抗凝固療法の適応となります．

　実際に，末梢型の深部静脈血栓症を発症した（8割が無症候），活動性がん症例に対するDOACの3カ月投与と12カ月投与との比較[12]において，DOACの長期投与は症候性の深部静脈血栓症の再発を抑制しましたが，肺血栓塞栓症発症例は全体の0.5％に過ぎず（両群に差なし），これに起因する死亡例もなかったことから，**単純に「血栓ができたから抗凝固療法」というわけではない**ことを知っておきましょう．

急性肺血栓塞栓症はなぜ怖い？

　肺動脈に血栓が詰まると肺の血流が低下し，二酸化炭素の放出と酸素の取り込みが不十分になります．これに加えて，肺動脈の手前にある右心室に血液が滞留して拡大しますが，心臓は心膜で囲まれているため限度を超えると外側に拡大できず，隣の左心室をおさえつけます．これにより左心室の容積が縮小するため全身へ送り出される血液量が減少し，血圧低下や冠動脈への血液供給の低下が引き起こされる[3]ことから，急性肺血栓塞栓症は致命的な経過を辿ります．このため，重症例では発症直後に，組織プラスミノーゲン活性化因子（t-PA）製剤のモンテプラーゼ（クリアクター®）による血栓溶解療法を施行することがあります．

深部静脈血栓症の治療に関する以下の記述のうち，正しいものを2つ選べ．

a) 中枢型の深部静脈血栓症では，最低3カ月間の抗血小板療法が必要である

b) 中枢型の深部静脈血栓症では，末梢型の深部静脈血栓症と比較して肺血栓塞栓症の発症リスクが高い

c) リバーロキサバンおよびアピキサバンは，非弁膜症性心房細動に用いる場合と，静脈血栓塞栓症に用いる場合の減量および禁忌の基準が異なる

d) エドキサバンは，非弁膜症性心房細動に用いる場合と，静脈血栓塞栓症に用いる場合の減量および禁忌の基準が異なる

解答　b, c

a：中枢型の深部静脈血栓症では，抗血小板療法ではなく抗凝固療法が必要です．

d：エドキサバンは，非弁膜症性心房細動に用いる場合と，静脈血栓塞栓症に用いる場合の減量および禁忌の基準は同一です（表2）．

■ 文献

1）van der Hulle T, et al：Effectiveness and safety of novel oral anticoagulants as compared with vitamin K antagonists in the treatment of acute symptomatic venous thromboembolism: a systematic review and meta-analysis. J Thromb Haemost, 12：320-328, 2014（PMID：24330006）

2）Lee HJ, et al：Risk of upper gastrointestinal bleeding in patients on oral anticoagulant and proton pump inhibitor co-therapy. PLoS One, 16：e0253310, 2021（PMID：34138972）

3）Decousus H, et al：Superficial vein thrombosis: risk factors, diagnosis, and treatment. Curr Opin Pulm Med, 9：393-397, 2003（PMID：12904709）

4）「Braunwald's Heart Disease: A Textbook of Cardiovascular Medicine, 12th ed, in 2 vols」（Libby P, et al eds）, Elsevier, 2022

5）日本循環器学会/日本高血圧学会/日本心臓病学会：2014年版災害時循環器疾患の予防・管理に関するガイドライン
https://www.j-circ.or.jp/cms/wp-content/uploads/2020/02/JCS2014_shimokawa_h.pdf（2024年7月閲覧）

6）Merrigan JM, et al：JAMA patient page. Pulmonary embolism. JAMA, 309：504, 2013（PMID：23385279）

7）日本循環器学会：肺血栓塞栓症および深部静脈血栓症の診断，治療，予防に関するガイドライン（2017年改訂版）
https://www.j-circ.or.jp/cms/wp-content/uploads/2017/09/JCS2017_ito_h.pdf（2024年7月閲覧）

8）Weitz JI, et al：Rivaroxaban or Aspirin for extended treatment of venous thromboembolism. N Engl J Med, 376：1211-1222, 2017（PMID：28316279）

9）Bauersachs R, et al：Oral Rivaroxaban for symptomatic venous thromboembolism. N Engl J Med, 363：2499-2510, 2010（PMID：21128814）

10）Agnelli G, et al：Oral Apixaban for the treatment of acute venous thromboembolism. N Engl J Med, 369：799-808, 2013（PMID：23808982）

11）Büller HR, et al：Edoxaban versus Warfarin for the treatment of symptomatic venous thromboembolism. N Engl J Med, 369：1406-1415, 2013（PMID：23991658）

12）Yamashita Y, et al：Edoxaban for 12 months versus 3 months in patients with cancer with isolated distal deep vein thrombosis（ONCO DVT Study）: An open-label, multicenter, randomized clinical trial. Circulation, 148：1665-1676, 2023（PMID：37638968）

第4章 動・静脈系疾患

サラッとわかる！
抗血栓療法のまとめ

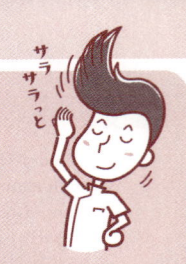

サラサラっと

土岐真路

1 循環器疾患と抗血栓療法

　循環器疾患（心筋梗塞，脳卒中など）において，血栓形成は主要な合併症です．そのため抗血栓療法は，これらの合併症を治療・予防するために不可欠です．また心筋梗塞や脳梗塞の場合，再発を予防するために重要です．

心不全ステージをイメージしよう

　抗血栓療法が適応となる循環器疾患は，**心不全へ進展する可能性**も十分に考えられます．心筋梗塞の既往がある患者さんは心不全ステージＢであり（第５章_2を参照），ステージの進展予防という観点でも患者さんにケアを提供する必要があります．心房細動や弁膜症の術後に適応となる抗血栓療法ですが，心房細動は心不全のリスクになりますし，心不全は心房細動を合併しやすい，という特徴があります．弁膜症は器質的心疾患であり，手術が必要な患者さんは心不全の症状を呈していた可能性も高いです．

血圧の管理を意識しよう

　また，いずれの抗血栓療法においても，「**血圧の管理**」が求められます．意味合いは大きく分けて２つあります．１つは疾患の**再発予防**です．心筋梗塞などの虚血性心疾患でも脳梗塞でも，予防に欠かせないリスク管理として血圧は重要な意味をもちます．もう１つの

側面は，**出血リスクの管理**です．抗血栓療法で注意すべき副作用の1つに出血があります．管理不良の高血圧が頭蓋内出血などの重篤な問題を引き起こす場合があるため，これを防ぐためにも抗血栓療法中は血圧の管理を厳格に行うことが望まれます．

皆さんのかかわる患者さんが，抗血小板薬や抗凝固薬で治療を受けていた場合，かなりの割合で脳心血管疾患に罹患しています．血液サラサラの薬を見たら血栓予防を考えるだけでなく，循環器疾患が背景にある患者さんであることを思い起こし，「血圧管理」モードのスイッチを押し，患者さんの脳心血管と予後に目を向けてください．

2 凝固の病態生理

特集

血栓は，血液成分が異常に凝集して血管内で固まることにより形成されます．

主に**動脈系では血小板の凝集**による血栓が主体となり，その性状から白色血栓/血小板血栓と呼ばれています（**図1**）．他方，**静脈系では血液の凝固因子**による血栓が形成されます．赤色血栓/フィブリン血栓と表現されることもあります．このように血栓の成り立ちが全く異なることから，それぞれの治療に使われる薬が変わってきます．

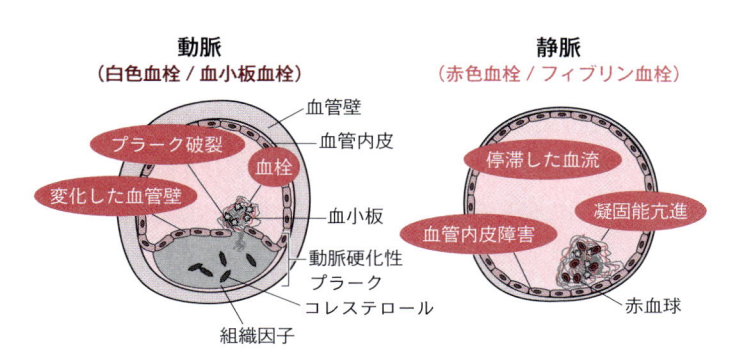

動脈
（白色血栓/血小板血栓）

プラーク破裂
変化した血管壁
血栓

血管壁
血管内皮
血小板
動脈硬化性プラーク
コレステロール
組織因子

静脈
（赤色血栓/フィブリン血栓）

停滞した血流
凝固能亢進
血管内皮障害
赤血球

図1●**動脈血栓と静脈血栓**

血栓の形成では，血管内皮障害，血流の停滞，血液凝固能の亢進などが危険因子となります．これらはVirchowの３徴と呼ばれ，凝固線溶系を破綻させる因子として知られています（図2）.

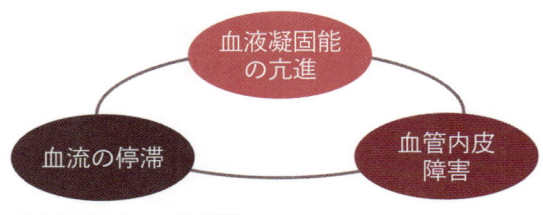

図2 ● Virchowの３徴
凝固線溶系の破綻は，３つの危険因子によって誘発される.

③ 止血と凝固のメカニズム

　出血を止めるためには，一次止血と二次止血という２つの異なる，しかし相互に関連するプロセスがあります．これらは，体が血管の損傷に反応して出血を制御するメカニズムの一部です.

一次止血

　一次止血は，血管が損傷した直後に起こる急速な過程で，血小板の凝集によって小さな血管の出血を止めることを目的としています.

【血管収縮】

　血管損傷の直後に，損傷した血管は収縮し，血流を減少させることで出血を減らします.

【血小板の活性化と凝集】

　von Willebrand因子を介して血管損傷部位に血小板が付着し，活性化します．活性化した血小板は互いに凝集し，損傷部位を覆う血小板の塊（プラグ）を形成します（図3）.

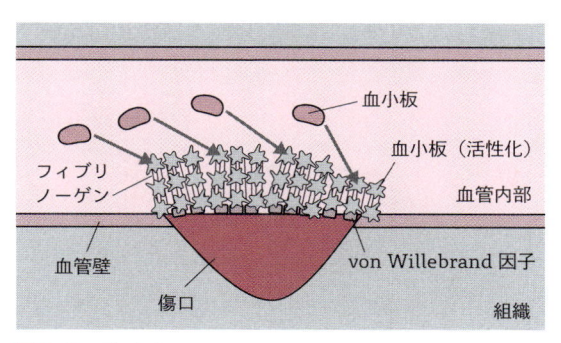

図3 ● 一次止血

二次止血

　二次止血は一次止血の後に起こり，血液凝固カスケード（**図4**）を通じてより強固で持続的な血栓を形成するプロセスです．

・**凝血カスケードの活性化**：凝血因子が相次いで活性化され，最終的にはフィブリンというタンパク質を生成します．

特集

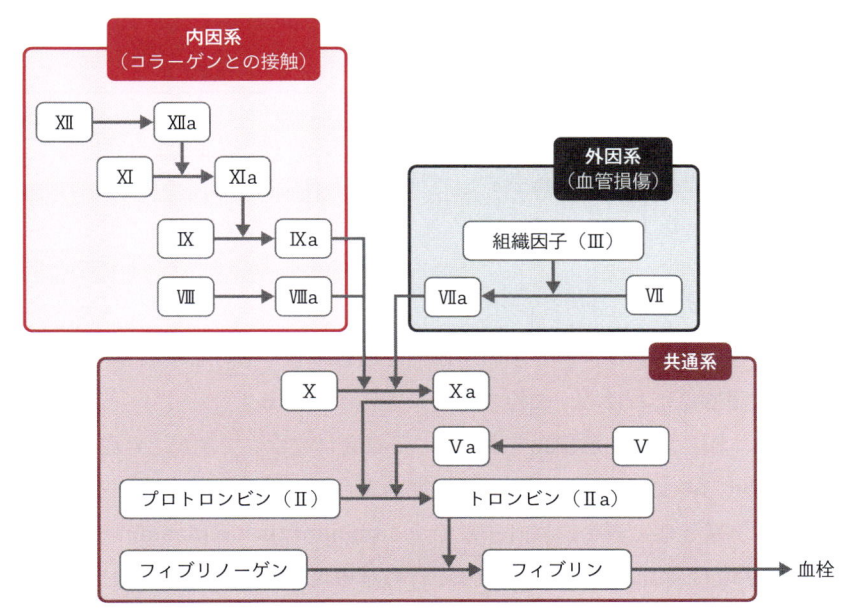

図4 ● 凝固のカスケード

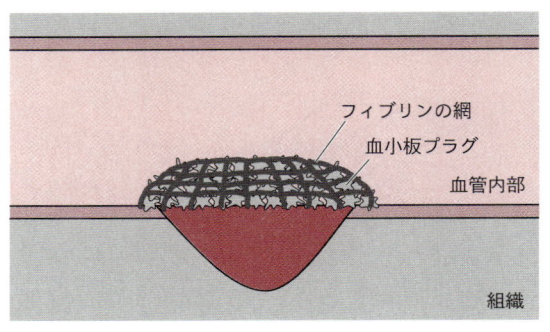

図5 ● 二次止血

・**フィブリンの形成：**フィブリンは糸（網）状のネットワークを形成し，血小板プラグを補強します．これにより，より強固な血栓が形成され，出血が止まります（**図5**）．

　一次止血と二次止血は連携して機能し，体が出血を効果的に制御するためには両方が必要です．

❹ 抗血栓療法の適応疾患

　抗血栓療法は，その特性から**血栓溶解療法**，**抗血小板療法**，**抗凝固療法**の3つに大別されます．各抗血栓療法と代表的な適応疾患を**表1**にまとめました．

血栓溶解療法

　血栓溶解療法は，急性期の虚血性脳血管障害や急性心筋梗塞，急性肺塞栓症における，血栓の溶解に適応があります．

　日本国内では心筋梗塞で用いられる機会は少ないですが，発症4.5時間以内の虚血性脳血管障害急性期の場合や，血行動態が不安定な急性肺塞栓症の場合にはrt-PA（recombinant tissue plasminogen activator）による血栓溶解療法が行われる場合があります．血栓を構成する線維素であるフィブリンを分解し，血流を改善することに

表1 ● 抗血栓療法の主な適応疾患

抗血栓療法	血栓の種類	適応疾患
血栓溶解療法		● 急性期の虚血性脳血管障害（発症後4.5時間以内） ● 急性心筋梗塞における冠動脈血栓の溶解（発症後6時間以内） ● 不安定な血行動態を伴う急性肺塞栓症における肺動脈血栓の溶解
抗血小板療法	動脈血栓 （白色血栓/ 血小板血栓）	● 虚血性心疾患：心筋梗塞，狭心症 ● 脳梗塞（心原性を除く） ● 一過性脳虚血発作（TIA） ● 慢性動脈閉塞症
抗凝固療法	静脈血栓 （赤色血栓/ フィブリン血栓）	● 非弁膜症性心房細動（NVAF） ● 静脈血栓塞栓症：深部静脈血栓症（DVT），肺血栓塞栓症（PTE），術後のDVT予防 ● 心臓弁置換術後

TIA：transient ischemic attack，NVAF：non-valvular atrial fibrillation，DVT：deep vein thrombosis，PTE：pulmonary thromboembolism

特集

よって，血管を塞いでいる**血栓を分解**することができます．この作用により，脳梗塞や肺塞栓症などの血栓性疾患の患者さんにおいて，組織の損傷を最小限に抑えることが可能となります．

抗血小板療法

次に抗血小板療法ですが，心筋梗塞や狭心症といった虚血性の心疾患や脳梗塞（心原性を除く），一過性脳虚血発作などの治療および再発予防に使用されます．頸動脈に狭窄がある場合，脳梗塞の予防で処方される場合もあります．いわゆる**アテローム性の動脈硬化がベースにあるような疾患群**です．各抗血小板薬と適応疾患を**表2**に示します．クロピドグレルやシロスタゾールは末梢動脈疾患や慢性動脈閉塞症といった上下肢の動脈疾患に用いられることもあります．

抗凝固療法

抗凝固療法は，心房細動やそれによる心原性脳塞栓症，深部静脈血栓症や肺血栓塞栓症といった**静脈血栓塞栓症，心臓の弁置換術後など**が適応となります．経口抗凝固薬と適応疾患を**表3**に示しますが，DOAC（直接経口抗凝固薬）の保険適用がそれぞれ微妙に異な

表2 ● 代表的な抗血小板薬の適応疾患

一般名		商品名	適応疾患の例
アスピリン		バイアスピリン® バファリンA配合錠® など	● 虚血性心疾患 ● 虚血性脳血管障害など
ADP-P2Y₁₂ 受容体拮抗薬	クロピドグレル	プラビックス®	● 経皮的冠動脈形成術（PCI）が適応される 　虚血性心疾患 ● 虚血性脳血管障害の再発予防 ● 末梢動脈疾患
	プラスグレル	エフィエント®	● PCIが適応される虚血性心疾患 ● 虚血性脳血管障害
	チカグレロル	ブリリンタ®	● PCIが適応される急性冠症候群など
	チクロピジン	パナルジン®	● 慢性動脈閉塞症 ● 虚血性脳血管障害
シロスタゾール		プレタール®	● 慢性動脈閉塞症 ● 脳梗塞発症後の再発抑制

表3 ● 経口抗凝固薬の適応疾患

一般名		商品名	適応疾患の例
ワルファリン		ワーファリン	● 血栓塞栓症**全般**の治療および予防
DOAC	ダビガトラン	プラザキサ®	● **非弁膜症性心房細動**における脳卒中・全身性塞栓症 　の抑制
	リバーロキサバン	イグザレルト®	● **非弁膜症性心房細動**における脳卒中・全身性塞栓症 　の抑制
	アピキサバン	エリキュース®	● **非弁膜症性心房細動**における脳卒中・全身性塞栓症 　の抑制 ● **静脈血栓塞栓症**※の治療および再発抑制
	エドキサバン	リクシアナ®	● **非弁膜症性心房細動**における脳卒中・全身性塞栓症 　の抑制 ● **静脈血栓塞栓症**※の治療および再発抑制 ● 下肢術後の**静脈血栓塞栓症**※の発症抑制：膝関節全 　置換術，股関節全置換術，股関節骨折手術

※静脈血栓塞栓症は，深部静脈血栓症および肺血栓塞栓症を指す

　　る点に注意が必要です．リバーロキサバンとアピキサバン，エドキサバンが静脈血栓塞栓症に使用される一方で，ダビガトランにはこの適応はありません（執筆時点）．また，エドキサバンは術後のDVT予防という用途もあります．ワルファリンは幅広い適応をもった抗凝固薬で，特に心臓の弁膜症の手術後や弁膜症性心房細動の場合には唯一使用可能な薬剤です（**表4**）．

表4●経口抗凝固薬と適応疾患

	ワルファリン	ダビガトラン	リバーロキサバン	アピキサバン	エドキサバン
心房細動	○	○	○	○	○ ※高齢者に15 mg 　も使用可
弁置換後 ※弁置換術後の 　適応はワルファ 　リンのみ	●	×	×	×	×
DVT/PTE	○	×	○ ※リバーロキサバンとアピキサバ 　ンは，心房細動とDVT/PEで 　用法・減量基準が異なる		○
術後のDVT予防 膝関節全置換術 股関節全置換術 股関節骨折手術	○	×	×	×	○ ※術後のDVT予 　防には低用量で 　使用

特
集

　ワルファリンの薬物間相互作用は有名ですが，DOACにも気をつけるべき相互作用があります．さらに減量基準，服用禁忌の基準も設定されていますので，必ず確認しましょう．

　抗血小板薬，抗凝固薬の適応の違いはエビデンスに基づくところが多いですが，前述した血栓の成り立ちに関係している部分もあり，血小板中心の動脈血栓なのか，フィブリンが関与する静脈血栓なのかでざっくりと使われ方が分かれるとイメージしておくのもよいでしょう．

5 パターン別，患者面談のコツ

　電子カルテなどで詳細に情報が得られることも多いですが，病院でも薬局でも，情報を手に入れられないことがあります．そんな場合は，処方内容と患者面談から疾患の背景を推察することもできます．疾患の背景がわかると，患者さんの療養の目標が明らかになりますので，ぜひ積極的に聞き取ってみましょう．

症例 ① 抗血小板薬一剤

70代，女性

処方内容
- クロピドグレル（プラビックス®）錠 75 mg　1回1錠
  1日1回　朝食後　54日分
  他に数剤あり

Advice ！

　このような場合，筆者は「血管のご病気は，心臓ですか？ 脳梗塞ですか？」と限定して聞くことにしています．**抗血小板療法を施行中の患者さんは，虚血性心疾患か脳梗塞後である可能性が高い**と考えられます．これを明らかにすることで，狭心症や心筋梗塞，脳梗塞の**二次予防**への意識をグッと高めましょう．特に虚血性心疾患であった場合には，心不全症状の経験が皆無であっても心不全予備軍（心不全ステージB）であることを思い起こし，**進行抑制のための患者指導**を継続して行いましょう．どちらの場合も，血圧の管理がカギになります．

　どちらでもなければ，頸動脈の狭窄や末梢動脈疾患を念頭に聞き取りを続け，全くそれらしい既往が見つからない場合には，処方元の医療機関へ問い合わせることも検討しましょう．不必要な処方が漫然と続いている可能性もあります．

症例 ② 抗凝固薬一剤

50代，男性

処方内容

● アピキサバン（エリキュース®）錠 5 mg　1回1錠
　1日2回　朝・夕食後　14日分
● ビソプロロールフマル酸塩（メインテート®）錠 5 mg　1回1錠
　1日1回　朝食後　14日分
　他に数剤あり

Advice !

　DOAC 服用中の患者さんの大半は，非弁膜症性心房細動です．患者さんは「不整脈」というワードで説明されている場合が多い印象がありますので，この言葉を使って聞いてみましょう．心房細動という不整脈は心臓の中で血栓をつくりやすく，**心原性脳梗塞**を起こすリスクになります（第3章_1，2を参照）．心房細動にDOACが導入される際は，医師から血栓ができやすい状態であることが説明されていると予測されますので，これらの言葉から推察しましょう．

　また，心房細動は長期に持続すると**心不全**を発症しやすく，反対に心不全の患者さんが心房細動を起こすことも多いです．つまり，DOAC服用中の患者さんに対しても，心不全を念頭に置いた療養指導が必要であるということです．

　DVTやPTEの場合は，「足やお腹，肺の血栓」といった表現で聞き直してみるのもよいでしょう．これらの場合はDOACが終了になる時期を説明されていることも多いため，治療期間を確認することも重要です．

特集

症例 ③ 抗血小板薬 2 剤併用

60代，男性

処方内容

- アスピリン腸溶（バイアスピリン®）錠100 mg　1回1錠
- クロピドグレル（プラビックス®）錠75 mg　1回1錠
- ラベプラゾール（パリエット®）錠10 mg　1回1錠

  1日1回　朝食後　30日分

  他に数剤あり

Advice！

　抗血小板薬を2剤併用するDAPT（dual antiplatelet therapy）は，急性心筋梗塞や狭心症で冠動脈の治療（PCI）をした後や，比較的軽症の脳梗塞（心原性を除く）の急性期に用いられる治療です．この**DAPTで服用をされている患者さんは，直近で冠動脈や脳梗塞のイベントを経験している可能性が高い**です．そういった入院歴がないかどうかを聞いていきましょう．

　どちらの場合も，DAPTの投与期間には期限があり，心筋梗塞の場合は半年〜1年を目途に，脳梗塞の場合は1カ月で終了となることが一般的です．その後は基本的にどちらか単剤を一生涯服用します．状況によっては，DAPTを長期間継続せざるを得ない場合も考えられますので，主治医とコミュニケーションをとり，必要な長期のDAPTか，もしくは漫然とした長期投与になっていないか，確認していきましょう．

　DAPT期間は特に再発リスクが高い時期とも言えますので，梗塞と出血の両方の初期症状を患者さんへ伝え，注意をするように指導しましょう．また，併用するということはそれだけ出血のリスクも高まるということですから，出血に関連したモニタリングと服薬のフォローアップを心がけましょう．

症例 ④ 抗血小板薬と抗凝固薬の併用

80代，女性

処方内容

- エドキサバン（リクシアナ®）錠 30 mg　1回1錠
- アスピリン腸溶（バイアスピリン®）錠 100 mg　1回1錠

　1日1回　朝食後　30日分

　他に数剤あり

Advice !

　抗血小板薬と抗凝固薬を併用している患者さんでは，それぞれの薬剤が必要となる疾患が背景にあることを意識しましょう．例えば，心筋梗塞後で心不全の療養中に心房細動を発症した場合などが考えられます．それだけ既往歴が多い高リスクな患者さん，ということになります．

　患者さん本人から既往歴の聞き取りができればよいですが，可能であれば医療機関などから詳細な情報を取得しておきたいところです．主治医や利用されている訪問看護ステーション，ケアマネジャーなどのスタッフとも連携をはかれるとよいかもしれません．心疾患としても脳血管疾患としても，再増悪や進行がないようにサポートしていきましょう．

　出血に関しても併用療法であることから，厳重な注意が必要です．出血リスクが高い場合にはDOAC単剤にできる可能性もありますので，主治医とよく協議しましょう．

　また，認知機能に関しても定期的にチェックを行い，服薬アドヒアランスを担保することも重要です．

特集

6 抗血栓療法の思考と実践の5ステップ

処方せんの「抗血栓療法」から考える，循環器疾患の管理のポイントを5つのステップでおさらいしましょう（**表5**）．

表5 ● 抗血栓療法の思考と実践の5ステップ

1. 処方内容の確認と評価
2. 疾患背景，既往歴のチェック
3. 出血リスクの評価
4. 定期的なモニタリング
5. 患者教育/療養指導

1. 処方内容の確認と評価

まずは，処方をよく確認して，抗血栓薬を見つけましょう．単剤ですか？ 併用ですか？ さらに併用薬をみると，脳心血管病っぽさがわかるかもしれません．普段通りに処方鑑査をし，用法用量が適切かを確認しましょう．腎機能に対して，用量は大丈夫ですか？ また，抗血栓療法にも薬物間相互作用に注意が必要なものが多くあります．これらを見逃さないように確認をしましょう．何よりも，**抗血栓薬を見つけたらあなたのなかの「循環器スイッチ」をポチっと押しましょう**．

2. 疾患背景，既往歴のチェック

次に行うのが，患者さんの疾患背景の把握です．紹介状や病院からのサマリーがある場合には，それを参照しましょう．もしもそういった情報が得られなければ，前項で見てきたようにパターン別に質問をしながら，既往歴を確認していきましょう．きっと難しくはありません．ただし，ある程度時間をかけてお話しする必要があるので，その旨を適切に患者さんに説明しましょう．疾患背景がわかれば，患者さんとともに**目指す療養の目的を共有**できますね．循環器スイッチを入れたあなたならできます．

3. 出血リスクの評価

　抗血栓薬の治療中は，出血の有害事象に最も気をつけましょう．治療効果を得るために，毎回の投薬時には患者さんの出血リスクを評価しましょう．

　では，その出血リスクとは一体何かを知っておきましょう．頭に入れておきたい出血リスクの因子に関して，HAS-BLEDスコア（**表6**）と日本版高出血リスク（HBR）評価基準（**表7**）を紹介します．

● HAS-BLEDスコア

　HAS-BLEDスコアは，抗凝固療法を受けている心房細動の患者さんの出血リスクを評価するためのツールです[1]．このスコアリングシステムには，**表6**に示すような要素が含まれます．例えば腎機能障害があれば1点といった具合です．合計スコアが出血リスクの高さを示します．スコアが3点以上の場合，一般的に出血リスクが高いと考えられ，抗凝固療法中のモニタリングが特に重要です．

● 日本版高出血リスク（HBR）評価基準

　日本版高出血リスク（HBR）評価基準（**表7**）は，PCI施行時（後）の抗血小板療法の実施にあたり，患者さんの出血リスクを判断するための指標として用いられます[2]．脳卒中や消化管出血などの出血

表6 ● **HAS-BLEDスコアの危険因子の評価項目**

頭文字	危険因子※	点数
H	Hypertension（高血圧）	1
A	Abnormal renal and liver function［腎機能障害・肝機能障害（各1点）］	1 or 2
S	Stroke（脳卒中）	1
B	Bleeding（出血）	1
L	Labile INRs［不安定な国際標準比（INR）］	1
E	Elderly（高齢者）	1
D	Drugs or alcohol［薬剤，アルコール（各1点）］	1 or 2

HAS-BLED：高血圧，腎／肝機能障害，脳卒中，出血の既往や出血素因，不安定なINR，高齢者（＞65歳），薬剤やアルコールの併用；INR（international normalized ratio：国際標準比）
※臨床的特徴の定義については，文献1の「Materials」と「Methods」を参照
文献1より引用

特
集

イベントの既往，肝硬変，透析治療，血小板数の低下，血液疾患などがリスクとなります．また，年齢75歳以上，Hb値が低いこと，服用中の抗凝固薬やNSAIDs（非ステロイド性抗炎症薬），ステロイドの服用も考慮されます．これらのリスク因子を点数化し，合計点で出血リスクの高さを評価することができます．

　このようなスコアリングを参考に，患者さんがどんなリスクを有しているかを評価しましょう．なかでも，管理不良の高血圧やNSAIDsなどの併用薬は**修正可能なリスク因子**です．適切に血圧を管理したり，不要な併用薬を中止することは私たち薬剤師の仕事として非常に意義深いものです．

表7 ● 日本版高出血リスク（HBR）評価基準

少なくとも主要項目を1つ，あるいは副次項目を2つ満たした場合に高出血リスク（HBR）と定義する．

主要項目			副次項目	
			年齢	≧75歳．年齢は個人差が大きいため一律に評価することは妥当でないが，≧80歳では急激にリスクが高くなる[5, 7, 10, 14]
低体重・フレイル	低体重（男性＜55 kg，女性＜50 kg）は欧米にない本邦に特徴的な出血リスク因子である[3]．特に高齢女性で留意が必要である[4〜7]．フレイルからくる転倒に伴う外傷性の出血リスクが高くなる．			
CKD（eGFR高度低下，透析）	腎機能障害の程度に応じて出血リスクは高くなり[3, 8〜10]，eGFR＜30 mL/分/1.73 m^{2}は特にそのリスクが高い[8]．透析患者は，ACS，非ACSの両者ともに出血リスクが高く[11]，欧米にくらべ本邦では透析患者に対するPCI施行率が高いため注意を要する．		CKD（eGFR中等度低下）	eGFR 30〜59 mL/分/1.73 m^2
貧血	ヘモグロビン値＜11 g/dL．貧血の程度に応じて出血リスクが高くなる[4, 5, 12]．		軽度貧血	ヘモグロビン値11〜12.9 g/dL（男性），11〜11.9 g/dL（女性）の軽度の貧血であっても出血リスクは高い[15]．
心不全	心不全の合併は出血リスクが高いことが報告されている[7, 9]．高齢者に対するPCI施行が多い本邦においては，特に心不全合併が出血リスクとなることを忘れてはならない．			

（次ページにつづく）

主要項目		副次項目	
抗凝固薬の長期服用	PCI施行例の約10％が抗凝固薬を服用しているが，長期間にわたる服用は出血リスクを著しく増加させる[4, 8, 9]．また，高齢者ではPCI施行後の経過で心房細動を合併することも稀ではない．	NSAIDs，ステロイド服用	NSAIDs，ステロイドの長期服用は消化管出血のリスクを高める[4, 8]．
PVD	PVDの合併は，全身の動脈硬化の表現型であり，出血リスクが高い[9]．		
非外傷性出血の既往	入院または輸血を要する消化管出血や尿路出血などの既往は出血リスク因子である．特に6ヵ月以内の出血の既往例や再発例（時期に関わらず）は高リスクと考えるべきである[4, 5, 8]．	非外傷性出血の既往	入院または輸血が必要な6～12ヵ月以内の初回の非外傷性出血
脳血管障害	特発性脳出血の既往，12ヵ月以内の外傷性脳出血，脳動静脈奇形の合併，6ヵ月以内の中等度または重度の虚血性脳卒中[3, 4, 8]は出血リスクが高い．特に，本邦はアスピリン併用で脳出血のリスクが高くなる．	脳血管障害	主要項目に該当しない虚血性脳卒中の既往
血小板数減少症	血小板数＜100×10^9 Lの症例は出血リスクが高い[8, 9, 13]．		
活動性悪性腫瘍	悪性腫瘍の合併は出血リスクが高いと報告されている[8, 9, 12]．なお，活動性の悪性腫瘍とは12ヵ月以内に診断かつ／または現在治療（手術，化学療法，放射線治療）を要する悪性腫瘍で，完全寛解例や維持療法施行中の例は含まない．		
門脈圧亢進症を伴う肝硬変	肝機能障害は早期出血性合併症のリスク因子であり[5]，門脈圧亢進症を合併するとそのリスクは著しく高い[8]．		
慢性の出血性素因	ARC-HBR基準にも包含[8]		
DAPT期間中の延期不可能な大手術	ARC-HBR基準にも包含[8]		
PCI施行前30日以内の大手術または大きな外傷	ARC-HBR基準でコンセンサスが得られている[8]		

日本循環器学会：2020年JCSガイドラインフォーカスアップデート版冠動脈疾患患者における抗血栓療法．
https://www.j-circ.or.jp/cms/wp-content/uploads/2020/04/JCS2020_Kimura_Nakamura.pdf（2024年7月閲覧）

PVD（peripheral vascular disease）：末梢血管疾患
ARC-HBR基準：PCI施行時の高出血リスク（HBR）の評価基準．詳しくは文献2を参照．

特集

4. 定期的なモニタリング

　抗血栓療法中の患者さんのモニタリングで，重要なことがいくつかあります．まずは，副作用としての出血がないこと．投薬や面談時に出血を評価すると思いますが，継続の是非にかかわる出血の程度を知っておくことが重要です．**吐血や下血・血尿，広範囲の内出血**であれば，**中止し受診する**ように指導しましょう．一方で，鼻出血や歯茎の出血，小さな内出血など軽微な出血の場合には服薬をやめないように説明しましょう．また，腎機能の変動は出血リスクにかかわります．減量基準の設けてあるDOACもあるため，腎機能のチェックは欠かせません．そして，加齢や体重減少に応じた減量基準にも注意しましょう．

　さらに，血圧のモニタリングも重要な服薬フォローアップの1つです．出血リスクの観点でも，原疾患の進行抑制という意味でも，血圧をチェックしていきましょう．ここでもやはり**血液サラサラの薬を見たら，「血圧管理」のスイッチを押す**ことが大事です．

5. 患者教育／療養指導

　抗血栓療法中であることに気付き，循環器疾患の管理に目を向けたあなたは，この**治療の目的（アウトカム）を毎回患者さんと共有する**必要があります．単に血液サラサラの薬という薬効の理解だけでは不十分です．患者さんとともに，脳梗塞の予防，心筋梗塞の再発抑制，心不全への進展をおさえること，QOLを保ったまま，よりよい生活を続けるという抗血栓療法の治療の目標を共有していきましょう．毎回，患者さんの理解度を確認するとともに，特に高齢の患者さんでは認知機能も継続的に評価し，アドヒアランスを保った抗血栓療法が継続できるようお手伝いしましょう．循環器疾患のアウトカム達成のためには，薬剤師としてのあなたのサポートが必要です．

■ 文献

1) Pisters R, et al：A novel user-friendly score（HAS-BLED）to assess 1-year risk of major bleeding in patients with atrial fibrillation: the Euro heart survey. Chest, 138：1093-1100, 2010（PMID：20299623）

2) 日本循環器学会：2020年JCSガイドラインフォーカスアップデート版冠動脈疾患患者における抗血栓療法
https://www.j-circ.or.jp/cms/wp-content/uploads/2020/04/JCS2020_Kimura_Nakamura.pdf（2024年7月閲覧）

3) Nakamura M, et al：Prasugrel for Japanese patients with acute coronary syndrome in short-term clinical practice（PRASFIT-practice I）: a postmarketing observational study. Cardiovasc Interv Ther, 33：135-145, 2018（PMID：28213685）

4) Nakamura M, et al：Prasugrel for Japanese patients with ischemic heart disease in long-term clinical practice（PRASFIT-practice II）- A 3-month interim analysis of a post-marketing observational study. Circ J, 83：637-646, 2019（PMID：30674776）

5) Nakamura M, et al：Prasugrel for Japanese patients with ischemic heart disease in long-term clinical practice（PRASFIT-Practice II）- 1-year follow-up results of a postmarketing observational study. Circ J, 84：101-108, 2019（PMID：31748446）

6) Numasawa Y, et al：Comparison of outcomes of women versus men with non-ST-elevation acute coronary syndromes undergoing percutaneous coronary intervention（from the Japanese nationwide registry）. Am J Cardiol, 119：826-831, 2017（PMID：28040190）

7) Numasawa Y, et al：Incidence and predictors of bleeding complications after percutaneous coronary intervention. J Cardiol, 69：272-279, 2017（PMID：27269413）

8) Urban P, et al：Defining high bleeding risk in patients undergoing percutaneous coronary intervention. Circulation, 140：240-261, 2019（PMID：31116032）

9) Natsuaki M, et al：Prediction of thrombotic and bleeding events after percutaneous coronary intervention: CREDO-Kyoto thrombotic and bleeding risk scores. J Am Heart Assoc, 7：, 2018（PMID：29789335）

10) Kang J, et al：Development and validation of an ischemic and bleeding risk evaluation tool in east asian patients receiving percutaneous coronary intervention. Thromb Haemost, 119：1182-1193, 2019（PMID：31079414）

11) Numasawa Y, et al：An overview of percutaneous coronary intervention in dialysis patients: Insights from a Japanese nationwide registry. Catheter Cardiovasc Interv, 94：E1-E8, 2019（PMID：30467967）

12) Ito S, et al：Impact of baseline thrombocytopenia on bleeding and mortality after percutaneous coronary intervention. Am J Cardiol, 121：1304-1314, 2018（PMID：29628128）

13) Natsuaki M, et al：Ischemic and bleeding risk after percutaneous coronary intervention in patients with prior ischemic and hemorrhagic stroke. J Am Heart Assoc, 8：e013356, 2019（PMID：31701821）

14) Numasawa Y, et al：Comparison of outcomes after percutaneous coronary intervention in elderly patients, including 10 628 nonagenarians: Insights from a Japanese nationwide registry（J-PCI registry）. J Am Heart Assoc, 8：e011183, 2019（PMID：30791799）

15) Nagao K, et al：Prognostic impact of baseline hemoglobin levels on long-term thrombotic and bleeding events after percutaneous coronary interventions. J Am Heart Assoc, 8：e013703, 2019（PMID：31701786）

特集

1 HFpEF（左室駆出率の保たれた心不全）

心不全から併存疾患まで守りぬく

澤田和久

これだけは必ずチェック

☑ 左室駆出率（LVEF※）を指標に，標準治療が決まることを理解しよう！

☑ 併存疾患（高血圧，糖尿病，心房細動など）の多様性に注目しよう！

☑ 糖尿病の有無を問わず，SGLT2阻害薬の使用が標準治療であることを理解しよう！

症例

85歳，女性，身長145 cm，体重40 kg（BMI 19 kg/m²），LVEF 62 %，血清クレアチニン値0.73 mg/dL（推定クレアチニンクリアランス 35.6 mL/分）

患者さん「最近買い物に出かけた際に，**荷物を運ぶと息が切れる**感じがしました．気のせいかと思って数日過ごしましたが，**寝ているときに息ができない**ような苦しさを感じて，救急車を呼びました．4年前に心房細動と言われて治療を受けましたが，治りませんでした．今回は心不全だって言われてびっくりしています．もともとは高血圧の薬だけを飲んでいたのですが，歳を重ねるといろいろ悪くなるのですね」

処方内容

① サクビトリルバルサルタン（エンレスト®）錠 200 mg　1回1錠
　1日2回　朝・夕食後　14日分

※ LVEF：left ventricular ejection fraction

②

- アゾセミド（ダイアート®）錠 30 mg　1回1錠
- スピロノラクトン（アルダクトン®A）錠 25 mg　1回1錠
- エドキサバン（リクシアナ®）錠 30 mg　1回1錠
- トルバプタン（サムスカ®）OD錠 7.5 mg　1回0.5錠
- エンパグリフロジン（ジャディアンス®）錠 10 mg　1回1錠
  1日1回　朝食後　14日分

患者さんフォローの勘どころ

1 療養指導・モニタリングのコツ

心不全療養の概略

● 心不全の定義

　心不全はすべての循環器病の終末像と言われ，発症の原因はさまざまです．日本循環器学会では，一般の方向けに心不全の定義を「**心臓が悪いために，息切れやむくみが起こり，だんだん悪くなり，生命を縮める病気**」と説明しています[1]．このように，増悪と寛解をくり返す可能性が高い心不全の経過において，療養指導の目標は急性増悪（再入院）を防ぐことにあると言えますが，そのためには心不全の増悪要因に注目するとよいでしょう．

● 増悪の要因は大きく2つ

　心不全の増悪要因には**医学的要因と患者側の要因の2つ**があると言われており[2]，医学的要因には心房細動や虚血性心疾患などによる心ポンプ機能の低下，高血圧のコントロール不良による代償機能の破綻などがあげられます．これらの医学的要因は増悪因子全体の4割程度にとどまるとされており，残る5割以上の部分は患者側の要因であることが注目すべき点と言えます．患者側の要因をみてい

くと，塩分・水分管理の不徹底が最たる要因となる一方，私たち薬剤師の関与が強く望まれる治療薬服用の不徹底（服薬アドヒアランスの不良）や過剰な運動負荷，身体的・精神的ストレスなどもあげられています．

患者支援の心構え

患者側の要因に関して，自覚症状のある心不全の患者さんでは，疾病を自己管理（セルフケア）するための十分な知識をもっていないことが課題と考えられています．このような患者さんが急性心不全を発症して入院した際には，医師・看護師・薬剤師・理学療法士・管理栄養士に代表される多職種により，教育的な介入が行われることが多くなっています．

しかしながら，急性心不全による入院期間は数日から2週間程度であることが多く，決して長くない入院期間中に行われる「病院完結型」の介入では，退院後の日常生活においてその効果を持続させることが難しい可能性も否めないと思われます．薬剤師には，入院中には病院薬剤師，退院後の外来通院時には薬局薬剤師と，継続的に患者さんを支援できる体制があるため，患者さんの日常生活に寄り添う「患者伴走型」の介入を意識することが重要となります．

自覚症状には何がある？

心不全の患者さんの自覚症状は，「低心拍出」と「うっ血」の2つに大別できます．

心ポンプ機能の低下により充分な血液量を送り出せない状態を低心拍出と言い，**血圧が低くなり**（血圧は心拍出量×末梢血管抵抗から成り立つため），末梢組織への血液供給量の低下による**疲労感の増大**，**四肢の冷感**などを伴うことがあります．

また，左心室は全身へ血液を送り出すために力強いポンプ機能を必要としますが，高血圧が併存すると必要以上にポンプ機能に負荷をかけることになります．心不全ではポンプ機能が低下しているた

め，全身に送り出すことが難しかった血液は左心室，左心房に充満したままとなり，肺血管の圧力を高める結果，血液中の水分が肺胞の毛細血管外へ漏出し，ガス交換能を低下させます．こうした状態は「肺うっ血」と呼ばれ，心不全の患者さんが**呼吸苦**を感じる原因となっています．

さらに，肺血管が血液で充満したままの状態で渋滞していると，その前段階に位置する右心室や右心房も緊満な状態となり，全身の静脈血が右心房に戻りにくくなるために門脈や腸管，下肢静脈などに水分貯留を引き起こします．この状態が「**下肢のむくみ**」や「**食思不振**」を引き起こす原因となります．

また，体液貯留の状態が続くと，1週間のうちに2〜3kgの意図しない**体重増加**を招くことにもつながるため，心不全の患者さんでは体重測定が重要と言われています．

こうしたことを踏まえ，心不全の患者さんは「低心拍出」と「うっ血」の各症状を想起できるようなセルフケアを行うことが望ましいと言えます．これらの症状は，今後の増悪時の前兆として注意が必要であるだけでなく，前回入院時に感じた自覚症状がどのようなものであったかを，患者さんとともに振り返るための手段としても有用です．

療養指導で役立つ資材

心不全の患者さんに必要とされるセルフケアをまとめた患者教育用資材としては，日本心不全学会が発行している「心不全手帳」（**図1**）が頻用されています．**心不全手帳は，血圧・脈拍・体重の記録を基本とし，服薬確認や自覚症状の推移を経時的に把握していくためのツール**です．毎日の記録は，心不全が落ち着いているのか，増悪のリスクが増しているのかを判断するための1つの指標にすることができます．また，**今すぐ受診が必要な状態をレッドカード，早めの受診が必要な状態をイエローカードとして示している**ことも特徴です．これらは患者さんが自ら症状を省みて，必要時の早期受診を促

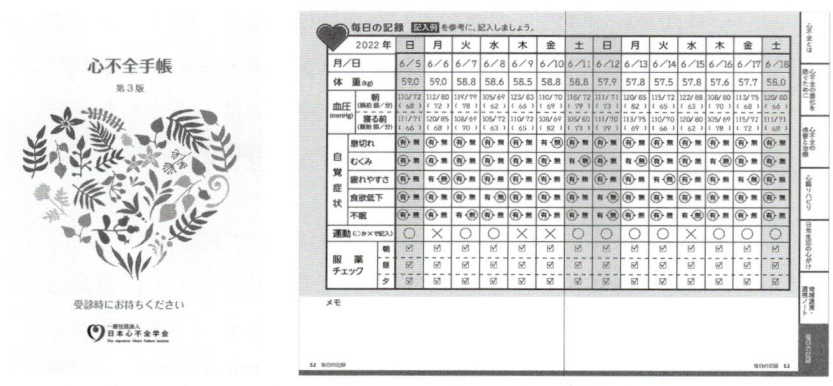

図1● 心不全手帳（一般社団法人 日本心不全学会発行）の表紙と記入例

日本心不全学会『心不全手帳』（2022年10月第3版）より転載

す助けとなります．前述の通り，入院中の短期間に心不全手帳など
を用いたセルフケアに関する指導を多職種から受けたとしても，内
容をしっかり理解し，退院後の日常生活で実践し続けることは容易
ではありません．私たち薬剤師は，入院中から退院後の外来通院ま
でを通して患者さんを支援できる立場にあるため，実際のセルフケ
アの状態を定期的に評価し，患者さんへフィードバックしていくこ
とが求められます．

② 病院と保険薬局で情報をつなぐポイント

服薬アドヒアランスのフォロー

心不全の治療薬は予後を改善させる薬剤が中心であり，生涯にわ
たる継続的な服薬が必要です．このため，薬局薬剤師を中心に服薬
の不徹底が起こらぬよう，また起こったとしても対策を講ずること
が求められます．服薬の不徹底は，単に飲み忘れと称されることが
多いために，一包化を行って対策したとする場合も散見されますが，
**一包化を行うだけで長期的な服薬の遵守を得ることができるとは限
らない**点に注意が必要です．

　米国心臓病学会の報告によれば，服薬の不徹底には少なくとも5系統の理由が存在し，その改善には多くの対策が必要であると述べられています[4]．患者側に存在する理由を例に見た場合だけでも，治療効果を実感していない点やヘルスリテラシーに関する点，身体・精神的な障害や認知機能に至るまで，多様な要素を含んでいることが知られています（表1）．改善策としては単に一包化を行うだけではなく，服薬の不徹底が起こる潜在的な理由を明らかにしたうえで，患者さんを主語にした「実感がもてる対策の実施」が必要であると考えられます（表2）．

増悪徴候のフォロー

　目の前の患者さん固有の増悪徴候を察知するためには，心不全手帳などを活用して毎日記録をつけてもらい，来局された際に薬剤師も確認することが重要です．セルフケアがうまく機能しているのか，あるいは改善が必要なのかについての認識を共通言語で語り，症状

第5章 心不全

表1●服薬アドヒアランス不良の要因

患者	● 治療効果を実感していない ● 健康，医療に関する情報活用能力の低下 ● 身体的障害（視力，聴力など） ● 精神疾患（うつ，不安など） ● 社会的孤立 ● 認知機能の低下
病状	● 複雑な処方内容 ● 併存疾患の影響
薬物療法	● 服用回数が多い ● 認知機能の低下 ● ポリファーマシー（併存疾患を含む） ● 副作用症状
社会経済	● 自己負担額 ● 社会的サポートの欠如 ● 地理的な問題（アクセスの悪さ）
医療制度	● コミュニケーション不足（連携の欠如） ● 利用困難な患者支援プログラム

"服薬の不徹底"の背景はさまざまである．

表2 ● 服薬アドヒアランス改善のための工夫

- **症状体験**と服薬目的の結びつけ
- 治療目的（生き方）を支える存在として，服薬を意識してもらう
- 患者さんが感じる**効果の指標**を理解する
- 可能な限り**簡素な処方設計**とする
- **コスト**と**アクセス**を考慮する
- 説明内容を書面で残す
- **服薬支援者**を設定する
- モチベーションを高める定期的な面接を行う
- 副作用の**予測と対策**を事前に行う姿勢を示す

増悪の恐れがある場合や副作用の徴候がみられる場合には，かかりつけ医や病院との情報共有を行うなど，薬局薬剤師が橋渡し役となり，心不全増悪防止の役割を発揮することが期待されています．

処方の背景をおさえよう！

1 心不全の標準的な薬物治療はLVEFで決まる！

心不全は増悪と緩解をくり返し，緩徐に進行する予後不良の慢性症候群です．心不全の進展ステージは国際的に4つに分類されており，ステージA「将来的に心不全になるリスクがある段階」，ステージB「前心不全状態」，ステージC「症候性の心不全を発症した状態」，ステージD「進行した心不全状態」とされています[5]．ここでは，ステージC以降の心不全に対する標準的な薬物治療を示しますが，大原則は**「LVEFによって治療の内容が決まる！」**ということになります．

心不全の病態と分類

● LVEFに基づく心不全の分類

LVEFに基づく心不全の病態分類は**図2**のように定義されており，

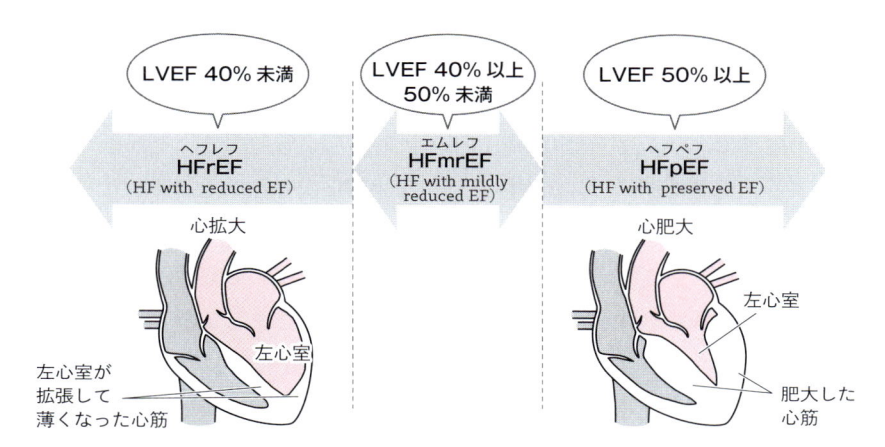

図2● LVEFに基づく心不全の分類

本症例はLVEFが62％だったことから，HFpEF（ヘフペフ）であることがわかります．HFpEFに対する標準治療薬としては，うっ血を解除するための利尿薬の使用が最も推奨度が高いものとなりますが，これはLVEFの概念と肺循環を意識すると理解しやすくなります．

● HFpEFの病態

　HFpEFでは，左心室が線維化や肥厚により「硬く分厚い」状態になっています．LVEFは，左心室が拡張した状態で充満した血液量のうち，収縮した際に全身に送り出せた血液量の割合で決まりますが，HFpEFでは「硬く分厚い」左心室であるがゆえに拡張した状態で充満できる血液量がそもそも多くはなく，過剰な血液は左心室の前段階である左心房，その前段階である肺静脈を緊満な状態にしてしまいます．これらの状況は，車に例えると渋滞しているような状況になるため，そもそも心臓に戻ってくる血液量を少なくできれば心臓内での緊満を改善できると考えられます．

　心臓に戻ってくる血液量を前負荷と言いますが，利尿薬は尿量を増加させることによりこの前負荷を軽減することで，HFpEFにおけるうっ血の改善に寄与しています．

第5章 心不全

SGLT2阻害薬の立ち位置

　近年，SGLT2阻害薬（エンパグリフロジン，ダパグリフロジン）の使用により，心不全の増悪による入院や心血管死のリスクが低下するというエビデンスが蓄積され，利尿薬に次ぐ標準治療薬としての地位が確立されました[6, 7]．したがって，HFpEFの患者さんにはフロセミドやアゾセミドなどに代表されるループ利尿薬や，SGLT2阻害薬を含む処方が行われることを理解しておきましょう（HFrEF（ヘフレフ）に対する標準治療薬については，第5章_2を参照）．

2　処方のなぜ？を読み解く

予後を見据えた処方とは？

　この患者さんは，HFpEFに対してアゾセミドやトルバプタンを使用することで前負荷を軽減するとともに，心不全の増悪による再入院や心血管死を防ぐといった長期予後の改善を目的としてエンパグリフロジンが投与されていると考えられます．また，4年前に心房細動を指摘されており，現在治療を継続されていることからも脳梗塞の予防のために抗凝固薬を内服していると想定できます．

　その他，患者さんは以前から高血圧で服薬歴があったと話されていることから，サクビトリルバルサルタンを高血圧も意識しながら，心不全に対する用法用量（国内承認用量は高血圧では分1，心不全では分2）で服薬している可能性も伺えます．ただし，単に高血圧を治療するという観点でみると，サクビトリルバルサルタンを選択する理由に疑問をもたれる方も多いのではないでしょうか．加えて，スピロノラクトンが処方されている理由も不明瞭です．

利尿薬の処方意図とは？

　ループ利尿薬を使用する場合は低K血症を伴うことがあるため，K保持性利尿薬であるスピロノラクトンを併用することがあります

が，本症例ではサクビトリルバルサルタン，スピロノラクトンとも
にHFpEFの治療を目的に投与されていると考えることもできます．
LVEFが60％未満の男性や，LVEFの数値にかかわらず女性の場合に
は，サクビトリルバルサルタン，スピロノラクトンの投与により
HFpEFの予後改善効果が見込めるのではないかという弱いエビデン
スが存在しており，実臨床でも使用されることがあります[8]．

　本患者さんへのかかわり方はどのようにしたらよいでしょうか？
LVEFを把握できなければ，HFpEFとはわからないよ…という疑問
をもたれる方もいるかもしれません．そこで，ここではすべての心
不全の患者さんに行うとよいかかわり方と，HFpEFの患者さんへの
支援について述べたいと思います．

病歴や併存疾患を探るための患者インタビュー

　病院であれば，入院歴やその治療内容をカルテから把握できるた
め，目の前の患者さんが心不全を患っているかどうかは容易に判断
できることでしょう．一方，薬局では病名を把握することに難しさ
を感じている方も少なくないと思います．

　心不全の患者さんの多くは急性心不全を発症して入院治療を経験
しているため，**入院したというエピソード**をもっています．来局し
た患者さんに入院歴が疑われる場合には，どのような治療を受けた
のか，という病歴の聞き取りが肝要です．加えて，既往歴に高血圧，
脂質異常症，糖尿病などの心血管病のリスク因子をもち，薬物治療
を受けている患者さんに「循環器内科に入院した」などのエピソー
ドがあれば，少なくとも虚血性心疾患（心不全としては，症候性に
至る前のリスク保有段階）もしくは心不全の疑いが高まります．

　薬歴においては，ACE阻害薬，ARB，β遮断薬，ミネラルコルチ
コイド受容体拮抗薬（MRA），SGLT2阻害薬，HMG-CoA還元酵素
阻害薬，抗血小板薬，直接経口抗凝固薬など，**高血圧**，**脂質異常症**，
糖尿病などの基礎疾患に加え，**虚血性心疾患**や**心房細動**の既往が疑
われる薬歴をもつ患者さんが「循環器内科に入院した」などのエピ

第**5**章 心不全

ソードを有していれば，心不全の疑いが高いと考えることも有用と思われます．こうしたエピソードを引き出すためにも，来局時の問診では，患者さんに語ってもらうオープンエンドクエスションを用いたコミュニケーションを工夫していきましょう．

増悪要因を踏まえたセルフケアの確認と療養指導の実施

入院歴を有する心不全の患者さんの場合，過去に心不全を発症もしくは増悪した際の原因に注目することが重要です．「患者さんフォローの勘どころ」の項で述べた医学的要因と患者側の要因を想起し，目の前の患者さんはどのような増悪要因をもつかを把握するように努めましょう．塩分摂取量の改善など，患者側の要因に注目した支援を行うことが重要ですが，結果的に医学的要因である高血圧のコントロール是正につながることもあるため，**実践可能な要素と患者さん自身が「改善できる」と能動的に目標を立てて行えるかを重視した介入**が有効です．そして，目標に対して進捗や心不全症状の確認を行い，受診行動につなげて欲しい症状，サインについて，定期的に確認・啓発することが望ましいと言えます．

HFpEF の患者さんへの支援

HFpEF は高齢の女性に多くみられ，併存疾患が多いことが特徴です．具体的には**心房細動，高血圧，冠動脈疾患，２型糖尿病，慢性腎臓病などを合併することが多い**とされています[8]．

HFpEF の標準治療薬は SGLT2 阻害薬であり，うっ血に応じて利尿薬が処方されているケースが多いと思われますが，薬剤師としての支援はむしろ併存疾患に目を向けることにあると言えます．例えば本症例では，患者インタビューや処方内容から高血圧と心房細動を合併していることがわかります．サクビトリルバルサルタンは心不全に対する用法（１日２回）で処方されていますが，高血圧症の既往をかんがみて家庭血圧測定の有無を確認するとともに，収縮期血圧が130 mmHg 未満にコントロールされているかを評価すること

も重要な支援と言えます．

さまざまな併存疾患をもつHFpEFでは，循環器内科のみを受診しているとは限らず，生活習慣から薬物治療に至るまで個々の病状を適切に把握した支援が必要となります．こうした背景より，**多様性をもつHFpEFへの介入は**，特に薬局薬剤師によるかかわりが重要であり，**診療科横断的な知識をもつ薬剤師冥利に尽きると言えます**．

SGLT2阻害薬のフォロー

SGLT2阻害薬の内服中は，**表3**に示す内容を中心にフォローします．HFpEFでは高齢の女性が多く，併存疾患がさまざまであることを踏まえて支援を進めましょう．例えば，定期的に入浴や清拭を行えるような身体活動や環境が保たれているかどうかを確認することで，性器・尿路感染症の回避に貢献できます．また，併存疾患を中心とする手術・検査前の休薬に関する支援を行うことも考えられます．

表3 ● SGLT2阻害薬内服中のフォロー

注意すること	具体的なアクションの例
脱水	● 水分制限は原則不要 ● 利尿薬の用量設定にも注意
性器・尿路感染症	● 女性に発現しやすい ● 清潔ケアの励行
ケトアシドーシス	● シックデイへの注意 ● 糖尿病合併例では特に
手術・検査前の休薬	● 併存疾患の多さからも要注意

第5章 心不全

　心不全は，高齢になればなるほど罹患者率が高くなることが知られています．実際に，心不全の発症や増悪を理由に入院した患者さんの平均年齢が75歳を超える施設も多くなっています．また，循環器病には高血圧，脂質異常症，糖尿病などのリスク疾患があり，その薬物治療も並行されるため，内服する薬剤数が増えていくのも宿命と言えるかもしれません．

PIMsの回避

　心不全はすべての循環器病の行く末に位置している病態でもあることから，患者さんの高齢化とともに内服薬の剤数が過剰に多くなる「ポリファーマシー」が問題となっています．心不全の患者さんでは，体液貯留の観点からNSAIDsやチアゾリジン系糖尿病治療薬を，またLVEFの低下した心不全では心機能増悪の観点からVaughan Williams分類Ⅰ群の抗不整脈薬の投与を回避することが重要となります．

　さらに高齢者に対して，潜在的に投与が不適切と言われている薬剤（potentially inappropriate medications：PIMs）を回避する視点をもつことも大切です．ポリファーマシーにおけるPIMsを検出する基準として，STOPP criteriaやBeers Criteriaが知られています．心不全の患者さんは平均10剤以上の内服を必要とする場合も少なくない中，循環器病の治療に関連しないPIMsはポリファーマシーの原因となり，特に身体機能の低下した高齢者においては死亡率の上昇と関連していると報告されています[9]．

　私たち薬剤師は，循環器内科のみならず治療中の疾病および薬歴を診療科横断的に観察できる立場にあります．この利点を最大限に活かし，PIMsの回避を提案していくこともまた，心不全の予後改善に貢献しうることを忘れてはならないのです．

練習問題

心不全療養指導およびHFpEFに関する以下の記述のうち，誤っているものをすべて選べ．

a）高血圧のコントロール不良などの医学的要因は，塩分摂取量の見直しなど患者側の要因の是正により改善できるものもある

b）服薬アドヒアランスが不良の心不全の患者さんには，調剤形式を一包化とすることで改善できる場合が多い

c）HFpEFとはLVEF 50%以上の心不全を指し，標準治療薬はSGLT2阻害薬である

d）心不全の患者さんの高齢化は今後ますます進むことが想定されており，身体機能の低下した高齢者に対する潜在的不適切処方の回避を支援することは，予後改善につながる

第5章 心不全

解答 b

　心不全の患者さんの服薬不徹底につながる背景には，治療効果を実感していないことや医療に対するリテラシーなどがあり，さまざまな要素が複雑に絡み合っているとされています．治療効果を実感していない場合には，急性心不全を発症した際の症状体験とその改善過程を踏まえた服薬目的の結び付けなど，患者さん個人の状態に応じた要因の評価，適切な介入が不可欠となります．

■ 文献

1) 日本循環器学会／日本心不全学会：急性・慢性心不全診療ガイドライン（2017年改訂版）
https://www.j-circ.or.jp/cms/wp-content/uploads/2017/06/JCS2017_tsutsui_h.pdf（2024年7月閲覧）

2) Tsuchihashi M, et al：Clinical characteristics and prognosis of hospitalized patients with congestive heart failure--a study in Fukuoka, Japan. Jpn Circ J, 64：953-959, 2000（PMID：11194290）

3) 日本心不全学会：心不全手帳（2022年10月第3版）
https://www.asas.or.jp/jhfs/topics/shinhuzentecho.html（2024年5月閲覧）

4) Maddox TM, et al：2021 update to the 2017 ACC expert consensus decision pathway for optimization of heart failure treatment: Answers to 10 pivotal issues about heart failure with reduced ejection fraction: A report of the American college of cardiology solution set oversight committee. J Am Coll Cardiol, 77：772-810, 2021（PMID：33446410）

5) Bozkurt B, et al：Universal definition and classification of heart failure: A report of the heart failure society of America, heart failure association of the European society of cardiology, Japanese heart failure society and writing committee of the universal definition of heart failure: Endorsed by the Canadian heart failure society, heart failure association of India, cardiac society of Australia and New Zealand, and Chinese heart failure association. Eur J Heart Fail, 23：352-380, 2021（PMID：33605000）

6) Solomon SD, et al：Dapagliflozin in heart failure with mildly reduced or preserved ejection fraction. N Engl J Med, 387：1089-1098, 2022（PMID：36027570）

7) Anker SD, et al：Empagliflozin in heart failure with a preserved ejection fraction. N Engl J Med, 385：1451-1461, 2021（PMID：34449189）

8) Kittleson MM, et al：2023 ACC expert consensus decision pathway on management of heart failure with preserved ejection fraction: A report of the American college of cardiology solution set oversight committee. J Am Coll Cardiol, 81：1835-1878, 2023（PMID：37137593）

9) Uemura Y, et al：Prognostic impact of polypharmacy and discharge medications in octogenarians and nonagenarian patients with acute heart failure. Heart Vessels, 39：514-523, 2024（PMID：38386100）

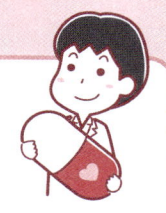

2 冠動脈疾患
発症と再発を防ぐ！支援の継続が大切です

本間美久子

これだけは必ずチェック

☑ 冠動脈疾患を再発させない！ 冠危険因子の管理はできていますか？

☑ 心不全を発症させない！ ステージ B から C への進行を食い止めよう！

☑ 心不全を再発させない！ ステージ C 以降，心不全の再増悪を防ぐ管理はできていますか？

症例

60代，男性，身長160 cm，体重60 kg，LVEF 39 ％

【患者背景】2年前にST上昇型心筋梗塞（STEMI）で左冠動脈前下行枝に経皮的冠動脈インターベンション（PCI）が施行され，薬剤溶出性ステントを留置されている．

患者さん「仕事中に息切れをするようになって，しばらくは我慢していました．夜，横になると眠れないほど苦しくなって受診をしたら，心不全だと言われました．3週間くらい入院して，点滴を受けたりしました．2年前の心筋梗塞では10日間くらいで退院したので，それに比べると長い入院でした．
　今日は退院してからはじめての外来です．朝1回の薬が，朝と夕に2回飲む薬に変わったみたい．今は息切れもないし，とても元気だけど，この薬はいつまで飲み続けるのでしょうか？」

処方内容

①
● プラスグレル（エフィエント®）錠3.75 mg　1回1錠

- ピタバスタチンカルシウム（リバロ®）OD錠4 mg　1回1錠
- エゼチミブ（ゼチーア®）錠10 mg　1回1錠
- スピロノラクトン（アルダクトン®A）錠25 mg　1回1錠
- ビソプロロールフマル酸塩（メインテート®）錠2.5 mg　1回1錠
- エンパグリフロジン（ジャディアンス®）錠10 mg　1回1錠
- アゾセミド（ダイアート®）錠30 mg　1回0.5錠
  1日1回　朝食後　28日分

② サクビトリルバルサルタン（エンレスト®）錠50 mg　1回1錠
  1日2回　朝・夕食後　28日分※
  ※ペリンドプリル（コバシル®）錠4 mg　1回1錠
    1日1回　朝食後　より切り替え

患者さんフォローの勘どころ

1 療養指導・モニタリングのコツ

心不全ステージを意識しよう

　まずは心不全ステージ進展表（図1）を参考に現在地を確認し，治療目標を患者さんと共有しましょう．本症例は，ステージがpre-HF（前心不全）であるステージBからHF（心不全）であるステージCへ進行した心不全の初回入院後，はじめての外来後に来局されたシーンをとり上げています．この時点での治療目標は，心不全の再増悪や再入院を防ぐことになりますが，冠動脈疾患を合併する本症例では特に，冠危険因子の管理を意識したフォローが重要です．

　退院後はじめての外来なので，まずは入院中にどの程度の療養指導がなされ，どのくらい理解が出来ているかを確認する必要があります．日々の体重や血圧，自覚症状の有無などを把握する習慣が身についているかを確認し，適切な受診行動がとれるように療養支援

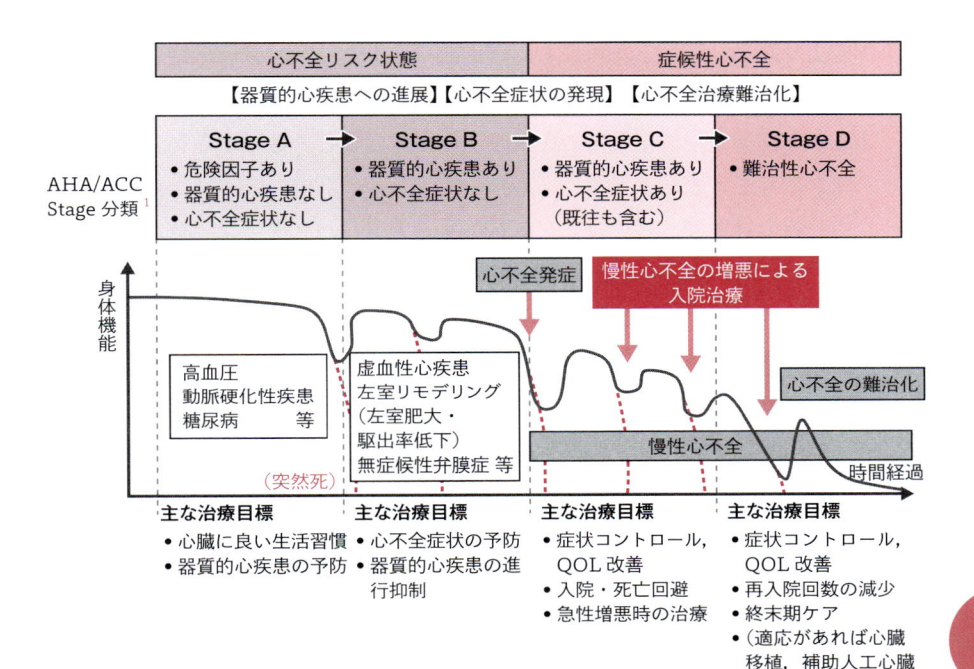

図1 ● 心血管疾患から心不全への臨床経過と各ステージにおける主な治療目標イメージ

心不全患者は，無症状のリスク状態から症候性心不全へと進行・悪化を続けており，それぞれのステージにおける主な治療目標は異なる.

1：2013 ACCF/AHA guideline for the management of heart failure Circulation. 2013 ;128:e240-327.
文献1より引用

を継続していきます．記録が可能な方には，医療・介護従事者とともに内容を確認できるよう，心不全手帳や血圧手帳の活用を勧めるとよいでしょう.

再発の予防を支援しよう

冠動脈疾患の再発は，心機能のさらなる低下を招きます．心不全の標準的な療養指導に併せて，冠動脈疾患の再発予防のために，**冠危険因子**の管理が重要です．**高血圧，脂質異常症，糖尿病，喫煙**は特に注意が必要です.

抗血栓薬を服用中の患者さんは，頭蓋内出血という重大な出血の

第**5**章 心不全

発生リスクを下げるためにも，家庭血圧を 125/75 mmHg 未満で管理することが推奨されています[2]．抗血栓薬は継続期間が適切であるかを確認し，消化管出血を示唆する便潜血などの症状がないかの聞き取りをしましょう．

脂質の管理は，ストロングスタチン（アトルバスタチン，ロスバスタチン，ピタバスタチン）が最大用量で処方されていること，LDLコレステロール < 70 mg/dL が達成されていることを確認します．目標を達成していない場合は，エゼチミブや PCSK9 阻害薬の追加を検討することが必要です．

糖尿病を合併している場合は，HbA1c < 7.0 ％を目標に血糖コントロールが必要です（実際の治療目標は，年齢，罹病期間，低血糖の危険性，サポート体制などを考慮して個別に設定します）．

本人はもちろん，家族も含めた厳格な禁煙指導も不可欠です．冠危険因子の管理は，薬物治療だけでなく，生活習慣とも深くかかわっています．運動や食事などの生活習慣是正のための療養支援も欠かせません（詳しくは第2章を参照）．

② 病院と保険薬局で情報をつなぐポイント

薬物治療を続けていただくために

冠動脈疾患が背景にある心不全では，心不全の標準治療薬の他，冠危険因子是正のための薬剤の使用も欠かせません．冠危険因子の管理は，心不全ステージが進行しても基本的に一生涯継続されます．その結果，薬剤数が非常に多くなり，患者さんの自己負担額も増加します．十分な説明と理解がないまま薬物治療を継続しようとすれば，自己中断による症状の悪化を招く恐れもあります．**治療目標や成果をできるだけ可視化・数値化**し，治療の意義を十分に理解していただくことが大切です．

治療目標をみんなで共有しよう

　特に，高血圧，脂質異常症，糖尿病，喫煙の冠危険因子はそれぞれの治療目標や成果を数値化しやすい因子です．ステージA以前の一次予防とステージB以降の二次予防では目標値が異なるため，現在のステージおよびステージごとの**目標値を病院・薬局で共有し，患者さんに理解していただく**ことが重要です．ステージAやBの段階で，血圧や脂質などを数値化して患者さんと共有する習慣ができていると，治療成果の「見える化」につながり，患者さんにモチベーションを維持してもらいやすくなります．

　心不全の薬物治療は効果を実感しにくいと言われており，心不全発症後の支援時においてもB型ナトリウム利尿ペプチド（B-type natriuretic peptide：BNP）やその前駆体であるN末端-proBNP（NT-proBNP）などの経過を「見える化」することは，生涯にわたる治療継続が必要な患者さんにとってのコンコーダンス（患者さんの生活スタイルと治療の調和）形成につながる可能性があります．

検査値の情報（BNPやNT-proBNP）を活かそう

　BNP/NT-proBNPは，心不全などにより心臓がダメージを負った状態のとき，心臓を保護するために分泌されるナトリウム利尿ペプチド（natriuretic peptide：NP）とよばれるホルモンの一種です．交感神経系やRAAS（renin-angiotensin-aldosterone system：レニン・アンジオテンシン・アルドステロン系）の活性化に拮抗し，ナトリウム利尿，血管拡張，レニン・アルドステロン分泌の抑制作用などを有しています．心不全の重症度に応じて血中濃度が増加し，診断のみならず重症度や予後予測にも用いられるバイオマーカーです．

　これらのバイオマーカーは心不全の国際定義（Universal definition）において，心不全を診断するための基準値が設けられています（図2）．また，2023年には，日本心不全学会より「血中BNPやNT-proBNPを用いた心不全診療に関するステートメント2023年改

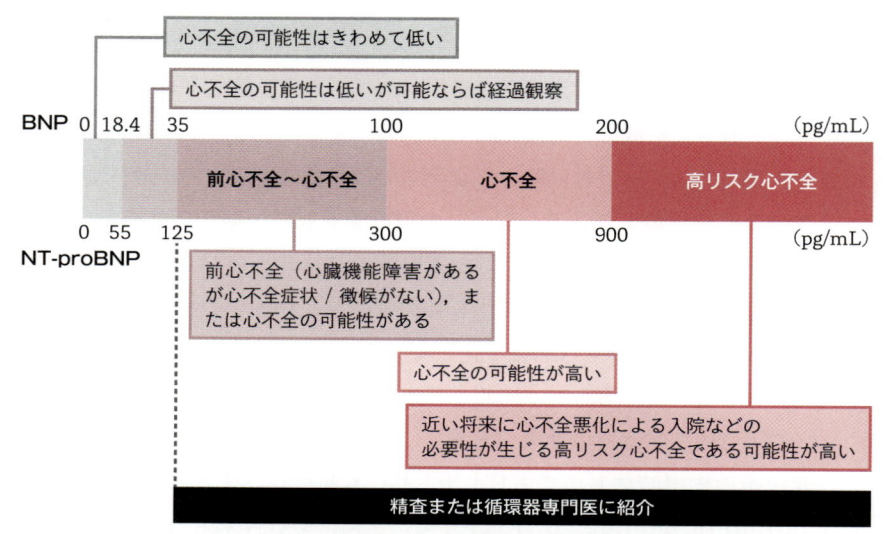

図2 ● BNP/NT-proBNP を用いた心不全診断や循環器専門医への紹介基準のカットオフ値
文献3より転載

訂版」が公表されています[3]．慢性心不全において，BNP/
NT-proBNPを定期的に測定すること，個々の症例に最適なBNP/
NT-proBNP値を見つけ目標値として管理していくことが重要です．
1つの基準として，前回と比較しBNPが40％以上，NT-proBNPが
30％以上上昇した場合は，心不全が増悪した可能性を考慮して早急
に介入していく必要があります（図3）．

抗血栓薬の継続

　基本的に生涯継続される薬剤が多数あるなかで，抗血栓薬の継続
期間に関しては注意が必要です．そのため，抗血栓薬の処方意図・
継続期間を共有しましょう．DAPTからSAPTへ変更するタイミン
グは，「薬剤が減った」として患者さんが病状を楽観視しやすい時期
でもあります．セルフケアや治療目標を改めて見直し，治療が中断
されないように工夫をする必要があります．

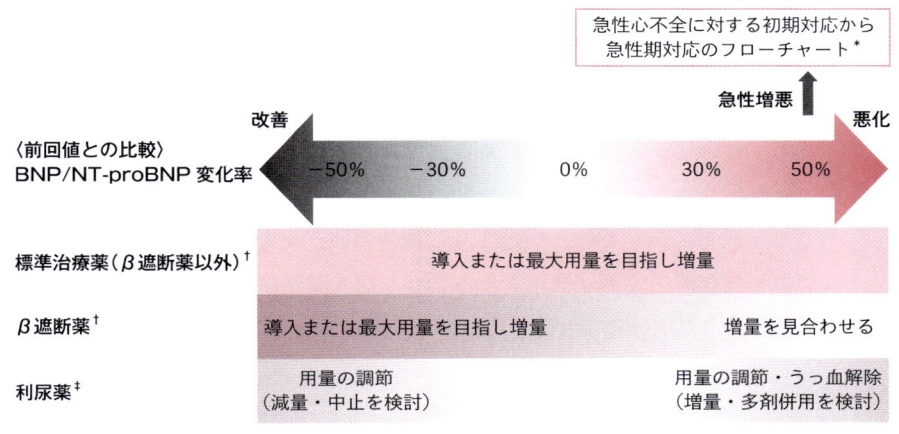

急性心不全に対する初期対応から
急性期対応のフローチャート*

図3 ● BNP/NT-proBNP を用いた慢性心不全管理

*日本循環器学会，日本心不全学会．急性・慢性心不全診療ガイドライン2017年改訂版，P79，図11参照．
†最新の心不全診療ガイドラインに準じて左室駆出率に応じた標準治療薬．血圧，心拍数，腎機能，電解質（特にカリウム値）に応じて忍容性がある限り目標用量まで増量する．
‡利尿薬はループ利尿薬，サイアザイド系利尿薬，バソプレシンV_2受容体拮抗薬，炭酸脱水酵素阻害薬，浸透圧利尿薬を指す．
文献3より転載

第5章 心不全

患者さんの日常に寄り添う支援を

心不全では，すべてのステージにおいて病院と地域（患者さんが実際に生活を営んでいく場所）でのシームレスな療養支援が欠かせません．患者さんの長い人生のなかで入院はほんの一瞬の出来事に過ぎず，その一瞬に密度が高く行われた療養支援をどれだけ病院の外・普段の生活のなかで継続できるかどうかが非常に重要です．

病院薬剤師はお薬手帳や薬剤管理サマリーを用いて，入院中に行った療養支援の内容を情報発信・共有していきましょう．本症例であれば，心不全の原因疾患や入院に至った経緯，今後心不全の再増悪のトリガーとなり得そうな因子が伝わると，薬局でのフォローアップがよりスムーズかもしれません．

薬局では，配合剤の使用や一包化など調剤上の工夫により患者さんのQOLが向上できそうであれば，積極的に介入してその情報を薬局から病院へとつなげていきましょう．退院後，普段の生活へ戻る

過程で服薬アドヒアランスの低下が考えられる患者さんに対して，一番近くで療養支援を継続できるのは薬局薬剤師です．心不全の発症や再増悪を示唆するようなサインが見受けられた際の受診勧告なども，続けていきましょう．療養支援に必要な情報が提示されていなければ，薬局から病院へ積極的に情報を確認していくことも大切です．患者さん一人ひとりの生活に寄り添い，患者さんやご家族が納得した状態で治療が継続されるよう，病院薬剤師と薬局薬剤師が協力し合うことが重要です．

処方の背景をおさえよう！

1 冠動脈疾患が背景にある心不全とは？

病態のおさらい

冠動脈は心臓に酸素や栄養を供給しています．動脈硬化や血栓によって冠動脈やその先の細動脈・微小血管が狭窄・閉塞し，心筋に充分な酸素が供給されない状態を虚血性心疾患と呼びます．**虚血性心疾患は，心不全の原因疾患として最も割合が高い**疾患です[4]．虚血性心疾患が原因の心不全は予後不良であり[5]，心不全ステージＡにおける冠動脈疾患の発症予防，ステージＢにおける心不全の発症予防は非常に重要です．

本症例は2年前に心筋梗塞を起こし，その後心不全を発症しています．壊死した心筋のみならず，心筋梗塞を起こしていない部分も時間の経過とともに収縮力の低下や心室の拡張が起こることが報告されています．これを，リモデリングと呼びます（図4）．

リモデリングとは？

リモデリングは，心不全の前段階である心不全ステージＢの段階

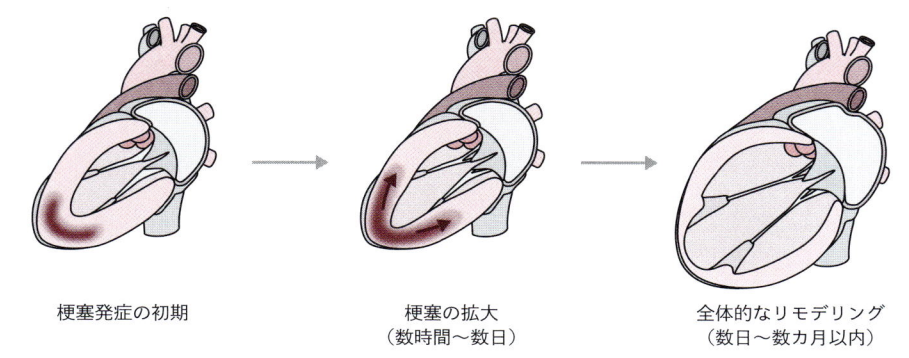

梗塞発症の初期　　　　　　　梗塞の拡大　　　　　　　　全体的なリモデリング
　　　　　　　　　　　　　　（数時間～数日）　　　　　　（数日～数カ月以内）

図4●心尖部の心筋梗塞後の左室リモデリング

文献6より引用
1. 梗塞発症時（この場合は心尖部梗塞）には，心室全体の形状に臨床的に有意な変化はない
2. 数時間から数日のうちに，梗塞の影響を受けた心筋領域が拡大し，薄くなりはじめる
3. 数日から数カ月以内に全体的なリモデリングが起こり，心室全体の拡張，収縮機能の低下，僧帽弁機能障害，動脈瘤の形成が起こる

からはじまっています．心筋がこれ以上傷まないようにすることを「**リモデリング予防**」と呼び，傷んだ心筋を回復させることを「**リバースリモデリング**」と言います．

心筋梗塞後の患者さんでは，心不全を発症していなくともACE阻害薬を使用し，リモデリングを予防します．ACE阻害薬は冠動脈イベントの抑制効果に優れ[7]，ACE阻害薬に忍容性がなく導入できない場合に限り，アンジオテンシンII受容体拮抗薬（ARB）を使用します．β遮断薬にはリモデリング予防・リバースリモデリング作用の他，抗不整脈作用により突然死を予防する効果もあります．左室駆出率が低下した患者さんでは，MRAを使用して心不全の発症を予防します．

心血管イベント進行のイメージをもとう

冠動脈疾患には，胸痛などの症状を認めない「無症候性心筋虚血」という状態があります．心不全の発症後，入院後の原因検索の過程で虚血性心疾患が発見されることがあります．このような病態では，慢性的なリスク因子による心筋虚血の状態に，更に運動負荷や精神

第**5**章 心不全

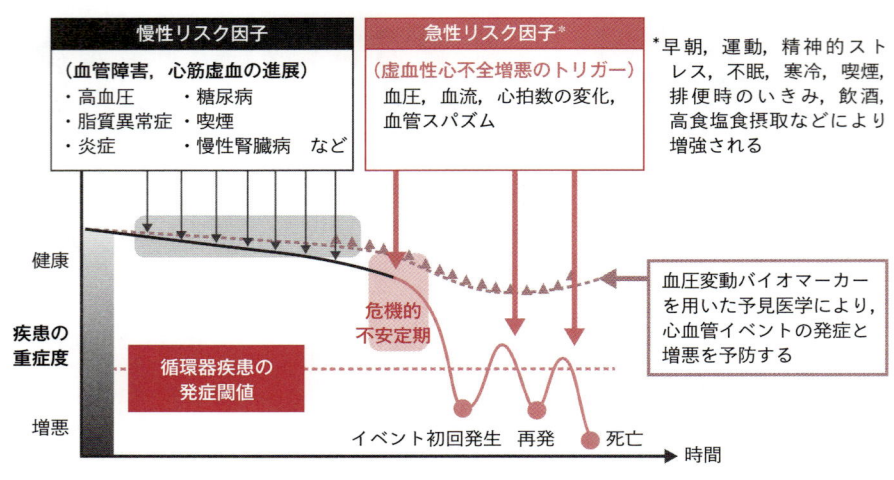

図5 ● 心血管イベントの進展
文献8より引用

的ストレス・発作性心房細動による頻脈などの急性のリスク因子が作用し，心筋への酸素供給と需要のバランスが崩れることにより急性の心不全が発症します（図5）．

　無症候性心筋虚血に伴う心不全では，心不全の発症まで定期内服がない患者さんも多く，内服の習慣づけが必要です．慢性リスク因子と急性リスク因子では共通する部分もあり，それぞれについて理解を深めておく必要があります．

② 処方のなぜ？を読み解く

心不全の薬物治療

　本症例は左室駆出率が低下した心不全，HFrEF です．**HFrEF の治療**では，標準治療薬として**アンジオテンシン受容体ネプリライシン阻害薬（ARNI）＋β遮断薬＋MRA＋SGLT2阻害薬**を組み合わせて使用することが推奨されており（図6），この4剤の組み合わせは「fan-

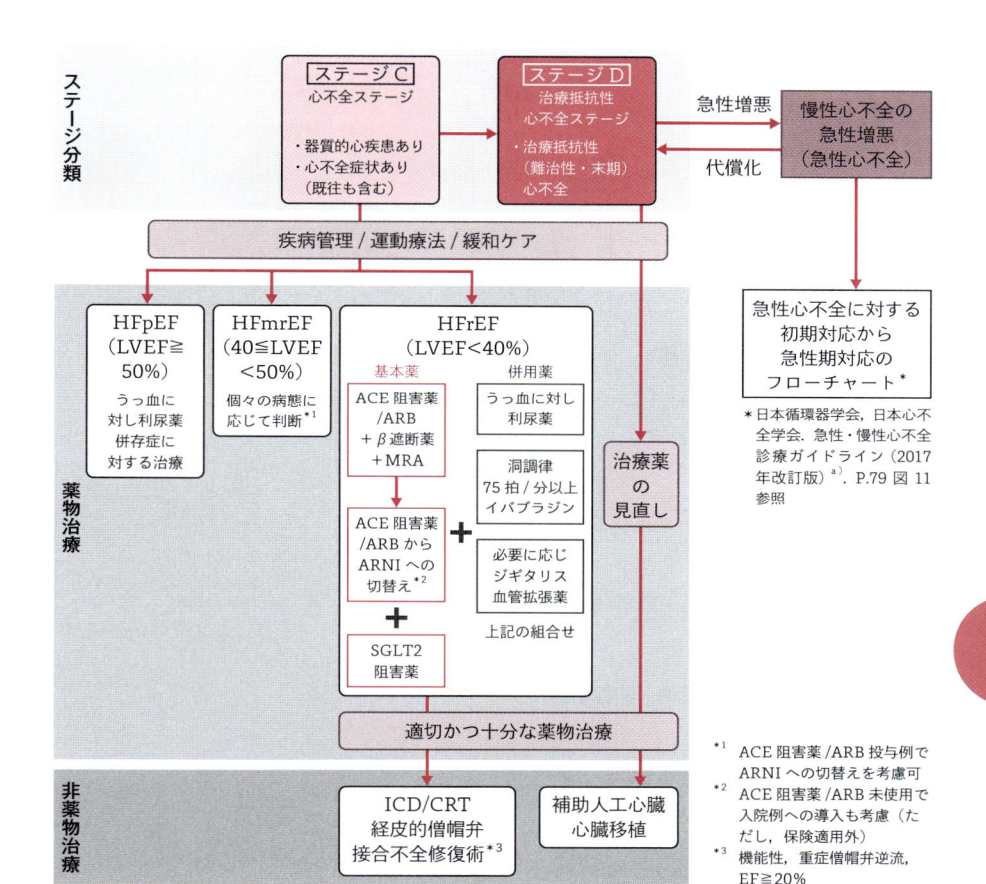

図6 ● 心不全治療アルゴリズム

a) 日本循環器学会，日本心不全学会．急性・慢性心不全診療ガイドライン（2017年改訂版）．https://www.j-circ.or.jp/cms/wp-content/uploads/2017/06/JCS2017_tsutsui_h_190830.pdf
日本循環器学会/日本心不全学会：2021年JCS/JHFSガイドラインフォーカスアップデート版急性・慢性心不全診療．https://www.j-circ.or.jp/cms/wp-content/uploads/2021/03/JCS2021_Tsutsui.pdf（2024年7月閲覧）

tastic four：F4」「quadruple therapy」などと呼ばれています（**図7**）．

現在，日本で使用されている薬剤としては，ARNI（サクビトリルバルサルタン），β遮断薬（カルベジロール，ビソプロロール），MRA（スピロノラクトン，エプレレノン），SGLT2阻害薬（ダパグリフロジン，エンパグリフロジン）があります．診療ガイドラインに基づく標準的治療（guideline directed medical therapy：GDMT）では，

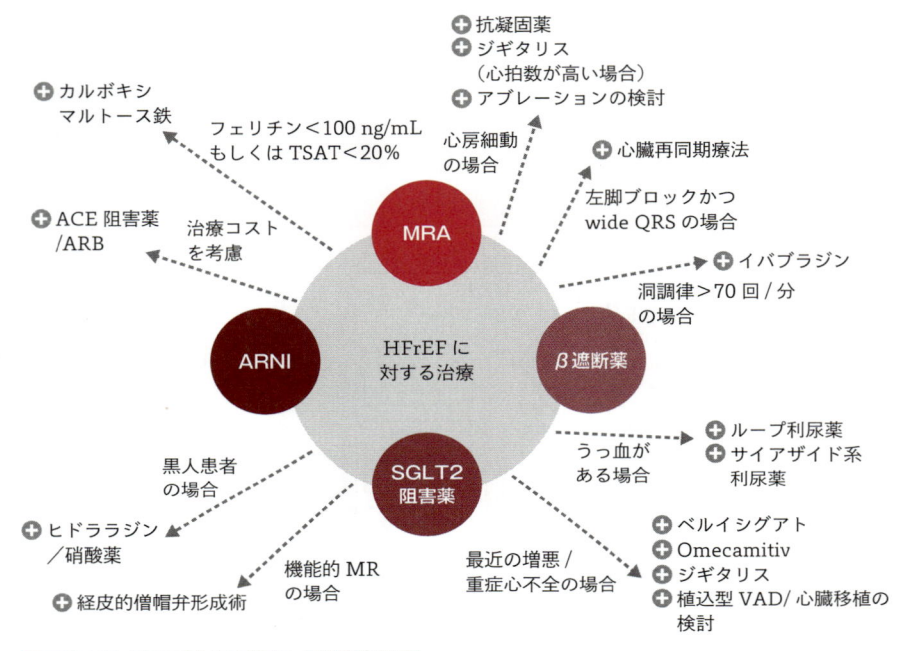

図7 ● HFrEF に対する薬物／非薬物治療

文献10より引用
MR：僧帽弁閉鎖不全症，TSAT：トランスフェリン飽和度，VAD：補助人工心臓.
Omecamitiv：日本では未承認

これらの薬剤をなるべく早期から導入し，最大耐用量への増量（アップタイトレーション）を行い，継続していくことが非常に重要です．

薬物治療の課題点

本症例であれば，患者さんの状態に合わせながら，ビソプロロールは 5 mg/ 日，サクビトリルバルサルタンは 1 回 200 mg を 1 日 2 回（400 mg/ 日），スピロノラクトンは 50 mg/ 日までの増量を試みます．しかし，実臨床では低血圧や徐脈など，さまざまな理由でGDMTを導入できないことも多々あります．このとき，本来GDMTを導入できるはずの症例に対して「血圧が低めだから降圧作用のあるARNIは増量しにくいだろう」「高齢者だから筋肉量を低下させるSGLT2

阻害薬は導入しにくいだろう」などときちんとした評価をせずに標準治療がなされないこと，治療目標が達成されていないにもかかわらず治療が適切に行われていない状態を**クリニカルイナーシャ**（clinical inertia），臨床的惰性と言います．クリニカルイナーシャを避けながら，患者さん個々に対して最適なGDMTを実践するためには，それぞれの薬剤の特徴や注意点をよく理解しておく必要があります．

Fantastic four をおさえよう

Fantastic four は，心不全においていずれも**生命予後の改善**という患者さんにとっては実感のない，効果が目に見えにくい意図をもって使用される薬剤です．目に見えづらくとも，内服によって心保護の効果が発揮されていることを，来局時の体調確認や心不全手帳の記録・検査値などから読み取り，**できるだけ効果が「目に見えやすい」形で患者さんへお伝えする**ことが重要です（表1）．

表1 ● Fantastic four の特徴と注意事項

ARNI（サクビトリルバルサルタン：エンレスト®）	
薬効薬理	● ARBのもつRAAS抑制効果＋サクビトリルのネプリライシン阻害作用によるナトリウム利尿ペプチドの血中濃度上昇 ● リモデリング予防/リバースリモデリング，血管拡張作用の他，利尿効果も有する
用法用量	● 1日2回　最大1回200 mgを1日2回（400 mg/日） ● 少量から開始し，最大耐用量までのアップタイトレーションを試みる
特徴	● 降圧効果が強い 　→めまいやふらつきに注意 　→心不全においては，心保護作用が目的で使用されていることをきちんと説明する ● ネプリライシン阻害作用により内因性のBNPの分解が抑制される 　→使用開始の初期はBNPが一時的に増加する薬剤であり，必ずしも心不全が悪化しているわけではない旨をお伝えする ● ACE阻害薬/ARBからの切り替えで使用 　→ACE阻害薬からの切り替え時は血管浮腫が発現する恐れがあるため，36時間以上間隔をあける ● 周術期の休薬について確認が必要
副作用	● 血圧低下 ● 腎機能障害 ● 高カリウム血症

（次ページにつづく）

第5章 心不全

来局時 確認事項	● 血圧：めまいやふらつき，測定の記録（血圧手帳） ● 検査結果：腎機能，血清カリウム値

β遮断薬（ビソプロロール：メインテート®，カルベジロール：アーチスト®）	
薬効薬理	● 交感神経抑制によるリモデリング予防/リバースリモデリング作用の他，抗不整脈作用や心拍数を減少させる効果を有し，頻脈性不整脈（心室性不整脈の予防）や，レートコントロールにも用いられる
用法用量	● いずれも少量から開始し，最大耐用量までのアップタイトレーションを試みる（不整脈に用いる場合にはその限りではない） 【カルベジロール】 ● 1日2回　最大1回10 mgを1日2回（20 mg/日） 【ビソプロロール】 ● 1日1回　最大1回5 mgを1日1回（5 mg/日）
特徴	● 心収縮力を低下させる作用（陰性変力作用）があるため，導入時に心不全を増悪させる恐れがある 【カルベジロール】 ● α受容体遮断作用・非選択的β受容体遮断作用を有する．β_2受容体遮断作用もあるため，気管支喘息の患者には原則使用を避けた方がよい ● ビソプロロールよりも心拍数を下げにくい 【ビソプロロール】 ● 選択的にβ_1受容体のみを遮断するため，気管支喘息の患者にも使いやすい ● 貼付剤が存在する（半減期が長い）※心不全に対する適応はなし
副作用	● 徐脈 ● 低血圧
来局時 確認事項	● 脈拍数：めまいやふらつき ● 血圧：めまいやふらつき，測定の記録（血圧手帳）

MRA（スピロノラクトン：アルダクトン®，エプレレノン：セララ®）	
薬効薬理	● Naの再吸収や心臓の線維化を促進させるアルドステロンの働きを抑える ● リモデリング予防/リバースリモデリング作用の他，降圧作用，利尿作用を有する
用法用量	● いずれも1日1回50 mgが最大投与量（慢性心不全）
特徴	● カリウム保持性利尿薬であり，しばしば心不全の患者のうっ血解除に用いられる ● ループ利尿薬などの非カリウム保持性利尿薬による低カリウム血症を防ぐ役割も果たす ● 高カリウム血症を懸念した中止率が高い ● 心不全の患者におけるカリウムの適正値を確認しながら，場合によってはカリウム吸着薬を併用しながら継続することも考慮する ● 特に腎機能低下時に血清カリウムが高値の際は，減量するなどの対策が必要
副作用	● スピロノラクトンでは女性化乳房（エプレレノンはミネラルコルチコイド受容体への選択性が高く，ステロイドホルモン受容体に対する親和性が低いため，スピロノラクトンと比較して女性化乳房などのホルモンに関連する副作用が少ない） ● 高カリウム血症 ● 低血圧 ● 急性腎不全

（次ページにつづく）

来局時確認事項	● 血圧：めまいやふらつき，測定の記録（血圧手帳） ● 尿量：トイレに通う頻度 ● 検査結果：腎機能，血清カリウム値 ● スピロノラクトン使用者に関しては胸の張り

SGLT2阻害薬 （ダパグリフロジン：フォシーガ®，エンパグリフロジン：ジャディアンス®）	
薬効薬理	● 作用機序はあまりよくわかっていないが，利尿（ナトリウム利尿＋浸透圧利尿），交感神経過剰興奮の低減，心筋エネルギー代謝効率の改善，心筋収縮力の改善，腎エリスロポエチン分泌亢進によるヘマトクリット増加などの働きが心不全の予後改善をもたらすとされている
用法用量	● いずれの薬剤も1日1回10 mgが固定量で使用される（慢性心不全）
特徴	● EFにかかわらず有効性が証明されている ● 糖尿病治療薬としても使用されている ● 食事摂取不良時などは休薬を検討する ● 周術期の休薬についても確認が必要 ● 尿路感染症や性器感染症をくり返している患者，陰部の清潔を保てない患者に関しては導入を慎重に検討する
副作用	● 尿路感染症，性器感染症 ● 低血糖 ● ケトアシドーシス
来局時確認事項	● 排尿時の違和感や痛み，発熱 ● ふらつきやだるさはないか ● 食事の状況 ● 検査結果：腎機能

第5章
心不全

ARNIへなぜ変更されたの？

　今回の外来で，ペリンドプリル（ACE阻害薬）がサクビトリルバルサルタン（ARNI）へ変更になりました．ARNIは，ARBであるバルサルタンと，ナトリウム利尿ペプチドの分解酵素であるネプリライシンを阻害するサクビトリルの複合体です．ARBのもつRAAS抑制効果と，サクビトリルの代謝物がネプリライシンを阻害し，アルドステロンの分泌抑制作用をもつナトリウム利尿ペプチドの血中濃度を上昇させることにより，心不全に対して有益な効果をもたらすとされています（図8）.

　ベースに心不全がない心筋梗塞の場合，心血管死や心不全入院の予防において，ARNIのACE阻害薬に対する優越性は現段階では示

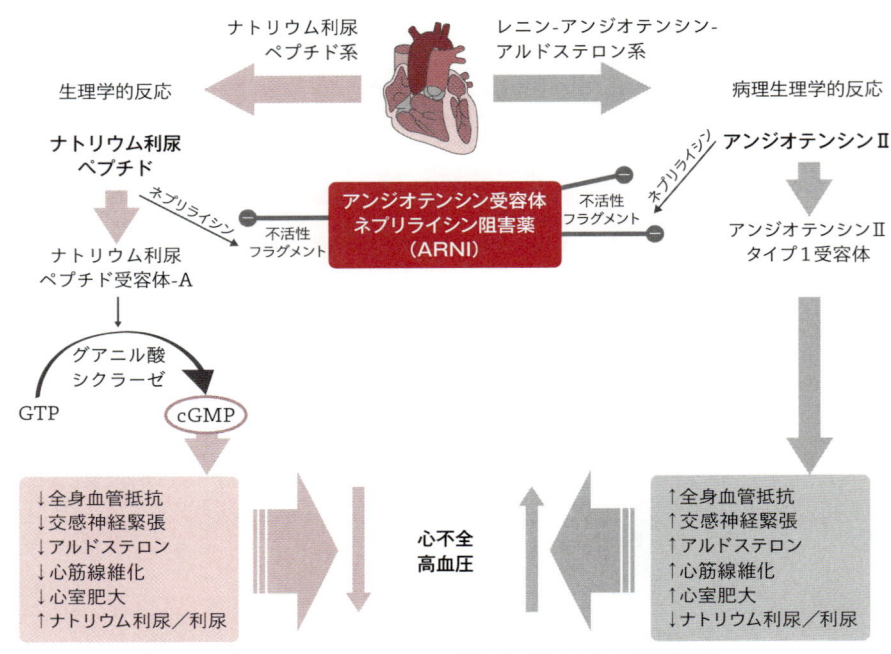

図8 ● サクビトリルバルサルタンによるNP系およびRAASの調節機構
文献11より引用

されていません[12]．しかし心不全の発症後，HFrEFにおいては，ACE阻害薬に対してARNIの優位性が示されています[13]．本症例もステージBの段階では心不全の発症を予防する目的（リモデリング予防や冠動脈イベント再発の予防）でACE阻害薬が使用されており，今回の心不全発症（ステージCへの移行）を機に，より心不全の増悪抑制に有効とされるARNIへ切り替わったと考えられます．

ARNIへ切り替える際の注意点

ACE阻害薬からARNIへ切り替える際には，**血管浮腫**があらわれる恐れがあるため，**ACE阻害薬の最終内服から必ず36時間あけてARNIを使用**します．適切な切り替え期間を設けてARNIを開始した後も，血管浮腫には注意が必要です．咽頭浮腫を示唆するような

喉の違和感などが発現したら，すぐに受診するように伝えましょう．

　また，ARNI導入時は**血圧低下**に注意が必要です．ARNIの他，β遮断薬やミネラルコルチコイド受容体拮抗薬（MRA）も心保護作用を目的として使用されていますが，いずれも血圧を下げる作用があります．血圧の数値が低くなっていたとしても，めまいやふらつきといった症状がない限りは継続することが望ましく，内服中断につながるようなエピソードを起こさせないような生活指導も大切です．服薬指導の際は，「立ち上がるときは一呼吸おいてゆっくり起き上がるようにする」など，生活上の注意点も一言添えましょう．

　今回の処方変更により，今まで1日1回朝のみだった内服が，1日2回の朝・夕に増え，自己負担額も増加しています．服用回数や自己負担額の増加は，服薬アドヒアランス不良の原因となり得ます[14]．GDMTの遵守も重要ですが，患者さんが確実に薬物治療を継続できるように支援していくことが求められています．

③ もう一歩踏み込んで知っておこう！

　「fantastic four」という言葉が浸透し，今やARNIはHFrEFの標準治療薬として欠かせない薬剤になりました．HFrEFを対象としたPARADIGM-HF試験[15]において，ARNIはエナラプリル投与群と比較して心血管死と心不全再入院の発生率がいずれも有意に低く，総死亡に関しても好ましい結果が得られています．HFrEFの原因疾患が虚血性心疾患か否かで，有効性に差はありません．

　一方で，HFpEFを対象としたPARAGON-HF試験[16]では，ARNIの有意な予後改善作用は示されませんでした．しかし，その後の関連研究において，LVEF ≦ 60％の心不全の患者さんにおいて有効性が期待できることが示唆されています[17]．

　心不全以外に関しても検証が行われており，急性心筋梗塞後の患者さんを対象に行われた試験としてPARADISE-MI試験[12]がありま

す．ベースに心不全がない心筋梗塞の場合，心血管死・初回心不全入院の複合エンドポイントにおける ARNI の ACE 阻害薬に対する優越性は現段階では示されていません．今回の症例でも，心不全の発症までは ACE 阻害薬が投与され，心不全の発症後に ARNI に切り替える，という薬物治療がなされていました．

　ARNI に限らず，心不全のすべての治療に関する研究は日進月歩で更新されていきます．最新のエビデンスを確認しておくことも必要です．

練習問題

冠動脈疾患が背景にある心不全に関する以下の記述のうち，正しいものを 2 つ選べ．

- a）急性心筋梗塞後，LDL コレステロールが 70 mg/dL まで下がったので，もうコレステロールを下げる薬は飲まなくてもよい
- b）心不全の治療薬は，症状がなくても内服を続けることが重要である
- c）血圧が高くなければ，血圧を下げる可能性のある β 遮断薬や ARNI，ACE 阻害薬，MRA は飲まなくてもよい
- d）内服回数の増加や自己負担額が大きいことは，服薬アドヒアランス不良の要因となり得る

解答 b, d

a：急性心筋梗塞後の二次予防では，LDLコレステロール＜70 mg/dLが目標とされています[18]．しかし，あくまでガイドラインの推奨は「ストロングスタチンを忍容可能な最大用量で投与する」ことであり，目標値を達成したからといって内服を中止してよいわけではありません．また，一次予防と二次予防では目標値が異なり，健康診断などで指摘をされなくても脂質異常症治療薬の内服継続が必要ということも，説明しておく必要があります．

b：特にHFrEFの標準治療薬である心保護薬は効果が目に見えづらいですが，心不全の増悪予防のために内服を続けなければいけません．

c：血圧の数値が低くなっていたとしても，めまいやふらつきといった症状がない限りは継続することが望ましく，内服の中断につながるようなエピソードを起こさせないような生活指導も大切です．

d：服薬アドヒアランス不良・内服中断につながりやすい原因を把握しておきましょう．

第5章 心不全

■ 文献

1）厚生労働省：第4回心血管疾患に係るワーキンググループ．資料2 心血管疾患の医療提供体制のイメージ（平成29年5月）
https://www.mhlw.go.jp/file/05-Shingikai-10901000-Kenkoukyoku-Soumuka/0000165484.pdf（2024年7月閲覧）

2）「高血圧治療ガイドライン2019（JSH 2019）」（日本高血圧学会高血圧治療ガイドライン作成委員会/編），ライフサイエンス出版，2019
https://www.jpnsh.jp/data/jsh2019/JSH2019_hp.pdf（2024年6月閲覧）

3）日本心不全学会：血中BNPやNT-proBNPを用いた心不全診療に関するステートメント2023年改訂版
https://www.asas.or.jp/jhfs/topics/files/bnp20231017.pdf?20231026（2024年6月閲覧）

4）Ide T, et al：Clinical characteristics and outcomes of hospitalized patients with heart failure from the large-scale Japanese registry of acute decompensated heart failure（JROADHF）. Circ J, 85：1438-1450, 2021（PMID：33853998）

5）Shiba N, et al：Poor prognosis of Japanese patients with chronic heart failure following myocardial infarction--comparison with nonischemic cardiomyopathy. Circ J, 69：143-149, 2005（PMID：15671603）

6）Jessup M & Brozena S：Heart failure. N Engl J Med, 348：2007-2018, 2003（PMID：12748317）

7）Savarese G, et al：A meta-analysis reporting effects of angiotensin-converting enzyme inhibitors and angiotensin receptor blockers in patients without heart failure. J Am Coll Cardiol, 61：131-142, 2013（PMID：23219304）

8）Kario K, et al：Systemic hemodynamic atherothrombotic syndrome（SHATS）- Coupling vascular disease and blood pressure variability: Proposed concept from pulse of Asia. Prog Cardiovasc Dis, 63：22-32, 2020（PMID：31810526）

9）日本循環器学会/日本心不全学会：2021年JCS/JHFSガイドラインフォーカスアップデート版急性・慢性心不全診療
https://www.j-circ.or.jp/cms/wp-content/uploads/2021/03/JCS2021_Tsutsui.pdf（2024年7月閲覧）

10）Bauersachs J：Heart failure drug treatment: the fantastic four. Eur Heart J, 42：681-683, 2021（PMID：33447845）

11）エンレスト®錠インタビューフォーム

12）Pfeffer MA, et al：Angiotensin receptor-neprilysin inhibition in acute myocardial infarction. N Engl J Med, 385：1845-1855, 2021（PMID：34758252）

13）McMurray JJ, et al：Angiotensin-neprilysin inhibition versus Enalapril in heart failure. N Engl J Med, 371：993-1004, 2014（PMID：25176015）

14）Maddox TM, et al：2021 Update to the 2017 ACC expert consensus decision pathway for optimization of heart failure treatment: Answers to 10 pivotal issues about heart failure with reduced ejection fraction: A Report of the American college of cardiology solution set oversight committee. J Am Coll Cardiol, 77：772-810, 2021（PMID：33446410）

15）Balmforth C, et al：Outcomes and effect of treatment according to etiology in HFrEF: An analysis of PARADIGM-HF. JACC Heart Fail, 7：457-465, 2019（PMID：31078482）

16）Solomon SD, et al：Angiotensin-neprilysin inhibition in heart failure with preserved ejection fraction. N Engl J Med, 381：1609-1620, 2019（PMID：31475794）

17）Vaduganathan M, et al：Sacubitril/Valsartan in heart failure with mildly reduced or preserved ejection fraction: a pre-specified participant-level pooled analysis of PARAGLIDE-HF and PARAGON-HF. Eur Heart J, 44：2982-2993, 2023（PMID：37210743）

18）日本循環器学会：急性冠症候群ガイドライン（2018年改訂版）
https://www.j-circ.or.jp/cms/wp-content/uploads/2018/11/JCS2018_kimura.pdf（2024年7月閲覧）

3 心房細動

心房細動と心不全，どちらが真犯人？

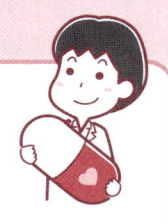

佐藤　洸

これだけは必ずチェック

- ☑ 抗凝固薬の至適用量と出血リスクを確認しよう！
- ☑ リスクとなる生活習慣の改善を促す療養指導を実践しよう！
- ☑ 心機能を意識した，レートコントロールとリズムコントロールを理解しよう！

症例

80代，女性，身長146 cm，体重45 kg，

血清クレアチニン値1.2 mg/dL（クレアチニンクリアランス22.4 mL/分），

LVEF 35％，受診時血圧100/65 mmHg，心拍数110回/分，K 4.6 mEq/L

【既往歴】糖尿病，高血圧，HFrEF，脳梗塞，深部静脈血栓症

【患者背景】5年前に下腿浮腫，起坐呼吸を主訴に心不全（HFrEF，EF35％）の診断で入院歴あり．2年前には深部静脈血栓症に対してワルファリンの内服歴があるが，消化管出血で緊急入院したこともある．内服薬は一包化されており，服薬アドヒアランスは良好であった．

患者さん「最近，胸がドキドキしてふらつくことがありました．5年前に心臓病で入院していました．先生に言ったら心電図をとってくれて，心臓がブルブル震えているから，血液の塊ができるかもしれないって言われて，新しく血液をサラサラにさせる薬が出ました．あと，腰が痛くて整形外科で痛み止めや，眠れないから別の内科で睡眠薬をもらっています．飲み合わせとか大丈夫でしょうか」

医療機関A　継続処方

①サクビトリルバルサルタン（エンレスト®）錠100 mg　1回1錠
　　1日2回　朝・夕食後　28日分

②

- ニフェジピン（アダラート®）CR錠20 mg　1回1錠
- スピロノラクトン（アルダクトン®A）錠25 mg　1回1錠
- ビソプロロールフマル酸塩（メインテート®）錠0.625 mg　1回2錠
- ダパグリフロジン（フォシーガ®）錠10 mg　1回1錠
- アスピリン（バイアスピリン®）錠100 mg　1回1錠
- ボノプラザン（タケキャブ®）錠10 mg　1回1錠
- リナグリプチン（トラゼンタ®）錠5 mg　1回1錠
　　1日1回　朝食後　28日分

医療機関A　追加処方

- エドキサバン　（リクシアナ®）錠15 mg　1回1錠
　　1日1回　朝食後　28日分

医療機関B　継続処方

- セレコキシブ　（セレコックス®）錠100 mg　1回1錠
- レバミピド　（ムコスタ®）錠100 mg　1回1錠
　　1日2回　朝・夕食後　90日分

医療機関C　継続処方

- エチゾラム（デパス®）錠0.5 mg　1回1錠
- ゾルピデム（マイスリー®）錠5 mg　1回1錠
　　1日1回　就寝前　28日分

患者さんフォローの勘どころ

1 療養指導・モニタリングのコツ

心房細動と心不全合併の実際

　心不全と心房細動（AF）は密接な関係にあり，心不全の患者さんの約10～50％が心房細動を，心房細動の患者さんの約20～30％が心不全を合併している[1]と言われています（図1）．例えると「鶏と卵の関係」，つまり，どちらが先に発症しているのか，わからないのです．

　心房細動を合併している心不全の患者さんでは，抗凝固薬や不整脈をコントロールするための薬物治療を追加する必要があり，通常の心不全に対する薬物療法と合わせて多剤併用になりやすい状況にあります．心房細動を合併した心不全の治療では**「抗凝固療法」**，**「生活環境や危険因子への介入」**，**「薬物治療」**，**「非薬物治療」**の4つの柱が重要です（図2）．

抗凝固療法をはじめるタイミング

　心房細動を合併した心不全の患者さんの，最大のリスクは「塞栓症」です．心房細動の抗凝固療法の必要性は，日本循環器学会のガ

第5章 心不全

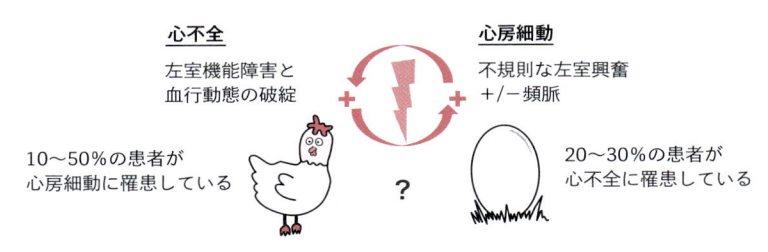

心不全
左室機能障害と
血行動態の破綻

10～50％の患者が
心房細動に罹患している

心房細動
不規則な左室興奮
＋/－頻脈

20～30％の患者が
心不全に罹患している

？

鶏と卵の関係＝どちらが先かわからない

図1 ● 心不全と心房細動の関係
文献1より引用

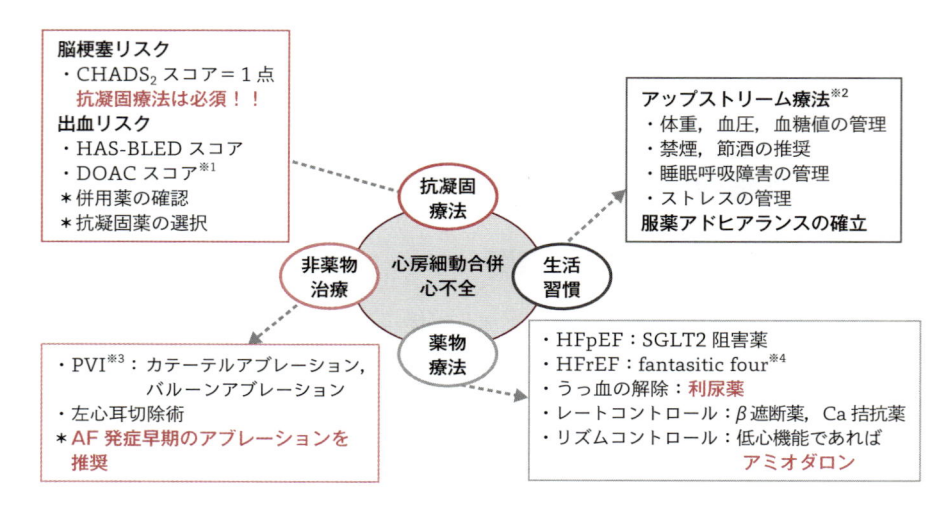

図2 ● 心不全合併心房細動の治療概要

※1 DOACスコア[2]：以下の項目の合計点に基づき，0〜3点：非常に低リスク，4〜5点：低リスク，6〜7点：中リスク，8〜9点：高リスク，10点以上：非常に高リスクに分類し，DOACスコアの大出血リスクを判別する．【年齢】65〜69歳：2点，70〜74歳：3点，75〜79歳：4点，80歳以上：5点，【腎機能（eGFR）】30〜60 mL/分：1点，30 mL/分未満：2点，【BMI】18.5 kg/m² 未満：1点，【脳卒中，一過性脳虚血発作（TIA），塞栓症，糖尿病，高血圧の既往1つごとに】あり：1点，【抗血小板薬の使用】アスピリン：2点，2剤併用療法（DAPT）：3点，【NSAIDsの使用】あり：1点，【出血イベントの既往】あり：3点，【肝疾患（AST，ALT，ALPが正常値上限の3倍以上，ALPが正常値上限の2倍以上，肝硬変のいずれか）】あり：2点
※2 アップストリーム療法とは，AFの原因素因そのものに対して介入していく治療である
※3 PVI：pulmonary vein isolation
※4 fantastic four：ARNI，β遮断薬，MRA，SGLT2阻害薬の4剤の組み合わせ

イドライン[3]に記載されており，心原性脳塞栓症の発症リスクをCHADS₂スコアに応じて評価することが推奨されています（第3章_2を参照）．CHADS₂スコアの点数が大きいほど心原性脳塞栓症のリスクが増加しますが，注目すべきは**「心不全」を合併**するだけでCHADS₂スコアが1点となり，**抗凝固薬が推奨**されることです．歴史的に抗凝固療法にはワルファリン（WF）が使用されてきましたが，直接経口抗凝固薬（DOAC）はWFと比較して脳塞栓予防効果が同等かつ頭蓋内出血および上部消化管出血などの大出血リスクが少ないことから第一選択薬となっています[4]．

DOAC継続のために

　抗凝固薬の内服が長期化する例は少なくありませんが，DOACは腎排泄型の薬剤です．したがって，一度用量を設定した後に，病状や併用薬の変化，腎機能の変動により減量基準に至る可能性があり，処方をされた度に適切に使用されているかを評価する必要があります．

　抗凝固療法の副作用として懸念されるのは「大出血」です．出血リスクを評価する際，ワルファリンを使用中の心房細動の患者さんを対象として，HAS-BLEDスコアを用いて評価することがガイドライン[3]で推奨されています（特集も参照）．HAS-BLEDスコアは高血圧（収縮期血圧 > 160 mmHg）や肝・腎機能障害，脳卒中の既往，出血歴や出血傾向，INRが安定しているか，年齢（65歳より高齢），薬剤［抗血小板薬や鎮痛薬（NSAIDs）］の使用，アルコール依存症を評価しますが，3点以上で出血リスクが高くなると言われています（図3）．つまり，**至適血圧を達成する降圧薬の処方提案やNSAIDsの回避などに薬剤師が介入することにより，出血リスクを**

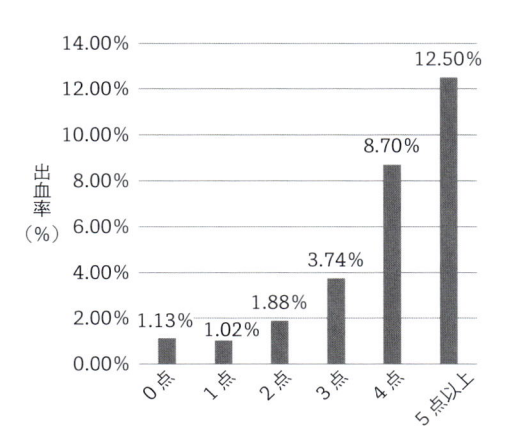

図3 ● **抗凝固薬を内服している心房細動患者の年間主要出血イベントの層別化**

文献5を参考に作成
＊出血イベント：入院・輸血を必要とする出血，Hb 2 g/dL
以上の低下を伴う出血

第**5**章 心不全

軽減できるということになります.

生活習慣への介入・療養指導

　心房細動を誘発する危険因子には，**高血圧，喫煙，糖尿病，肥満，飲酒など**の基礎疾患や生活習慣があることが知られています[6].　心不全の患者さんが新たに心房細動を発症しないようにするため，禁煙の励行のほか血糖値を考慮した食事の管理や飲酒習慣など，生活習慣を改善することが重要です.　飲酒はアルコールとして1日20g程度が適量とされており，ビールであれば500 mL，日本酒であれば1合程度になります.

心房細動がある心不全の薬物療法

　心房細動の治療は「**レートコントロール**」,「**リズムコントロール**」,「**抗凝固療法**」の3つを柱とします.　ここでは心機能を考慮した「レートコントロール」,「リズムコントロール」についてみていきましょう.

● レートコントロール

　レートコントロールは心拍数調節療法とも言われますが，HFrEFの患者さんでは経口 β 遮断薬（カルベジロール，ビソプロロール）またはジゴキシンが使用されます（**図4，表1**）.

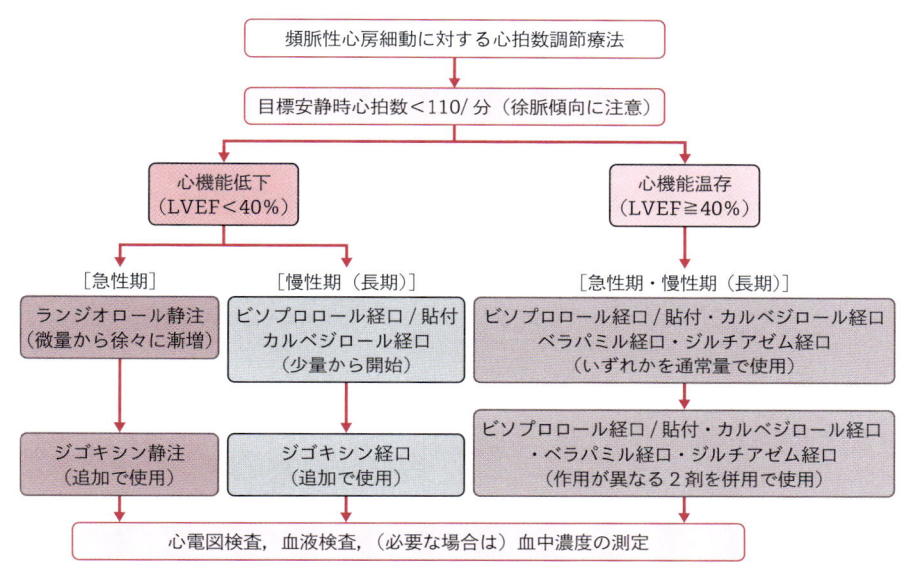

図4 ● 頻脈性心房細動に対する心拍数調節療法の治療方針

日本循環器学会 / 日本不整脈心電学会：2020年改訂版不整脈薬物治療ガイドライン．https://www.j-circ.or.jp/cms/ wp-content/uploads/2020/01/JCS2020_Ono.pdf（2024年7月閲覧）

表1 ● レートコントロールに使用する薬剤のまとめ

β遮断薬 ● カルベジロール ● ビソプロロール	特徴	カルベジロール	・αβ受容体非選択的遮断薬 ・α受容体を遮断するため，血管拡張（降圧）作用を併せもつ ・**徐脈傾向の患者**や**高齢者**で慎重に心拍数を調整する際に使用する
		ビソプロロール	・β₁受容体選択的遮断薬 ・**呼吸器系の基礎疾患**をもつ患者でも使用可能 ・心拍数低下作用が強い ・貼付剤あり
	注意点		・心不全の患者に心房細動の用量で開始すると心不全を悪化させるため，心不全の状態を考慮しつつ**少量から投与する**必要がある ・心房細動を合併する心不全の患者に対する処方意図は「**レートコントロール**」＜「**心筋リモデリングの抑制効果**」と考えて，有害事象のモニタリングを行う

（次ページにつづく）

ジギタリス製剤	特徴	・強心作用と抗不整脈作用を有する
● ジゴキシン		・β遮断薬とは異なり，コリン作用を有し副交感神経を優位にすることで，主に**夜間帯の心拍数を低下させる**
		・「持続性」心房細動を合併した心不全の患者に対して，β遮断薬より自覚症状やQOLの改善を認めた
	注意点	・**ジゴキシン中毒**に注意が必要［ジゴキシンは腎排泄型の薬剤であるため，腎機能が低下していると血中濃度が上昇しやすく，電解質異常（低カリウム，低マグネシウム，高カルシウム血症）のある患者では薬効が強く出やすいため］
		・ジゴキシン中毒の初期症状には，**視覚異常**（複視や黄視，緑視など）や**精神神経系の症状**（頭痛，失見当識など），**消化器症状**がある．高度の徐脈，心室細動に移行することもあるため注意が必要
		・使用時は薬物血中濃度のモニタリング（TDM）がされているか確認する
Ca拮抗薬	特徴	・除拍作用＋心収縮力抑制作用を有する
● ベラパミル		・Ca^{2+}チャネル遮断作用はジルチアゼム＜ベラパミル．ベラパミルはCa^{2+}チャネル遮断作用だけではなく，α受容体遮断作用，Na^+チャネル遮断作用も有する
● ジルチアゼム		・心房細動のレートコントロールでよく用いられる
	注意点	・非DHP*系Ca拮抗薬による陰性変力作用による心収縮力の低下が懸念されるため，**心機能低下症例（心房細動を合併するHFrEFの患者）のレートコントロールに使用してはいけない**
		・ベラパミルはP糖蛋白質阻害作用を有するため，相互作用（特にDOAC）に注意が必要

※DHP：dihydropyridine

【β遮断薬】

　β遮断薬はいずれも**少量から開始する**ことを原則とし，忍容性（徐脈，低血圧など）を確認しながら増量を考慮します．

【ジゴキシン】

　最新のガイドライン[8]では，永続性心房細動を合併した心不全の患者さんにおいて，ジゴキシンはβ遮断薬群と比較してNYHA心機能分類やQOLに改善がみられたという報告もあり，クラスⅡb（考慮してもよい）とされました．**ジゴキシン中毒**に注意が必要であり，血中濃度のモニタリング（至適血中濃度0.5～0.8 ng/mL）を定期的に行い，管理する必要があります．

【Ca拮抗薬】

　ジヒドロピリジン（DHP）系Ca拮抗薬は末梢血管を拡張し血圧を下げますが，非DHP系Ca拮抗薬（ベラパミル，ジルチアゼム）は主に心拍出量，心拍数を低下させたり，冠動脈を拡張させます．

つまり，非DHP系Ca拮抗薬は**心臓の拍出量を低下させる「陰性変力作用」をもつため，心房細動を合併する心不全の患者さんに対しては使用しない**ことは覚えておきましょう．

● リズムコントロール

　リズムコントロールは洞調律維持療法とも言われ，前述の薬剤によるレートコントロールが困難な場合や，洞調律（不整脈のない状態）を維持することが心不全の病態管理で有益だと判断された場合に考慮されます．

　リズムコントロールには，①抗不整脈薬で心房細動を抑え込む「薬理学的除細動」，②心臓に直接電気ショックを与えて洞調律に戻す「電気的除細動」，③血管から心臓へ通したカテーテルを用いて，不整脈の原因となっている心筋にダメージを与えて電気信号を抑える「肺静脈隔離術（pulmonary vein isolation：PVI）」の3つの方法があります．ここでは「薬理学的除細動」で使用される第一選択薬のアミオダロンについてみていきたいと思います．

【アミオダロン】

　さまざまな抗不整脈薬のなかで，HFrEFの患者さんのリズムコントロールに使用される第一選択薬はアミオダロンです．アミオダロンはVaughan Williams分類Ⅲ群の薬剤で，主にK⁺チャネルを遮断して心筋の膜電位を安定化させ，抗不整脈作用を示します．本剤の生物学的利用率は31〜65％で個人差が大きいことや分布容積が非常に大きいこと，消失半減期が46日と非常に長いことも特徴としてあげられ，経口投与をした場合の効果発現には2日〜3週間を要します[9]．心房細動時のレートコントロールなどを目的として使用されることもあります．

心房細動がある心不全の非薬物療法：PVIについて

　心房細動の主な病態の1つに，肺静脈から生じる電気的な興奮があります．この興奮を抑えるために，肺静脈を電気的に隔離する治

療として肺静脈隔離術（PVI），いわゆる「アブレーション」が行われます．PVIにはカテーテルを使用する「カテーテルアブレーション」と，バルーンを用いる「バルーンアブレーション」があります．薬物治療抵抗性の重症心不全の患者さんが心房細動（AF）を合併した際に，薬物治療と比較してカテーテルアブレーションを行うと心不全の悪化や入院を予防できることが示され[10]，有用性が高まっています．

　PVIの合併症としては心タンポナーデ[※1]や左房食道瘻[※2]，横隔神経麻痺，食道周囲の迷走神経障害による上部消化管蠕動障害などがあります．アブレーション後に体動時の呼吸困難や喀血，排便や排ガスはみられるが嘔吐をくり返すなどの状態であれば，すぐに受診勧奨をすることも必要です．上部消化管出血の予防には，プロトンポンプ阻害薬が処方されることもあります．

② 病院と保険薬局で情報をつなぐポイント

抗不整脈薬の処方意図を共有しよう

　心房細動を合併するHFrEFの患者さんに対して抗不整脈薬が処方される場合，「心房細動のレート・リズムコントロール」と「心筋リモデリング予防」の2つの処方意図があると考えます．最新のガイドライン[7]では，心房細動の管理は別の作用機序の薬剤を組み合わせながら，バランスよく行うべきなのではないかと考え直されています．ここではアミオダロンとβ遮断薬の例を2つあげます．

【アミオダロン】

　アミオダロンは，心房細動を合併するHFrEFの患者さんの生命予

※1 心タンポナーデ：心臓と，心臓を覆っている膜の間に何らかの原因で体液が大量に貯留し，心臓が十分に拡張できず圧迫されている状態．胸部圧迫感，呼吸困難，起座呼吸などの症状がみられる．心拍出量が低下し，血圧低下・頻脈状態になることで，ショック状態に陥ることもある．緊急で治療を受ける必要がある危険な状態．

※2 左房食道瘻：食道が傷害され，心臓との間に穴ができた状態．術後2〜4週間程度で発症することが多く，発熱，胸痛，意識障害，ショックなどの症状がみられる．傷害の程度にもよるが，致死率は高い（第3章_1も参照）．

後を悪化させない稀な薬剤であり，適切に内服を続けてもらうための支援が必要です．具体的な支援は，アミオダロンの**副作用のモニタリング，食習慣の確認**になります．

アミオダロンの主な副作用は，血液検査や画像検査を投与前，投与開始後1カ月，投与中3カ月毎にモニタリングをすることが推奨されています[11, 12]（**表2，図5**）．

食習慣の確認では，**ヨウ素の摂取状況**を評価しましょう．アミオダロン錠50 mgに含まれるヨウ素は1錠あたり18.5 mgであり，ヨウ素の耐容上限量[13]は3.0 mg/日のため，1錠服用するだけで非常に過量摂取になります．入院前後の食生活の変化によりヨウ素の摂取量も変動するため，病院薬剤師は，入院中に普段の食生活などを聞き取り，その情報を薬局薬剤師に共有していきましょう．薬局では，

表2● アミオダロンの主な副作用

臓器	主な副作用
呼吸器	**間質性肺炎**，肺線維症，肺胞炎，肺胞出血，急性呼吸窮迫症候群
循環器	既存の不整脈の重度の悪化，**torsade de pointes**，心不全，徐脈，心停止，完全房室ブロック，血圧低下
肝臓	劇症肝炎，肝硬変，肝障害
眼	**角膜炎症（色素沈着）**，視神経炎
甲状腺	**甲状腺機能亢進症**，甲状腺炎，甲状腺機能低下症
その他	抗利尿ホルモン不適合分泌症候群（SIADH），無顆粒球症，白血球減少，**ヨードアレルギーの患者には禁忌**

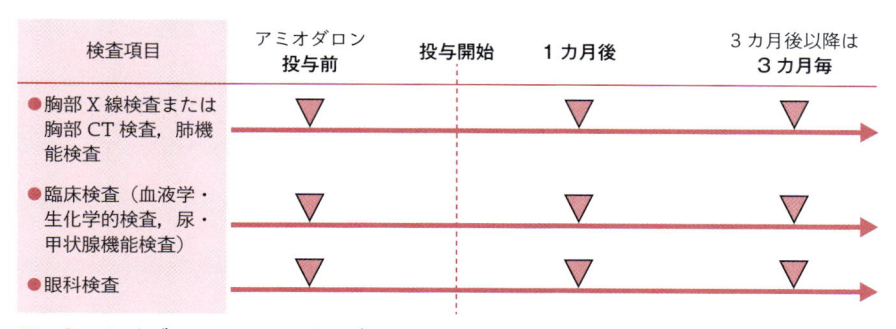

図5● アミオダロンのモニタリング

内服の継続が妥当か，ヨウ素の摂取量も確認しながら内服の支援を行っていきましょう．合わせて，カフェインやアルコールの摂取などの心房細動を誘発させる習慣の情報についても共有し，退院後のフォローにつなげていきましょう．

【β遮断薬】

β遮断薬は，洞調律のHFrEFの患者さんに対して，致死性不整脈の発現を予防したり，生命予後を改善します．しかし，心房細動を合併するHFrEFの患者さんには生命予後を改善する効果は認められないとの報告[14]があります．また，β遮断薬は心拍数調節作用だけではなく，有害な交感神経系の抑制を介した心筋リモデリングの改善を行うことが報告[15]されており，病院で新たに開始されたβ遮断薬がどのような目的で開始されたのか，情報を共有することも重要です．

出血リスク軽減の支援につなげよう

心房細動の合併がある心不全の患者さんでは，fantastic four に加え，抗凝固薬が追加されます．意図しない抗血栓療法の中断や継続を防ぐためにも，「抗凝固薬」あるいは「抗血小板薬」の処方意図を共有する薬薬連携が大切です．

抗凝固薬の大きな有害事象は，「脳出血」や「消化管出血」です．これらは健康寿命の短縮につながる後遺症を引き起こす可能性があります．また，HAS-BLEDスコアで出血を惹起する薬剤や，漫然投与されやすい薬剤の減量や中止を，患者さんや医師，看護師などの多職種と一緒に考えることが必要です．具体的には，疼痛がなく予防目的で継続しているNSAIDsの内服を，患者さんの気持ちやQOLに配慮しながら，徐々に減量を提案したり中止を支援するなどがあげられます．

処方の背景をおさえよう!

1 心房細動を合併した心不全とは？

心不全に心房細動を合併するとどうなる？

心房細動とは，心房のさまざまな場所で頻繁かつ無秩序な電気刺激が起こり，心拍リズムが一定ではなくなる状態を指します．その結果，心室の縮む力が弱まることで心拍出量が低下し，血栓ができやすい状態となります．血栓が各臓器，末梢血管に流れると心筋梗塞，脳梗塞，四肢塞栓症をきたし，この塞栓症は患者さんのQOLに影響する可能性が高く，確実に予防する必要があります．したがって，**心不全を合併した心房細動のある患者さんに抗凝固療法は必要不可欠です**．

心房細動を発症している患者さんの場合，弁膜症性と非弁膜症性で抗凝固薬の選択が変わります．弁膜症性心房細動はリウマチ性の僧帽弁狭窄症，人工弁置換術を受けた心房細動のある患者さんのことを言い，ワルファリンの使用のみが推奨され，それ以外の心房細動は基本的にDOACを使用します（第3章_2を参照）．

2 処方のなぜ？を読み解く

抗凝固薬が開始されたのはなぜ？

本症例は，慢性心不全の加療中に心房細動を発症し，抗凝固療法が開始されました．抗凝固薬が開始されたときには必ず，脳塞栓リスク（CHADS$_2$スコア），出血リスク（HAS-BLEDスコア）で評価をしましょう．

本症例のCHADS$_2$スコアを評価すると点数は6点で塞栓リスクが高く，抗凝固薬投与の推奨となります．HAS-BLEDスコアは4点と

第**5**章 心不全

評価でき，出血リスクも高いと考えます．HAS-BLEDスコアは抗血小板薬やNSAIDsなどの消化管出血などを引き起こしやすい薬剤の併用，アルコール多飲などの生活習慣，血圧管理を適切に行うことで出血リスクを低減することが可能です．つまり，**CHADS$_2$スコアの点数は変えられませんが，HAS-BLEDスコアは変えられます**．その点を薬剤師が支援していくことが必要です．

　薬局薬剤師は，転倒のリスクが高い患者さんに対して不眠症で処方されている睡眠薬や，疼痛の予防として使用されているNSAIDsが漫然と続いているときは，変更や終了の提案を検討していきましょう．

エドキサバン錠の使いどころ

　本症例のエドキサバンの投与量は過小投与であり，脳塞栓リスクをかんがみると適正用量ではないと筆者は考えます．しかし，整形外科の受診や，他院からの処方を総合的に見てみると，なぜ医師が低用量のエドキサバンを処方したのか，その意図を推察することができます．

　エドキサバン錠15 mg[16]の投与基準は，80歳以上の高齢者の心房細動で，出血性要因（頭蓋内・眼内・消化管出血など重要器官での出血の既往，体重45 kg以下，クレアチニンクリアランス15 mL/分以上〜30 mL/分未満，NSAIDsの常用，抗血小板薬の使用）を確認し，1つ以上ある場合は本剤の通常用量，または他の経口抗凝固薬の承認用量では出血リスクのため投与ができないため，慎重に患者さんの適正を考慮します．今回の症例は，腰痛に対して消化管出血の発生頻度がより低いNSAIDs（セレコキシブ）が選択され，出血リスクに配慮がされていますが，漫然投与による出血リスク，心血管イベントのリスクは懸念されるべきで，疼痛管理を適宜評価する必要があります．

心房細動を合併した心不全の管理

　本症例は高齢で心機能が低下している患者さんであり，リズムコ

ントロールの不良による催不整脈作用も懸念されるため，レートコントロールが開始されています．リズムコントロールは，薬物療法でレートコントロールが不良な場合に選択されます．

　レートコントロールをするうえで確認すべき点は心拍数です．ガイドライン[3]上は**目標心拍数110回/分未満**であり，本症例は目標心拍数を超えており，今後はβ遮断薬の増量も考えられます．ただし増量時の注意点として，心拍数や血圧などのバイタルサインは直近のトレンド（推移）を確認することが必要です．心不全手帳やお薬手帳などに記録をするように指導しましょう．

　患者さんに動悸症状の自覚，頻脈による運動耐容能（運動に耐えられる限度）の低下がみられればβ遮断薬の増量は心保護にとって一案ですが，闇雲に心拍数を下げても生命予後を改善させるわけではありません[17]．患者さんの状態・様子を確認し，**fantastic four**の「**最大耐用量**」へ**増量を検討することが心血管イベント，心臓突然死を防ぐことにつながります**．

③ もう一歩踏み込んで知っておこう！

出血した場合の緊急対応

　これまで，抗凝固薬による脳出血や多発外傷などで緊急手術が必要になった場合，ワルファリン，ダビガトランの中和剤は使用されていましたが，抗Ⅹa因子阻害薬に対する中和剤はありませんでした．近年，抗Ⅹa因子阻害薬（リバーロキサバン，アピキサバン，エドキサバン）に対する中和抗体であるアンデキサネット　アルファ（オンデキサ®）が使用されるようになりました．この薬剤は，抗Ⅹa因子阻害薬に囮として結合し，抗凝固作用を示さず，凝固促進作用も示さないという特徴があります[18]．

　この薬剤は作用持続時間が投与終了後3時間でプラセボと同等の抗Ⅹa因子活性へ戻るため，手術や処置時に抗凝固作用を発揮する

第**5**章 心不全

ことができます．ただし，手術時間の延長に伴う再投与は推奨されていないため，凝固因子の補充など，他の方法（新鮮凍結血漿）で対応することが定められています（**表3**）．

表3 ● 抗凝固薬のまとめ

成分名	ワルファリン	ダビガトラン	リバーロキサバン	アピキサバン	エドキサバン
阻害因子	II，VII，IX，X	トロンビン	Xa	Xa	Xa
BA	100%	6.50%	100%	50%	61.80%
Tmax	1〜2時間	2〜6時間	3〜4時間	3〜3.5時間	0.5〜3時間
半減期	36〜40時間	11〜12時間	6〜9時間	6〜8時間	5〜9時間
腎排泄率	1％未満	85%	36%	27%	35%
相互作用	CYP2C9	P糖蛋白	CYP3A4，2J2，P糖蛋白，BCRP	CYP3A4，P糖蛋白	CYP3A4，P糖蛋白
用法	1日1回	1日2回	1日1回	1日2回	1日1回
拮抗薬	メナテトレノン	イダルシズマブ	アンデキサネット　アルファ		

練習問題

心房細動を合併した心不全の治療に関する以下の記述のうち，誤っているものを2つ選べ.

a) 心房細動を合併したHFrEFの患者さんに対するレートコントロールは，非ジヒドロピリジン系Ca拮抗薬（ジルチアゼム，ベラパミル）を使用してよい

b) 心房細動を合併した心不全の患者さんに対する抗凝固療法の出血リスクは，HAS-BLEDスコアを用いた評価がガイドライン上で推奨されている

c) 心房細動を合併した心不全の患者さんに対する抗凝固薬は，生涯同一用量で継続されていることを確認すればよい

d) 心房細動を合併したHFrEFの患者さんのリズムコントロールの第一選択薬は，アミオダロンである

第5章 心不全

解答 a, c

a：非ジヒドロピリジン系Ca拮抗薬（ジルチアゼム，ベラパミル）は陰性変力作用があり，心不全の症状を増悪させる可能性があるため使用しません．β遮断薬やジゴキシンを用います．

c：心房細動を合併した心不全の患者さんの抗凝固療法は，病状の変化，併用薬の変更，治療の経過，加齢に伴う腎機能の低下などにより，減量基準に合致する可能性があります．検査値の推移を適宜フォローすることが重要です．

■ 文献

1) Pabel S & Sossalla S：Atrial fibrillation and heart failure: novel insights into the chicken and egg dilemma. Eur Heart J, 43：3376-3378, 2022（PMID：35653688）

2) Aggarwal R, et al：Development and validation of the DOAC score: A novel bleeding risk prediction tool for patients with atrial fibrillation on direct-acting oral anticoagulants. Circulation, 148：936-946, 2023（PMID：37621213）

3) 日本循環器学会/日本心不全学会：急性・慢性心不全診療ガイドライン（2017年改訂版）https://www.j-circ.or.jp/cms/wp-content/uploads/2017/06/JCS2017_tsutsui_h.pdf（2024年7月閲覧）

4) Ruff CT, et al：Comparison of the efficacy and safety of new oral anticoagulants with warfarin in patients with atrial fibrillation: a meta-analysis of randomised trials. Lancet, 383：955-962, 2014（PMID：24315724）

5) Pisters R, et al：A novel user-friendly score（HAS-BLED）to assess 1-year risk of major bleeding in patients with atrial fibrillation: the Euro heart survey. Chest, 138：1093-1100, 2010（PMID：20299623）

6) Carlisle MA, et al：Heart failure and atrial fibrillation, like fire and fury. JACC Heart Fail, 7：447-456, 2019（PMID：31146871）

7) 日本循環器学会/日本不整脈心電学会：2020年改訂版不整脈薬物治療ガイドライン https://www.j-circ.or.jp/cms/wp-content/uploads/2020/01/JCS2020_Ono.pdf（2024年7月閲覧）

8) 日本循環器学会/日本不整脈心電学会：2024年JCS/JHRSガイドラインフォーカスアップデート版不整脈治療 https://www.j-circ.or.jp/cms/wp-content/uploads/2024/03/JCS2024_Iwasaki.pdf（2024年7月閲覧）

9) Vassallo P & Trohman RG：Prescribing Amiodarone: an evidence-based review of clinical indications. JAMA, 298：1312-1322, 2007（PMID：17878423）

10) Marrouche NF, et al：Catheter ablation for atrial fibrillation with heart failure. N Engl J Med, 378：417-427, 2018（PMID：29385358）

11) アミオダロン塩酸塩速崩錠「TE」電子添文，トーアエイヨー

12) アミオダロン塩酸塩速崩錠「TE」インタビューフォーム，トーアエイヨー

13) 厚生労働省：日本人の食事摂取基準（2020年版）https://www.mhlw.go.jp/content/10904750/000586553.pdf

14) Kotecha D, et al：Heart rate and rhythm and the benefit of beta-blockers in patients with heart failure. J Am Coll Cardiol, 69：2885-2896, 2017（PMID：28467883）

15) Filippatos G & Farmakis D：How to use beta-blockers in heart failure with reduced ejection fraction and atrial fibrillation. J Am Coll Cardiol, 69：2897-2900, 2017（PMID：28619188）

16) リクシアナ®OD錠電子添文

17) Groenveld HF, et al：The effect of rate control on quality of life in patients with permanent atrial fibrillation: data from the RACE II（rate control efficacy in permanent atrial fibrillation II）study. J Am Coll Cardiol, 58：1795-1803, 2011（PMID：21996393）

18) オンデキサ®静注用適正使用ガイド

4 心筋症

心筋は　損傷しても　治らない

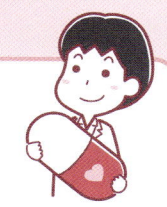

遠山　潤

これだけは必ずチェック

☑ 心不全，塞栓症，不整脈の予防・治療は適切に行われていますか？

☑ 変化していく病態に応じて，フォローアップができていますか？

☑ 病態・症状を増悪させるような薬剤が併用されていませんか？

第 **5** 章 心不全

症例

50代，男性，身長172 cm，体重59.3 kg，

血圧 118/79 mmHg，心拍数 84 回/分，LVEF 67 %，

血清クレアチニン値0.7 mg/dL（クレアチニンクリアランス 104.7 mL/分）

患者さん 「10年前に定期健康診断がきっかけで，肥大型心筋症と診断されていました．幸い症状がなかったので，年に一回の検査だけで薬は何も飲んでいませんでした．ここ最近，時々動悸や日課の散歩をしていると息が切れることが多くなり，心配になったので，病院に行ったら薬がはじまりました．今日の心電図の検査では特に問題はなかったみたいですけど，次の受診でホルター心電図検査をしましょうと言われました」

処方内容

● ビソプロロールフマル酸塩（メインテート®）錠0.625 mg　1回1錠
　1日1回　朝食後　7日分

患者さんフォローの勘どころ

1 療養指導・モニタリングのコツ

　肥大型心筋症（hypertrophic cardiomyopathy：HCM）は，高血圧などの心筋の肥大を起こす病気がないにもかかわらず，心室を中心に心筋が肥大する心筋症の一種です．遺伝子の変異が原因で，約200〜500人に1人程度の有病率と報告されています[1]．多くの場合は自覚症状がないとされていますが，労作時の息切れや動悸といった胸部症状と，立ちくらみや失神などの脳症状を示すことがあります．

服薬の習慣をつけてもらおう

　本症例の患者さんは，今回から薬物治療が開始されています．これまで薬物治療を受けていなかったことを考慮すると，まずは服薬の習慣をつけることが重要です．また，心不全の症状があることから，心不全ステージはpre-HF（前心不全）であるステージBからHF（心不全）のステージCへと進行しています．適切な塩分摂取を含めた心不全の療養支援も必要となります．

状況にあわせて生活のフォローを

　生活指導では，**激しい運動**と**脱水**を避けることが必要です．適度な運動は健康的な生活を維持し，運動耐容能を向上させるために推奨されています．しかし，肥大型心筋症の患者さんにおいては，競技スポーツのような激しい運動は，心臓の過収縮により左室流出路（左心室から大動脈への流れ）の圧較差（あっこう/かくさ）（左心室と大動脈との間の圧力差）が増大し，一回拍出量が低下する（大動脈圧に抵抗して血液を送り出す力がさらに必要になる）ため，運動強度について注意が必要となります．また，脱水は前負荷の低下により一回拍出量をさらに低下させ，失神などの症状を引き起こす恐れがあります．特に，

発汗の多い夏場や，喉の渇きを感じにくい高齢者には，こまめな水分補給の指導が重要です．

2 病院と保険薬局で情報をつなぐポイント

心筋症は，その種類によって治療計画や注意すべきポイントが異なる，多様な疾患群です．一部の二次性心筋症を除いて，ほとんどの心筋症は根治が難しく，患者さんは生涯にわたり病気と向き合う必要があります．この状況において，治療の主な目的は**症状の管理**，**生活の質の向上**，および**予後の改善**であり，これらは患者さんと医療従事者の間で共有されるべき共通認識です．

特定の心筋症を処方内容だけで判断することは難しいため，患者さん自身や病院薬剤師から薬局へ詳細な情報提供が必要となります．病院薬剤師が情報提供すべき内容として，心筋症の種類，病状の進行度，現在および今後の治療計画，注意すべき生活習慣などがあげられます．さらに一部の心筋症においては，病状を悪化させたり，副作用を発現しやすい薬剤があるため，薬局で適切にフォローする必要があります．

処方の背景をおさえよう！

1 心筋症とは？

心筋の強みと弱み

心臓壁は，心筋という筋肉で構成されています．心筋は不随意筋で，糖だけでなく乳酸といった疲労物質さえもエネルギー源として利用できる代謝柔軟性（metabolic flexibility）という特性をもっています．しかし，心筋は高度に分化しているため細胞分裂ができず，

第5章 心不全

損傷や壊死をすると再生できないため，心不全を根治できない一因になっています．

心筋症の定義，分類は？

心筋症は，「**心機能障害を伴う心筋疾患**」と定義されています．心機能障害を伴うため，心臓のポンプ機能が低下し，心不全の原因となります．心筋症は「原発性（特発性）心筋症」と「二次性心筋症」に大別されます（**図1**）．

原発性心筋症は，高血圧や冠動脈疾患などの特定の原因がなく，心筋自体の病変が主である疾患群を指し，肥大型心筋症，拡張型心筋症，拘束型心筋症，不整脈原性右室心筋症の4種類に分類されます．これら4つの原発性心筋症は病態が一部重複することがあります．

二次性心筋症は，原因または全身疾患との関連が明らかな心筋疾患であり，多岐にわたります．その一部としてWHO/ISFC分類の「特定心筋疾患」が該当します（**表1**）．

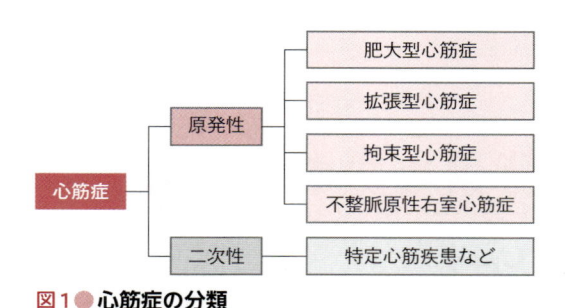

図1●心筋症の分類

表1●特定心筋疾患（1995年 WHO/ISFC）

虚血性心筋疾患
弁膜性心筋疾患
高血圧性心筋疾患
炎症性心筋疾患（心筋炎など）
代謝性心筋疾患
　　内分泌性－甲状腺中毒性，甲状腺機能低下症，副腎皮質不全，褐色細胞腫，末端肥大症，糖尿病
　　　など
　　蓄積性－ヘモクロマトーシス，グリコーゲン蓄積症（ハーラー病，ハンター病），レフスム病，
　　　ニーマン・ピック病，ハンド・シュラー・クリスチャン病，ファブリー病，モルキオ・
　　　ウールリッヒ病など
　　欠乏性－カリウム欠乏，マグネシウム欠乏，栄養失調（貧血，脚気，セレニウム欠乏），家族性
　　　地中海熱など
全身性心筋疾患－膠原病，サルコイドーシス，白血病，肺性心など
筋ジストロフィーデュシェンヌ型，ベッカー型，強直性筋萎縮症など
神経・筋疾患－フリードライヒ失調症，ヌーナン症候群など
過敏性，中毒性疾患－アルコール性心筋症，薬剤性，放射線性など
産褥性心筋疾患

（McKenna W, et al：Circulation, 93：841-842, 1996 を参考に作表）
日本循環器学会 / 日本心不全学会：心筋症診療ガイドライン（2018年改訂版）. https://www.j-circ.or.jp/cms/
wp-content/uploads/2018/08/JCS2018_tsutsui_kitaoka.pdf（2024年7月閲覧）

拡大 or 肥大の形態でも分類される

　　心筋症の形態的分類においては，「**心拡大**」か「**心肥大**」に区分さ
れます．**心拡大は収縮障害**を引き起こしやすく，**心肥大は拡張障害**
を引き起こしやすいとされています．そのため，拡張型心筋症など
心拡大を示す疾患は心不全で収縮機能が低下している HFrEF が多く，
肥大型心筋症など心肥大を示す疾患は心不全で収縮機能が保たれて
いる HFpEF が多いです（**図2**）．

　　ここでは，原発性心筋症として「**肥大型心筋症**」と「**拡張型心筋
症**」に焦点を当ててみていきましょう．

肥大型心筋症（HCM）

　　肥大型心筋症（HCM）は，左室流出路圧較差によって「非閉塞性
肥大型心筋症（non-obstructive HCM）」と「閉塞性肥大型心筋症
[HOCM（basal/labile/provocable obstruction※)]」に大別されま

※ basal obstruction：安静時に 30 mmHg 以上の左室流出路圧較差を認めるもの，labile / provocable
obstruction：安静時の圧較差は 30 mmHg 未満だが，運動などに誘発されて 30 mmHg 以上の圧較差を認めるもの

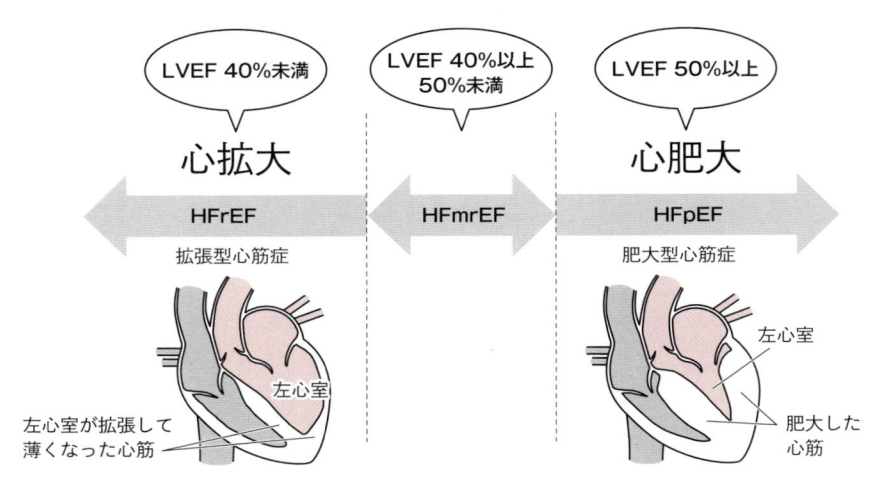

図2 ● 心臓の形態的変化と心不全の関係

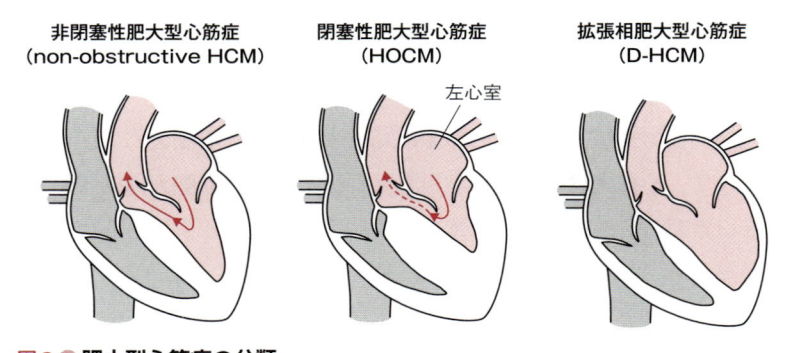

図3 ● 肥大型心筋症の分類
赤矢印：血液の流れ
閉塞性肥大型心筋症は左室から大動脈にかけての狭窄が強く，心拍出量が減少する．
拡張相肥大型心筋症は，肥大した心筋が長い時間を経て薄くなった状態．

す（**図3**）．また，拡張相肥大型心筋症（dilated phase of HCM：D-HCM）は肥大した心筋が長い時間を経て薄くなり，左室駆出率が低下した（LVEF < 50 %）状態です．

　肥大型心筋症（HCM）において最も懸念すべき事項は，**突然死**です．突然死は肥大型心筋症に関連した死亡の約40 %を占めると報告されており[3]，重大な死因の1つとなっています．突然死の危険因

子としては，原因不明の失神や非持続性心室頻拍などがあげられ，**立ちくらみ**や**眼前暗黒感**といった脳症状も，突然死の前駆症候であることがあります．このため，薬剤師は脳症状がみられた際は，早めに病院を受診するように患者さんにくり返し説明する必要があります．突然死のリスクが高い患者さんには，植込み型除細動器（ICD）が必要になることがあります（第3章_3も参照）．

肥大型心筋症の薬物療法

肥大型心筋症では，心室性不整脈や心房細動などの不整脈が起こりやすくなります．特に心房細動においては，肥大型心筋症の患者さんの約22％が心房細動を有し，心房細動を合併した肥大型心筋症の患者さんの心原性脳塞栓症を発症するリスクは，洞調律（不整脈のない状態）の肥大型心筋症の患者さんと比べて17.7倍にもなると報告されています[4]．このため，**たとえCHADS$_2$スコアが0点であっても，抗凝固薬を積極的に開始すること**が推奨されています．

注意すべき他の症状として，左室拡張障害（左心室が広がらない）による左室拡張末期圧や肺毛細管圧の上昇があり，これらは呼吸困難などの心不全症状を引き起こすことがあります．治療薬として，β遮断薬や陰性変力・変時作用を併せもつ非ジヒドロピリジン系Ca拮抗薬（ベラパミル，ジルチアゼム）が，左室拡張障害に伴う自覚症状の改善に用いられます．しかし，これらの薬剤は対処療法に過ぎず，左室リモデリングは進行していくことに留意が必要です．

● 閉塞性肥大型心筋症

閉塞性肥大型心筋症では，左室流出路の狭窄が顕著であり，胸部症状や脳症状が非閉塞性肥大型心筋症よりも発生しやすくなります．

薬物療法としては，β遮断薬や非ジヒドロピリジン系Ca拮抗薬，さらにはⅠa群の抗不整脈薬（ジソピラミド，シベンゾリン）を併用することがあります．これらの薬剤で症状の改善が乏しい場合は，外科的中隔心筋切除術や経皮的中隔心筋焼灼術（percutaneous

第**5**章　心不全

transluminal septal myocardial ablation：PTSMA）などの非薬物療法が検討されます．

　また，左室流出路圧較差を増大させるリスクのある薬剤にも注意が必要です．これには，左室側の圧力を上げるジギタリス製剤（心筋収縮力を増強し，左室流出路の閉塞を悪化させるため），大動脈側の圧力（後負荷）を下げる ACE 阻害薬，ARB，硝酸薬，ジヒドロピリジン系 Ca 拮抗薬，前負荷を下げる利尿薬などがあります．

● 非閉塞性肥大型心筋症

　非閉塞性肥大型心筋症では，無症状の場合は基本的に経過観察となります．症状がある場合は，左室駆出率（LVEF）に応じた治療が行われます．LVEF ≧ 50 ％の場合は，閉塞性肥大型心筋症の治療と同様に β 遮断薬や非ジヒドロピリジン系 Ca 拮抗薬が使用されます．うっ血がある場合には，脱水を避けながら利尿薬が慎重に使用されます．

● 拡張相肥大型心筋症

　左室駆出率が低下した（LVEF < 50 ％）拡張相肥大型心筋症は，長い時間を経て肥大した心室壁厚が徐々に薄くなり，拡張型心筋症に似た状態です．治療は，HFrEF に準じ，fantastic four であるアンジオテンシン受容体ネプリライシン阻害薬（ARNI），β 遮断薬，ミネラルコルチコイド受容体拮抗薬（MRA），SGLT2 阻害薬に加えて利尿薬などの標準的な薬物治療が推奨されています．これらの標準的な薬物治療を実施しても症状の改善がみられない場合は，心臓再同期療法（cardiac resynchronization therapy：CRT），補助人工心臓（ventricular assist device：VAD），心臓移植が検討されます（図4）．

　肥大型心筋症は，生涯を通してリモデリングが進行し，病態が変化していくため，長期にわたるフォローアップが必要です（図5）．

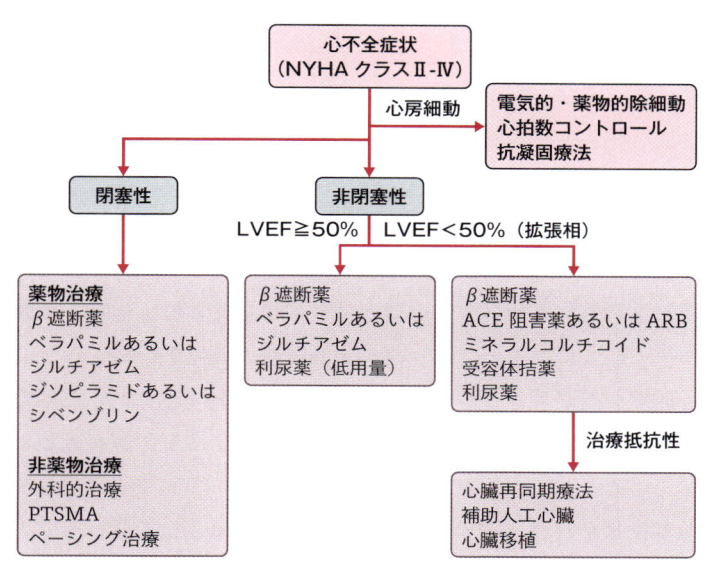

*非閉塞性肥大型心筋症で，全く無症状の患者に対する確立した薬物治療はない．

図4 ● 肥大型心筋症の治療フローチャート

日本循環器学会/日本心不全学会：心筋症診療ガイドライン（2018年改訂版）．https://www.j-circ.or.jp/cms/wp-content/uploads/2018/08/JCS2018_tsutsui_kitaoka.pdf（2024年7月閲覧）

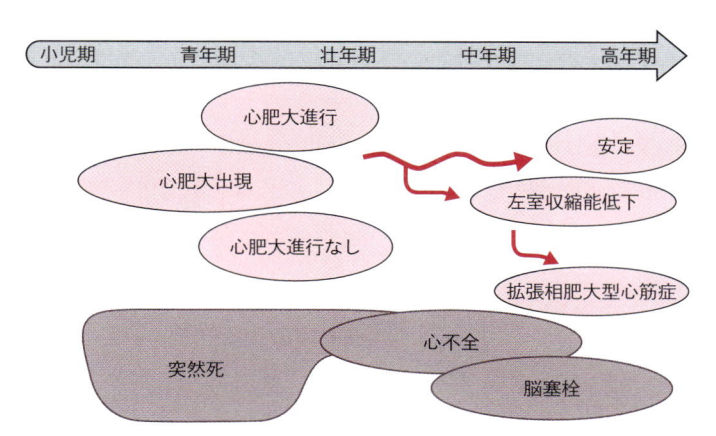

図5 ● 肥大型心筋症の左室リモデリングと心血管イベント

（Olivotto I, et al：Circ Heart Fail, 5：535-546, 2012 を参考に作図）
日本循環器学会/日本心不全学会：心筋症診療ガイドライン（2018年改訂版）．https://www.j-circ.or.jp/cms/wp-content/uploads/2018/08/JCS2018_tsutsui_kitaoka.pdf（2024年7月閲覧）

拡張型心筋症（DCM）

　拡張型心筋症（dilated cardiomyopathy：DCM）は，左室のびまん性収縮障害と左室拡大を特徴とし，心不全や不整脈を引き起こす症候群です．その原因はいまだ完全には解明されていないものの，遺伝子変異，ウイルス感染，自己免疫反応などが関連していると考えられています．診断には，原因または全身疾患との関連が明らかな二次性心筋症を除外する必要があります．日本で行われた複数のコホート研究によると，心不全による入院のうち15〜27％が拡張型心筋症を基礎疾患としていたと報告されており[5〜9]，心不全で入院された患者さんの**約5人に1人**は拡張型心筋症を背景疾患として有していることになります（**図6**）．その予後について明らかな調査はありませんが，日本では心臓移植の原因疾患として最も多く，重症心不全の原因となっています．

拡張型心筋症による心不全の治療

　拡張型心筋症が原因の心不全の治療では，左室駆出率（LVEF）に応じた治療が行われます．拡張型心筋症など心拡大を示す心筋症を併発している場合はHFrEFが多くみられるため，fantastic fourや利尿薬などの標準的な心不全の薬物治療が行われます．薬剤によりLVEFが改善した場合でも（heart failure with improved ejection fraction：HFimpEF），心不全治療薬の中止は心不全の悪化を招くと

コホート研究	拡張型心筋症
CHART–2	17%
JCARE–GENERAL	15%
JCARE–CARD	24%
NARA–Heart	27%
WET–HF	15%

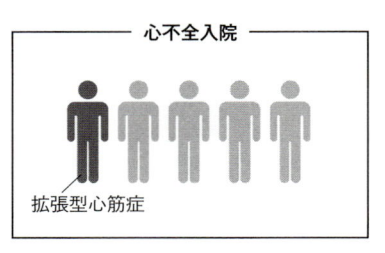

図6 ● 心不全入院患者さんに占める拡張型心筋症の割合
文献5〜9を参考に作成

の報告があるため[10]，その時点のLVEFの数値だけで判断し，心不全治療薬を安易に中止しないことが重要です．これらの心不全治療薬を導入後も病態が改善しない場合は，心臓再同期療法や補助人工心臓および心臓移植が検討されます．

　生活指導では，他の心不全の患者さんと同様，心臓リハビリテーション，適正な塩分の摂取，服薬指導などの心不全療養支援が必要です．また，患者さんには毎日血圧や体重を測定してもらい，服薬の重要性について理解を深めるための**コンコーダンス**の形成が重要となります．

② 処方のなぜ？を読み解く

治療開始のタイミング

　本症例の患者さんは10年前に肥大型心筋症と診断されましたが，無症状であったため，これまで薬物治療を受けていませんでした．しかし，時間が経過するにつれて心肥大が進行し，労作時の呼吸困難を主訴とする心不全を発症しました．このため，左室拡張障害に伴う自覚症状の改善を目的として，β遮断薬のビソプロロールの服用が開始されました．

　肥大型心筋症は，生涯にわたってリモデリングが進行し，病態が変化します．定期的に左室駆出率（LVEF）を確認し，LVEF < 50 %になった場合（拡張相肥大型心筋症）は，fantastic four などの心保護薬の開始が必要です．

今後の経過を予測しておこう

　本症例は動悸の訴えがありますが，今回の検査では不整脈が確認されませんでした．次の受診では24時間記録可能なホルター心電図検査（胸部にシール状の電極を数カ所貼り，携帯できる小型の心電計を用いて日常生活上の心臓の状態を確認する検査）が予定されて

第5章 心不全

います.

　肥大型心筋症は，心室性不整脈や心房細動などの不整脈を引き起こしやすいため，何らかの不整脈の存在が疑われます．心房細動が確認されれば，心不全を発症しているためCHADS$_2$スコアは少なくとも1点になりますが，CHADS$_2$スコアが0点であっても，肥大型心筋症に心房細動を合併している場合は抗凝固薬の開始が推奨されます．抗凝固薬を開始する際にDOACを選択する場合，適切な用法用量の確認と出血リスク，サプリメントを含む相互作用についての説明が重要となります．

❸ もう一歩踏み込んで知っておこう！

心アミロイドーシスって？

　二次性心筋症の1つとして心アミロイドーシスがあります．心アミロイドーシスは，心臓にアミロイド蛋白が沈着する疾患であり，多発性骨髄腫などの血液がんと関連していることの多い免疫グロブリン軽鎖由来の**AL***アミロイドーシス**と，遺伝や加齢が原因のトランスサイレチン由来の**トランスサイレチン型心アミロイドーシス**（transthyretin amyloid cardiomyopathy：ATTR-CM）に大別されます．特に，左室肥大を伴ったHFpEFの患者さんのうち，約13％の患者さんが野生型トランスサイレチン心アミロイドーシス（ATTR-wt-CM）であったとの報告もあり[11]，心不全の原因として珍しくない疾患です．

心アミロイドーシスの薬物療法

　心アミロイドーシスの治療には，病態の進行を抑制する特異的な治療薬が存在します．トランスサイレチン型心アミロイドーシス（ATTR-CM）に対しては，内服薬のタファミジスメグルミン（ビン

---

*A L：amyloidosis of Ig light chain type

ダケル®）やタファミジス（ビンマック®），全身性ALアミロイドーシスには，注射薬のボルテゾミブ（ベルケイド®）やダラツムマブ・ボルヒアルロニダーゼ　アルファ（ダラキューロ®）があります．特にビンダケル®とビンマック®では，ATTR-CMにおいて服用するカプセルの数が異なるため注意が必要です．またこれらの薬剤は，心臓に沈着したアミロイド蛋白を除去する効果はなく，病態の進行を抑制するものであるため，患者さんの価値観やライフスタイルを重視することが必要です．

心アミロイドーシスをフォローするポイント

　心アミロイドーシスには注意が必要な薬剤があります．心アミロイドーシスではアミロイド蛋白とジギタリスが結合することで薬剤の感受性が亢進し，致死性の不整脈を引き起こすリスクがあるためジギタリス製剤が禁忌とされています．また，非ジヒドロピリジン系Ca拮抗薬（ベラパミル，ジルチアゼム）は，陰性変力作用により心拍出量の低下を招き，陰性変時作用も強く出現する可能性があるため，特にALアミロイドーシスには原則として使用は避けるべきとされています[12]．

　心アミロイドーシスは，心房細動などの上室性不整脈を合併しやすい疾患です．心アミロイドーシスと心房細動を合併した場合，心原性脳塞栓症の発症リスクが高まります．そのため，肥大型心筋症と同様に，**CHADS$_2$スコアにかかわらず抗凝固薬を開始することが推奨**されています[12]．さらに心房細動が確認された場合でも，致死性の不整脈を引き起こすリスクからジギタリスの使用は禁忌であるため，薬剤師としてこの点にも注意する必要があります（**表2**）．

第**5**章　心不全

表2 ● 二次性心筋症の特徴と治療法

疾患	特徴	特異的治療法 [※]
虚血性心筋症	冠動脈疾患による慢性の心筋虚血を原因とし，左室拡大と収縮機能の低下を呈する	経皮的冠動脈インターベンション（PCI），冠動脈バイパス術（CABG）
高血圧性心筋疾患	長期間にわたる高血圧により，左室肥大や収縮不全を呈する	降圧薬
ファブリー病	αガラクトシダーゼAの欠損に起因する遺伝性疾患で，左室肥大を主とし，進行すると拡張相肥大型心筋症様の病態を呈する	酵素補充療法，薬理学的シャペロン療法
心アミロイドーシス	心臓にアミロイド蛋白が沈着し，心室壁の肥厚に伴った拡張不全を引き起こし，進行すると収縮不全を呈する	タファミジス，ダラツムマブ・ボルヒアルロニダーゼ　アルファ，ボルテゾミブ
心サルコイドーシス	原因不明の肉芽腫性疾患で，ときとして診断は困難であり，初期には心室壁肥厚を認める	副腎皮質ステロイド，免疫抑制薬
心筋炎	ウイルスなどの病原体による感染性と自己免疫抗体が関与していると考えられる非感染性がある	抗微生物薬，抗炎症薬など
アルコール性心筋症	長期かつ多量の飲酒により，拡張障害や左室肥大を生じ，進行すると拡張型心筋症様の病態を呈する	禁酒
薬剤性心筋症	アントラサイクリン系薬，アルキル化薬，トラスツズマブなどの心毒性や免疫チェックポイント阻害薬による心筋炎により心機能障害を呈する	抗がん剤の用量調整や中止
周産期心筋症	妊娠・産褥期に心不全を発症し，拡張型心筋症様の病態を呈する	抗プロラクチン療法

※必要に応じて心保護薬を使用する

練習問題

肥大型心筋症に関する以下の記述のうち，正しいものを1つ選べ.

- **a）全く症状がない場合でも，積極的に薬物治療の開始を検討する**
- **b）左室駆出率が低下した（LVEF < 50%）肥大型心筋症は，拡張型心筋症と呼ばれる**
- **c）CHADS₂スコアにかかわらず，心房細動を合併した肥大型心筋症には抗凝固薬の開始を積極的に検討する**
- **d）閉塞性肥大型心筋症に対して，ジソピラミドやシベンゾリンといったⅠa群の抗不整脈薬は抗コリン作用があるため使用しない**

解答 c

- a：肥大型心筋症の多くは無症状であり，全く無症状の患者さんに対する確立された薬物治療はないため，主に経過観察となります.
- b：肥大型心筋症は左室流出路圧較差に基づき，「閉塞性肥大型心筋症」と「非閉塞性肥大型心筋症」に大別されます. 特に，左室駆出率（LVEF）が低下している（LVEF < 50%）場合の肥大型心筋症は，「拡張相肥大型心筋症」と呼ばれます.
- c：肥大型心筋症は心房細動を引き起こしやすい疾患であり，心房細動を合併すると，洞調律の肥大型心筋症の患者さんに比べ心原性脳塞栓症の発症リスクがきわめて高くなります. そのため，心房細動を合併した肥大型心筋症の患者さんには，CHADS₂スコアにかかわらず，抗凝固薬の開始を積極的に検討することが重要です.
- d：ジソピラミドやシベンゾリンといったⅠa群の抗不整脈薬は，心不全にあまり使われない薬剤ですが，閉塞性肥大型心筋症の自覚症状の改善には有効な場合があり，一概に不適切処方と判断しないように注意が必要です.

第**5**章 心不全

■ 文献

1) Maron BJ, et al：Global burden of hypertrophic cardiomyopathy. JACC Heart Fail, 6：376-378, 2018（PMID：29724362）

2) 日本循環器学会/日本心不全学会：心筋症診療ガイドライン（2018年改訂版）
https://www.j-circ.or.jp/cms/wp-content/uploads/2018/08/JCS2018_tsutsui_kitaoka.pdf
（2024年7月閲覧）

3) Kubo T, et al：Patients' characteristics and clinical course of hypertrophic cardiomyopathy in a regional Japanese cohort - results from Kochi RYOMA study. Circ J, 82：824-830, 2018（PMID：29332907）

4) Olivotto I, et al：Impact of atrial fibrillation on the clinical course of hypertrophic cardiomyopathy. Circulation, 104：2517-2524, 2001（PMID：11714644）

5) Miura M, et al：Usefulness of combined risk stratification with heart rate and systolic blood pressure in the management of chronic heart failure. A report from the CHART-2 study. Circ J, 77：2954-2962, 2013（PMID：24088306）

6) Tsutsui H, et al：Characteristics and outcomes of patients with heart failure in general practices and hospitals. Circ J, 71：449-454, 2007（PMID：17384441）

7) Tsuchihashi-Makaya M, et al：Characteristics and outcomes of hospitalized patients with heart failure and reduced vs preserved ejection fraction. Report from the Japanese cardiac registry of heart failure in cardiology（JCARE-CARD）. Circ J, 73：1893-1900, 2009（PMID：19644216）

8) Nakada Y, et al：Sex differences in clinical characteristics and long-term outcome in acute decompensated heart failure patients with preserved and reduced ejection fraction. Am J Physiol Heart Circ Physiol, 310：H813-H820, 2016（PMID：26747499）

9) Shiraishi Y, et al：Validation of the get with the guideline-heart failure risk score in Japanese patients and the potential improvement of its discrimination ability by the inclusion of B-type natriuretic peptide level. Am Heart J, 171：33-39, 2016（PMID：26699598）

10) Halliday BP, et al：Withdrawal of pharmacological treatment for heart failure in patients with recovered dilated cardiomyopathy（TRED-HF）: an open-label, pilot, randomised trial. Lancet, 393：61-73, 2019（PMID：30429050）

11) González-López E, et al：Wild-type transthyretin amyloidosis as a cause of heart failure with preserved ejection fraction. Eur Heart J, 36：2585-2594, 2015（PMID：26224076）

12) 日本循環器学会：2020年版心アミロイドーシス診療ガイドライン
https://www.j-circ.or.jp/cms/wp-content/uploads/2020/02/JCS2020_Kitaoka.pdf（2024年7月閲覧）

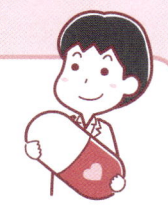

5 弁膜症

手術前後から退院後もフォローしよう

石井聡一郎

これだけは必ずチェック

☑ その抗血栓薬は，弁置換後の血栓予防ですか？

☑ 弁置換後の抗血栓療法のモニタリング（効果・副作用）を行おう！

☑ バイタルサインや体重の測定，息切れやむくみのセルフモニタリング
などの心不全療養指導を継続しよう！

症例

60代，男性，身長164 cm，体重65 kg，

血清クレアチニン値1.2 mg/dL（クレアチニンクリアランス56 mL/分），

PT-INR 2.4，LVEF 37 %

> 患者さん「最近息切れがひどくて，この間は心臓の手術をしたんですよ．手術の
> 直後はしんどかったけれど，今はずいぶんと調子もよくなりました．ワル
> ファリンっていう血液サラサラのお薬は一生飲まないといけないって聞い
> ています．病院薬剤師さんから，たくさん注意することを言われました」

処方内容

①

- スピロノラクトン（アルダクトン®A）錠25 mg　1回1錠
- ビソプロロールフマル酸塩（メインテート®）錠2.5 mg　1日1錠
- ダパグリフロジン（フォシーガ®）錠10 mg　1回1錠
　　1日1回　朝食後　30日分

② サクビトリルバルサルタン（エンレスト®）錠100 mg　1回1錠
　　1日2回　朝・夕食後　30日分
③
- ロスバスタチン（クレストール®）錠5 mg　1回1錠
- ワルファリンK（ワーファリン）錠1 mg　1回2錠
　　1日1回　夕食後　30日分

患者さんフォローの勘どころ

1　療養指導・モニタリングのコツ

　心臓手術の既往がある患者さんと出会ったときには，何の手術をされたかを確認することが望ましいです．手術内容がわかれば，今内服している薬を生涯内服する必要があるのか，それともいつか終了できるのかを判断できる場合があります．また，ワルファリンを内服している患者さんでは，手術内容によってPT-INRの目標域が異なりますので，PT-INRを確認し，コントロールが上手くいっているか，出血傾向はないか，納豆などの食品を摂取していないかなど，薬剤師による療養指導や効果・副作用のモニタリングが非常に重要です．

　弁膜症は，薬剤師にはあまりなじみのない分野かと思います．しかしJROADHF研究[1]では，**心不全の原因の18.5％が弁膜症**であることが示されています（図1）．これは心不全の原因として1番多かった虚血（26.6％）に次いで2番目に多い数字です．さらに，後ほど紹介する大動脈弁狭窄症や僧帽弁閉鎖不全症は加齢により罹患率が増える疾患です．左室駆出率が低下した心不全の患者さんの治療が確立し，予後が延長していることからも，日本の心不全の患者さんの多くに弁膜症があることがわかります．弁膜症について知っておくことは心不全の理解の助けになりますし，特に弁膜症の手術

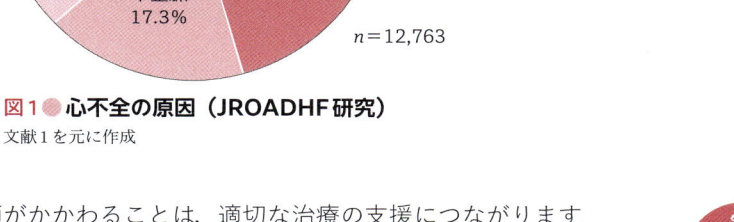

図1 ● **心不全の原因（JROADHF研究）**
文献1を元に作成

前後に薬剤師がかかわることは，適切な治療の支援につながります．

2 病院と保険薬局で情報をつなぐポイント

　薬局では患者さんやその家族，病院薬剤師からの情報提供がなければ処方内容から疾患を推察するしかありません．患者さんも自分の行った治療内容を完璧に理解し，他の人へ説明できるわけではありません．そうなると，病院と薬局をつなぐのは病院薬剤師しかいません．入院中に開始となった薬剤については，「**なぜ**」開始されたのか，「**いつまで**」内服する必要があるのか，「**どれくらい**」効果が出ていればよいのかを，**退院時にお薬手帳やサマリーで情報提供を行いましょう．**

　薬局では，手術の予定を患者さんやその家族から聞き取りした場合，現在内服している薬や健康食品などをまとめ，術前に休薬すべき薬剤がないか，患者さんの薬に対する理解や管理方法，支援者の有無などを確認し，必要に応じて指導や情報提供ができるようにしましょう．特に1週間以上の休薬が必要な薬剤を内服したままでい

た場合，手術を延期せざるを得ず，患者さんに大きな不利益が生じる可能性があります．このような事態を避けるため，病院は入院患者さんの薬の情報を必要としていますので，薬局からも支援ができるようにしていきましょう．

処方の背景をおさえよう！

1 弁膜症とは？

心臓のおさらい

弁膜症の話をする前に，心臓の働きと構造について振り返ってみましょう．心臓は生命の維持に必須の，血液を全身に送りだすポンプの働きをもっています．血液を全身から回収し肺に送り（大静脈→右心房→右心室→肺動脈），肺から戻ってきた血液を全身に送り出します（肺静脈→左心房→左心室→大動脈）．心臓は右心房，右心室，左心房，左心室と4つの部屋に分かれており，それぞれの部屋から血液を送り出すところに弁が備わっています（図2）．弁があることで，血液が一方向に流れ，逆流を防ぐことができます．

弁は4種類あり，右心房と右心室の間にあるのが「**三尖弁**」，右心室と肺動脈の間にあるのが「**肺動脈弁**」，左心房と左心室の間にあるのが「**僧帽弁**」，そして左心室と大動脈の間にあるのが「**大動脈弁**」です．

弁膜症の分類とは？

これらの弁に器質的な異常が生じることを「**弁膜症**」と言います．弁膜症があると，血液を正しく送ることができなくなり，心不全の症状が出てきます．

弁膜症は「**狭窄症**」と「**閉鎖不全症**」の2つに大きく分けられま

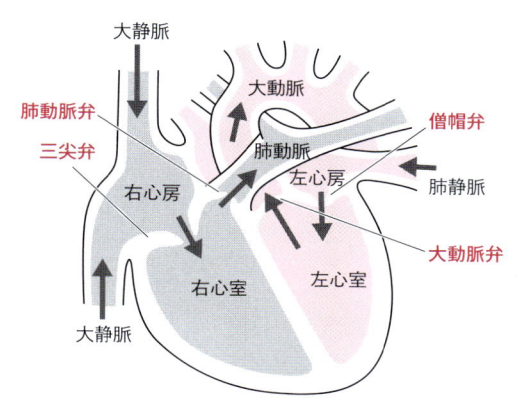

図2 ● **心臓と弁の構造**

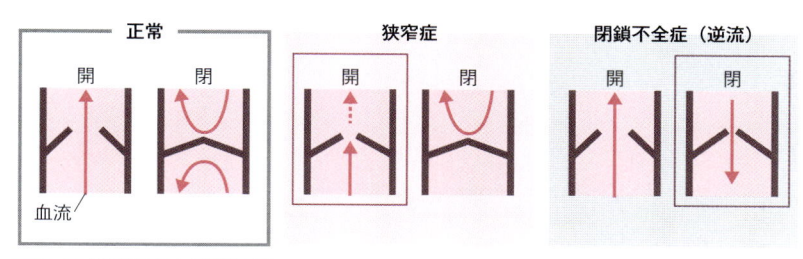

図3 ● **弁の狭窄と閉鎖不全**

第**5**章 心不全

す（図3）．狭窄症は，弁が正しく開かないために血液が通りにくくなり，十分な血液量が送り出せない状態です．一方の閉鎖不全症は，弁が正しく閉じないことで，閉じなくなった弁から血液が逆流してしまう状態です．4つの弁に対して狭窄症と閉鎖不全症の2種類の弁膜症が起こるため，合計8種類の弁膜症が生じることになります（図4）．また，重症度により分類され，カルテでは「severe AS」や「mild MR」といった記載がされます（表1）．

　ここでは，臨床でよく出会う「大動脈弁狭窄症（aortic stenosis：AS）」と「僧帽弁閉鎖不全症（mitral regurgitation：MR）」についてみていきましょう．これらの弁膜症は加齢とともに罹患率が増加することが知られています（図5）[2]．

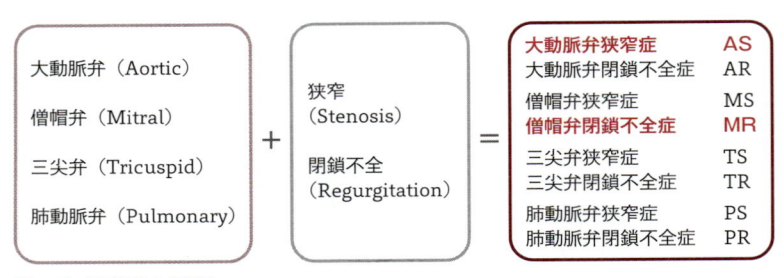

図4●弁膜症の種類

表1●弁膜症の重症度

弁膜症の重症度	
trivial	僅か，正常範囲
mild	軽度
moderate	中等度
severe	重度

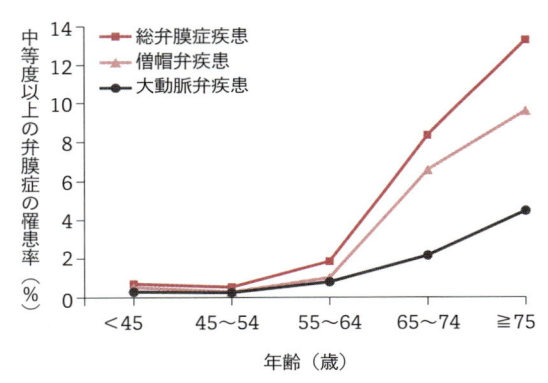

図5●年齢と弁膜症の罹患率
文献2より抜粋して引用

大動脈弁狭窄症

大動脈弁狭窄症（AS）は，加齢や動脈硬化により大動脈弁が硬くなることで起こります．大動脈弁が狭窄すると，左心室から全身に送られる血液量が減少します．その反動で左心室への圧負荷がか

かり左心室に求心性肥大（左心室壁の肥大が心室内腔に向かって発達し，左心室内腔が狭まる）が起こります．進行すると心筋の線維化により，心拍出量が低下します．弁の変性の改善・進行を抑制できる薬物療法はなく，根本的な治療は弁置換術となります．ASに対する手術適応についてはガイドラインに記載のある通り，症状のあるASだけではなく，無症候性のASも適応になります[3]．

　手術は大きく分けて，以前より行われている**外科的大動脈弁置換術（surgical aortic valve replacement：SAVR）**と近年よく行われるようになってきた**経カテーテル的大動脈弁留置術（transcatheter aortic valve implantation：TAVI）**があります．SAVRは開心術が必要なため，患者さんの身体にかかる負担が大きいですが，TAVIは開胸せずカテーテルで治療ができるため，これまで手術を断念されていた高齢の患者さんにも治療が可能となりました（**表2**）[3]．

術後別のフォローの違い

　SAVRとTAVIでは術後の抗血栓療法が大きく異なります．術後は弁に血栓が付着し，弁が機能しなくならないように抗血栓療法が必要となります．

表2 ● SAVRとTAVI

	SAVR（外科的大動脈弁置換術）	TAVI（経カテーテル的大動脈弁留置術）
年齢	若年（目安：75歳未満）	高齢（目安：80歳以上）
人工心肺	必要	不要
負担	高い	低い
抗凝固薬	生体弁：術後3カ月のワルファリン（INR2.0〜2.5）機械弁：生涯にわたりワルファリンを継続する	―
抗血小板薬	―	術後6カ月未満におけるアスピリン＋クロピドグレルの併用投与（DAPT）後，アスピリンまたはクロピドグレル単剤投与（SAPT）を続行

● SAVR後

SAVRの場合，術後は**ワルファリン**を内服します．置換する弁が生体弁（ウシやブタなどの生体組織）か機械弁（チタンなどの人工材料）かで内服期間が変わります．**生体弁**の場合，**術後３カ月のワルファリンの内服（PT-INR 2.0 ～ 2.5）**が必要となりますが，機械弁と比べて耐久性が低く，再手術になることが多いと言われています．しかし，**機械弁**の場合，**ワルファリンを生涯内服する**必要があります[3]．

● TAVI後

TAVIの場合，SAVRでは抗凝固薬だったのに対し，**抗血小板薬**を使用します．日本のガイドラインでは，術後６カ月未満におけるアスピリン＋クロピドグレルの併用投与（DAPT）後，アスピリンまたはクロピドグレル単剤投与（SAPT）を続行することと記載されています[3]．一方，2021年に出されたESCのTAVI後の抗血栓薬に関する提言[4]（**図6**）においては，抗凝固薬の適応の有無と３カ月以内の冠動脈ステントの留置の有無によって，抗血小板薬の投与や期間が異なっており，今後の日本のガイドラインの改訂が気になるところです．

僧帽弁閉鎖不全症

僧帽弁閉鎖不全症（MR）は大きく２種類に分けられます．弁自体の器質的な変性による一次性MR，左心室や左心房の拡大や機能不全による二次性MRです．心筋梗塞（左室リモデリング，第5章_2を参照）や拡張型心筋症によって左心室が拡大することで，弁が引っ張られてしまい，閉鎖不全が起こります．

左心房と左心室の間にある僧帽弁が正常に閉じなければ，左心室から大動脈へ出ていくはずの血液が，左心房に逆流します．そのため，全身に十分な血液を送ることができず，左心房・左心室への容量負荷が増大し拡大します．その影響で心房細動を生じたり，収縮

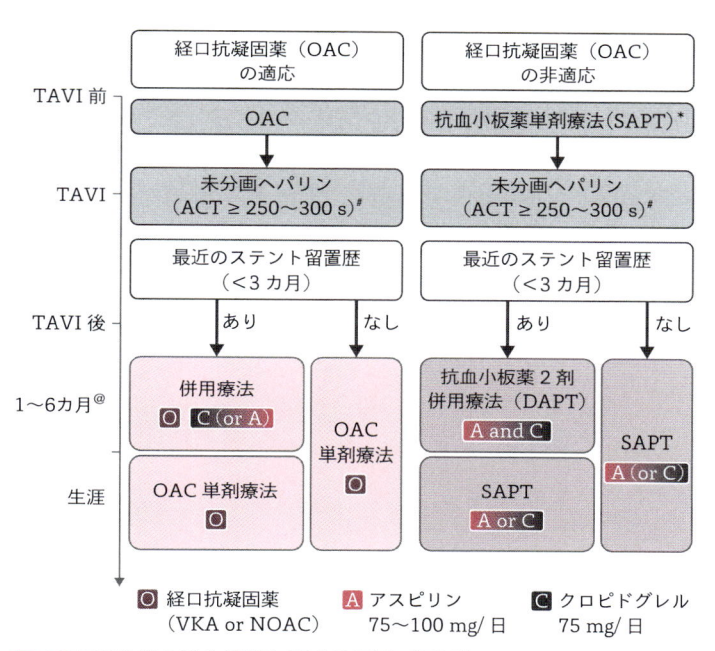

図6 ● TAVI後の抗血栓薬に関する提言（ESC）

TAVIの適応となる患者の治療に関するコンセンサスを，経口抗凝固薬療法の適応の有無と最近の冠動脈ステント留置の有無に応じてまとめた．
ACT：活性化凝固時間，NOAC：非ビタミンK拮抗経口抗凝固薬，VKA：ビタミンK拮抗薬．
*低用量アスピリンまたはクロピドグレル
#ヘパリン誘発性血小板減少症の場合はビバリルジン（日本未承認）
@出血リスクに応じた投与期間
文献4より引用

能が低下することで心不全症状を引き起こします．

二次性MRの患者さん，特にHFrEFの患者さんに対してはfantastic fourのARNI，β遮断薬，MRA，SGLT2阻害薬を投与することで逆流が改善することもあります．ガイドライン[3]においても，**心不全に対する十分な薬物治療が推奨**されています（推奨クラスⅠ）．

薬物治療によって改善がない場合は侵襲的な治療が検討されます．ASと同じようにこれまでは開心術が行われてきましたが，MitraClip®と呼ばれるカテーテルを用いた治療も行われるようになってきています．

弁置換後の抗血栓療法

　置換された弁が**機械弁**の場合は，**ワルファリンによる永続的な抗凝固療法**が必要となります．大動脈弁か僧帽弁かによっても INR の目安が異なり，大動脈弁位なら INR2.0 〜 2.5，僧帽弁位なら INR2.0 〜 3.0 が目安です．生体弁の場合，術後 3 カ月間はワルファリンを内服することが推奨されます[3]．

　TAVI 後の抗血栓療法については，2020 年の日本のガイドラインでは DAPT → SAPT の記載となっていますが，前述した 2021 年の ESC の提言では，抗凝固薬の内服の有無によっても抗血栓療法は異なっており，施設ごとに患者さんの状態に応じた抗血栓療法の選択がなされています．

② 処方のなぜ?を読み解く

　本症例の患者さんは永続的なワルファリンの内服が必要と説明されており，機械弁への弁置換術が行われたと考えられます．PT-INR は 2.4 であり，目標域に入っています．病院薬剤師からワルファリンに関する説明は受けているようですが，薬局においても出血リスクや他院を受診する際には現在内服している薬剤を伝えること，納豆などのビタミン K を多く含む食品の摂取は避けること，などの説明をくり返し行う必要があります．また，ワルファリンは CYP2C9 の基質となる薬であり，相互作用の回避も薬剤師による重要な確認ポイントです．

　また，fantastic four の 4 剤が導入されており，HFrEF の管理も必要であると考えられます．心不全療養指導（バイタルサインや体重測定，息切れやむくみといった自覚症状のセルフモニタリングなど）とワルファリンの服薬指導など多くの支援が必要となりますが，患者さんが薬の効果の恩恵を正しく得られるよう取り組んでいきましょう．

③ もう一歩踏み込んで知っておこう！

出血リスクとフォロー

TAVI後の抗血栓療法について，ガイドライン[3]の記載の通りDAPTが用いられていましたが，高齢の患者さんが多いTAVI後において，出血リスクが懸念されてきました．POPular TAVI試験というRCTにおいて，アスピリン単剤治療群はDAPT群と比べて出血イベントだけでなく塞栓イベントも少ないことが示されました[5]．また，心房細動などで抗凝固薬を内服している患者さんにおいては，抗凝固薬にクロピドグレルを足した群と，抗凝固薬単剤の群で比べたところ，エンドポイントは非劣性であり，出血イベントも少ないことが示されています[6]．

前述したようにESCの提言においては，抗凝固薬と3カ月以内の冠動脈ステントの留置の有無により抗血栓療法の推奨が異なっており，出血合併症と塞栓症のリスクのバランスをとりながら薬剤選択を行っていく必要があります．いずれにせよ，抗血栓薬の内服には出血リスクが常に付きまとうため，消化管出血などの重大な出血がないかモニタリングしていきましょう．

TTRによる評価

ワルファリンの治療効果を**time in therapeutic range（TTR，%）**という指標で評価することがあります．これは**PT-INRがどのくらいの期間至適範囲に入っているかを評価する指標**です．心房細動に対する抗凝固療法としてワルファリンを使用する場合，TTRをなるべく高く保つこと（60％以上，DOACと同等以上の医療効果を得る観点からは65〜90％以上）が求められます[7]．ワルファリンを内服中の機械弁置換後の患者さんにおける合併症リスクとTTRとの関連を検討した報告では，TTRが86％以上の患者さんで最良の結果となっているので[8]，あわせておさえておきましょう．

第**5**章 心不全

弁膜症に関する以下の記述のうち，誤っているものを1つ選べ.

a）弁膜症は大きく狭窄症と閉鎖不全症に分けられる

b）弁置換術後は抗血栓療法として抗凝固薬を使用する場合と，抗血小板薬を使用する場合がある

c）弁に生体弁を使用した場合，ワルファリンはPT-INR 2.0〜2.5で管理する

d）弁置換後は心不全の症状が改善するため，管理は必要ない

解答　d

a：心臓には4つの弁があり，弁膜症は大きく"狭窄症"と"閉鎖不全症"に分けられます．根本的な治療は薬物療法ではなく手術が必要となります.

b：開心術で弁置換を行った場合はワルファリンの内服が必要であり，生体弁の場合は3カ月間，機械弁の場合は生涯内服する必要があります.

c：TAVIを行った場合，現在の日本のガイドラインでは抗血栓療法として抗血小板薬の内服を行うことが推奨されます.

d：弁置換術後も心不全の管理は非常に重要です．心不全の程度が弁膜症の重症度にも影響します．手術前後の介入や指導だけでなく，バイタルサインや体重の測定，息切れやむくみのセルフモニタリングなどの心不全療養指導も行っていきましょう.

■ 文献

1）Ide T, et al：Clinical characteristics and outcomes of hospitalized patients with heart failure from the large-scale Japanese registry of acute decompensated heart failure (JROADHF). Circ J, 85：1438-1450, 2021（PMID：33853998）

2）Nkomo VT, et al：Burden of valvular heart diseases: a population-based study. Lancet, 368：1005-1011, 2006（PMID：16980116）

3）日本循環器学会 / 日本胸部外科学会 / 日本血管外科学会 / 日本心臓血管外科学会：2020年改訂版弁膜症治療のガイドライン
https://www.j-circ.or.jp/cms/wp-content/uploads/2020/04/JCS2020_Izumi_Eishi.pdf（2024年7月閲覧）

4）Ten Berg J, et al：Management of antithrombotic therapy in patients undergoing transcatheter aortic valve implantation: a consensus document of the ESC working group on thrombosis and the European association of percutaneous cardiovascular interventions (EAPCI), in collaboration with the ESC council on valvular heart disease. Eur Heart J, 42：2265-2269, 2021（PMID：33822924）

5）Brouwer J, et al：Aspirin with or without Clopidogrel after transcatheter aortic-valve implantation. N Engl J Med, 383：1447-1457, 2020（PMID：32865376）

6）Nijenhuis VJ, et al：Anticoagulation with or without Clopidogrel after transcatheter aortic-valve implantation. N Engl J Med, 382：1696-1707, 2020（PMID：32223116）

7）日本循環器学会 / 日本不整脈心電学会：2020年改訂版不整脈薬物治療ガイドライン
https://www.j-circ.or.jp/cms/wp-content/uploads/2020/01/JCS2020_Ono.pdf（2024年7月閲覧）

8）Grzymala-Lubanski B, et al：Mechanical heart valve prosthesis and warfarin‐treatment quality and prognosis. Thromb Res, 133：795-798, 2014（PMID：24642005）

第**5**章 心不全

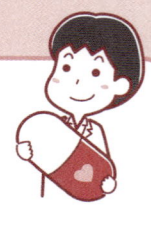

6 CKD のある心不全

心・腎・代謝（糖尿病，肥満）の複雑な関係

大橋泰裕

これだけは必ずチェック

☑ RAAS阻害薬による治療を支援するポイントをおさえよう！

☑ 薬物療法の適正化には，生活背景のヒアリングを重視しよう！

☑ 高カリウム血症に対しては，食事や薬物治療，排便コントロールを複合的に支援しよう！

症例

60代，男性，身長166 cm，体重70.0 kg，血圧128/60 mmHg，
脈拍数80 回/分（洞調律），LVEF 30 %

【経過】50歳時の健康診断で高血糖を指摘され，近医にて内服を開始するも治療を中断．1年前に心筋梗塞を発症し，A病院にてフォローされている．今回，尿中微量アルブミンの高値が続くため，腎臓内科に紹介となった．

【現病歴】心不全，慢性腎臓病（CKD），陳旧性心筋梗塞，2型糖尿病，高血圧，脂質異常症

【血液検査】Hb 12.8 g/dL，HbA1c 7.8 %，空腹時血糖値128 mg/dL，Na 142 mEq/L，K 5.4 mEq/L，BUN 24.5 mg/dL，血清クレアチニン1.5 mg/dL，eGFR 37.6 mL/分/1.73 m²，BNP 280 pg/mL

【尿検査】蛋白（3 +），糖（+），潜血（−），
尿中微量アルブミン量630 mg/gCr

【生活歴】外食が多い，喫煙20本/日，日本酒2合＋ビール500 mL／日程度

（患者さん）「なんだかカリウムが高いと言われましたが，何が原因なのかよくわか

りません．これまでも薬はたくさん飲んでいるのに，年々増えるばかりです．痛み止めはよく効くから好きだけどね」

[処方内容]

A病院　糖尿病内分泌内科
- テネリグリプチン（テネリア®）錠 20 mg　1回1錠
- ダパグリフロジン（フォシーガ®）錠 10 mg　1回1錠

　　1日1回　朝食後　28日分

A病院　循環器内科
①
- プラスグレル（エフィエント®）錠 3.75 mg　1回1錠
- ロスバスタチン（クレストール®）錠 5 mg　1回1錠
- フィネレノン（ケレンディア®）錠 10 mg　1回1錠
- アゾセミド（ダイアート®）錠 30 mg　1回1錠

　　1日1回　朝食後　28日分
②
- サクビトリルバルサルタン（エンレスト®）錠 50 mg　1回1錠
- カルベジロール（アーチスト®）錠 10 mg　1回0.5錠
- ニフェジピン（アダラート®）CR錠 20 mg　1回1錠

　　1日2回　朝・夕食後　28日分

A病院　腎臓内科（今回が初回の処方）
- ジルコニウムシクロケイ酸ナトリウム（ロケルマ®）懸濁用散分包 5 g

　　1回5 g　1日1回　朝食後　28日分

B整形外科クリニック
- ロキソプロフェン（ロキソニン®）錠 60 mg　1回1錠
- レバミピド（ムコスタ®）錠 100 mg　1回1錠

　　1日3回　毎食後

第**5**章 心不全

患者さんフォローの勘どころ

1 療養指導・モニタリングのコツ

患者さんの生活習慣に切り込もう！

糖尿病性腎臓病であっても，糖尿病の治療は食事療法，運動療法，薬物療法によって行われ，生活習慣の見直しを行う必要があります．ただし，厳しく改善を求めるだけでは治療中断につながりやすく，あまり有効ではありません．患者さんが主体的に治療に向き合えるよう，行動変容を促すアプローチをし，セルフケアの支援ができるよう療養指導を進めていきましょう．

療養指導において最も重要なのは，「**ヒアリング**」です．患者さんの生活状況や今の気持ちなどを聴きとり，療養上の課題，治療の阻害因子を抽出していきます．その課題に対してできること，阻害因子を取り除くための提案をしていきましょう．まずは血圧や体重を測定し，記録をするなど，小さな目標から設定し，達成していく過程を患者さんと一緒に歩んでいくのが理想的です．

RAAS阻害薬の腎保護作用とピットフォールをおさえよう

レニン・アンジオテンシン・アルドステロン系（renin-angiotensin-aldosterone system：RAAS）阻害薬は，アルブミン尿の改善や糖尿病関連腎臓病（diabetic kidney disease：DKD）の進行抑制に対して有効性が示されています．なお，糸球体の輸出細動脈の拡張により，糸球体の過剰ろ過を是正して腎保護作用を発揮する一方，糸球体内圧が低い状態でのRAAS阻害薬の使用は，急性腎障害（acute kidney injury：AKI）のリスクを高めることに注意が必要です．また，RAAS阻害薬は高カリウム血症の原因にもなるため，定期的な血清クレアチニン値と血清カリウム値のモニタリングを行う

ことが重要です．

● 適塩を意識して RAAS 阻害薬の効果を上げる

RAAS 阻害薬の効果を最大限に発揮するためには，塩分の過剰摂取の是正が重要です．RENAAL 試験と IDNT 試験の事後分析において，RAAS 阻害薬の腎保護効果は塩分の摂取量が増えると消失することが示唆されています[1]．また，塩分制限は高血圧や蛋白尿に対する改善効果を示すことが報告されており，「エビデンスに基づく CKD 診療ガイドライン2023」[2]においても 6 g／日未満の塩分制限が推奨されています．その一方で，塩分制限による末期腎不全，総死亡，心血管イベントなどの抑制効果を示すエビデンスは乏しいため，これらのハードアウトカムの改善を目的とした塩分制限は推奨なしとされています[2]．

こうした推奨内容は，塩分制限が不必要ということを示しているのではありません．DKD の治療を行ううえで，塩分の過剰摂取を避けることの意義は十分にあるでしょう．

心不全の患者さんでは，塩分の過剰摂取による体液貯留を避ける意義も期待されますが，画一的な塩分制限の指導は食事摂取量の低下を招く可能性も考えられます．「ただ塩分を制限する」ことを目標にするのではなく，主菜・副菜をバランスよく摂取し，必要なエネルギー量を担保できるよう，**適塩**を意識しながら支援を進めていきましょう．

簡単な食事指導で，カリウム値をフォローしよう

食事指導（カリウム制限）についても，処方薬の全容を把握している薬剤師が主体的に行っていきましょう．ただし，施設の状況により可能であれば，積極的に管理栄養士と連携することをおすすめします．

カリウムは肉，魚，乳製品，野菜，果物，飲料などに幅広く含まれています．塩分と同様に，高齢の心不全の患者さんに強い制限を

第**5**章 心不全

かけてしまうと，低栄養からサルコペニアに進行するリスクとなってしまいます．また，野菜や果物は食物繊維を多く含んでおり，これらを制限することは便秘の悪化にもつながります．カリウム吸着薬の有害事象もあいまって，さらなる便秘の悪化から高カリウム血症の増悪と，負の連鎖に陥る危険があります．最近では透析を含むCKD の患者さんにおいて，野菜や果物の摂取が多い方が予後良好であったという観察研究が複数報告されています[3,4].

● カリウム吸着薬の指導のポイント

カリウム吸着薬の併用は，RAAS 阻害薬の継続だけではなく，食事制限の緩和も可能にするため，患者さんの QOL を担保することにつながります．薬剤数の増加に困る患者さんには，「少しカリウム制限を緩められますよ」と説明すると動機付けになるかもしれません．

● カリウムが多い食品

カリウムが多い食品・飲料を知っておきましょう．特に旬の果物や野菜は一度に食べ過ぎてしまう機会も多いため，注意が必要です．

ほうれんそうなどの葉物は，茹でこぼすことでカリウムの摂取量を減らせますが，イモ類はほとんど減らせないことが知られています．また，このほかにも肉や魚類にもカリウムが多く含まれますが，これらの制限はタンパク質不足につながるため，積極的に制限は勧めません．また，缶詰は生よりもカリウムが少ないので，果物が好きな方におすすめです．

飲料では，果汁100 ％のジュースや野菜ジュース，玉露茶，青汁にカリウムが多く含まれています．健康を意識して摂取されている患者さんも多いため，一歩踏み込んだ聞き取りが重要です．

これらのリスクのある食品・飲料は摂取を禁止するのではなく，**少量に留めるなど控える意識をもってもらえるように説明する**と効果的です．

② 病院と保険薬局で情報をつなぐポイント

治療目標を共有しよう

　本症例はカリウム吸着薬が新規処方されたことから，食生活に関連したカリウムの過剰摂取や併用薬（フィネレノンやサクビトリルバルサルタン）による血清カリウム値の上昇が想起されます．仮に併用薬の影響による「副作用」が生じているためにカリウム吸着薬を用いる必要がある，という説明だけで終えてしまうと，多剤服用中の患者さんが MRA や ARNI の継続に懐疑的になってしまう可能性があります．

　また，蛋白尿を伴う CKD や HFrEF の患者さんでは RAAS 阻害薬の継続が推奨されるため，RAAS 阻害薬とカリウム吸着薬が併用されるケースが増えています．こうした背景を踏まえ，**RAAS 阻害薬を継続する利点と食生活での注意点を加味した指導**を行い，カリウム値の推移を短期的な目標として動機付けを行うとよいでしょう．

　その一方で，蛋白尿を伴う CKD や HFrEF に該当しない患者さんであれば，RAAS 阻害薬は中止可能な場合もあります．処方医と薬剤師で治療目標やカリウム制限について共有しておくと，その後の指導がスムーズとなります．

　RAAS 阻害薬や SGLT2 阻害薬の処方目的に関する情報はとても重要であり，患者さんの服用薬を包括的に管理している薬局と病院薬剤師で共有していくことが重要です．

第 **5** 章 心不全

処方の背景をおさえよう!

① CKD のある心不全とは?

心腎連関を意識しましょう

　超高齢化社会において，CKD を合併する循環器病の患者さんは増えており，特に心不全においては心臓と腎臓が密接に関係していることから，「**心腎連関**」を意識することが大切です．

　腎機能の低下は心不全の患者さんの予後を悪化させる重要な因子であり，腎機能は LVEF よりも強い相関関係にあります[5]．また，腎機能が低下すると，使用できる治療や薬物療法が制限されることから，心不全の患者さんの腎機能をいかに低下させず保持していくかがとても重要です．

糖尿病関連腎臓病（DKD）

● DKD の概要

　DKD は典型的な糖尿病性腎症と，蛋白尿を伴わず eGFR が低下する糖尿病関連腎疾患に分類されます．糖尿病関連腎疾患は，高血圧性腎硬化症が主な病態となっているケースが多く，高血圧や高齢化を背景として，動脈硬化によって引き起こされます．

　糖尿病性腎症では，蛋白尿の発生による糸球体の過剰ろ過により，初期には eGFR は低下せず保持されますが，あるところから谷を転げ落ちるように，急激に eGFR が低下していきます[6]．

　糖尿病性腎症は，末期腎不全で透析導入となる原因疾患の第一位でもあり，早期に発見し集約的な介入をしていく必要があります．そのため，CKD の重症度評価には eGFR の値だけでなく，尿検査である蛋白尿・アルブミン尿の評価を行うことが大変重要です（保険診療では，アルブミン尿は糖尿病の患者さんにおいて 3 カ月に 1 回

測定可能）．また，蛋白尿の陽性では，末期腎不全リスクが上昇する
だけでなく，心血管イベントリスクの上昇や心不全の予後も不良で
あることが報告されています[7]．

● DKDフォローのポイント

本症例では，顕性アルブミン尿（高度蛋白尿）を認めるため，腎
生検が実施され，糖尿病性腎症と診断されました．この場合の腎機
能の記載法は，CKDステージG3bA3（糖尿病性腎症）となります
（第1章_3を参照）．

DKDの治療は，食事・運動療法の適切な実践を前提に**血糖値・血
圧・脂質の管理**を行い，腎症の発症予防・進展抑制を図ります．ま
た，薬物療法としてはRAAS阻害薬，SGLT2阻害薬，GLP1受容体
作動薬，非ステロイド性ミネラルコルチコイド受容体拮抗薬（ns-
MRA）の使用が推奨されています．これらの薬剤は尿中アルブミン
を減少させるとともに，腎機能の低下や末期腎不全への進行を含む
腎複合アウトカムを有意に改善することが報告されています．従っ
て，これらの薬剤を適切に導入し，継続を支援していくことが重要
と言えます．

なお，顕性アルブミン尿を有するDKDの患者さんにおいて，血糖
管理におけるベネフィットを示すエビデンスは明確に示されていま
せん．しかし，細小血管合併症の発症・進展抑制を目的としたHbA1c
7.0％未満の血糖管理がクラス2Cで推奨されています[2]．

心不全

本症例のように，LVEFに基づく分類でHFrEFに相当する場合は，
fantastic fourの投与が標準的な薬物治療となります．しかしながら，
fantastic fourはCKD患者さんの腎障害の進行や，高カリウム血症
のリスクを上昇させる点に注意が必要です．また，CKDステージ4，
5は大規模臨床試験から除外された患者群であるため，ガイドライ
ン[2]におけるARNI，MRA，SGLT2阻害薬の推奨度はクラス2Cと

第**5**章
心不全

されています．現在はこのような状況であるため，fantastic four を CKD ステージが進行した患者さんに積極的に使用することには，疑問を感じるかもしれません．しかしながら，心血管イベントの減少や生命予後の改善効果を考えると，リスクに対するメリットが大きいように思われます．

高カリウム血症

心不全の患者さんの予後不良の原因の 1 つに，高カリウム血症があります．しかしながら，高カリウム血症による直接的な害よりもむしろ，**RAAS 阻害薬の不適切使用（under use）**が原因とされています（**図1**）．そのため，高カリウム血症に対してカリウム吸着薬を併用しながら，できるだけ RAAS 阻害薬を中止しないことが提案されています[8]．このような背景から，本症例ではポリファーマシーではなく多剤併用と解釈し，フォローアップしていくことが重要です．

RAAS 阻害薬とカリウム吸着薬の併用療法では，①薬剤数や薬価が増加する，②カリウム吸着薬の味や服用感が合わないことがある，③便秘が惹起されやすい，などの問題点があげられます．①～③のすべてが服薬アドヒアランスを損なう要因につながることに加え，③の便秘に関しては，カリウム吸着薬の多くが副作用として便秘を伴います．患者さんごとに併用療法に対して発生する課題は複数想定されることから，冒頭の「ヒアリング」を意識し，課題を明らかにするとともに多面的に介入をしていきましょう．

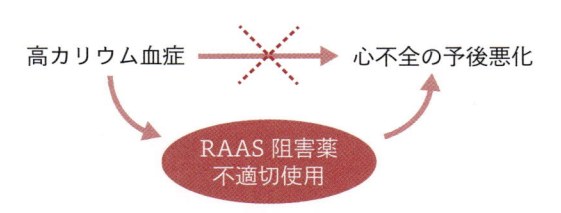

図1 ● RAAS 阻害薬の不適切使用

② 処方のなぜ？を読み解く

　本症例は，糖尿病による大血管障害として心筋梗塞，心不全を，細小血管障害としてDKDを併発しており，さらに，高血圧，脂質異常症などの心血管リスク因子が多数あります．リスク因子に対する薬物療法として特に重要なのは，血圧・脂質・血糖値の管理目標値の達成と，臓器保護作用のエビデンスを有する薬剤の導入です．

　すべてを網羅しようとすると，どうしても多剤併用となり複雑になりがちです．高血圧や脂質異常症などの管理は他項に譲り，ここでは，血糖値の管理とCKDについてみていきましょう．

糖尿病

　糖尿病治療の目標は，高血糖による代謝異常を改善することに加え，糖尿病に特徴的な合併症・併発症の発症，増悪を防ぎ，糖尿病がない方と変わらないQOLと寿命を実現することとされています．

　薬剤の選択に関しては，各薬剤の特性に加え，低血糖の予防・対策などの安全性への考慮，また患者さんの病態，特にadditional benefitsを考慮すべき併存疾患がないかを考えることが重要です．

　血糖値（HbA1c）の低下による細小血管障害（腎症など）の発症抑制が認められていますが，血糖値（HbA1c）の低下と大血管障害（脳卒中，冠動脈疾患など）の発症抑制との関連に関しては，一定の見解は得られていません．そのため，大血管障害の発症・進行抑制を期待する場合には，前述の血圧・脂質管理に加えて，心・腎などの臓器保護効果，死亡リスク低減効果などのエビデンスを有する**SGLT2阻害薬**と**GLP1受容体作動薬**が考慮されます．

　本症例では，併存疾患として慢性腎臓病，心不全，心血管疾患（陳旧性心筋梗塞）といったadditional benefitsを考慮すべき併存疾患をもつため，SGLT2阻害薬が優先的に導入されていると考えられます．

慢性腎臓病（糖尿病関連腎臓病）

近年，FIDELIO-DKD 試験など[9] DKD に対して，ns-MRA である
フィネレノンのエビデンスが注目されています．

ミネラルコルチコイド受容体（MR）の過剰活性化は，組織の炎
症や線維化を惹起すると考えられています．また，糖尿病や食塩の
過剰摂取では，Rac1 が活性化されることでアルドステロン非依存経
路にて MR が直接的に活性化することが知られています[10]．ns-MRA
は従来の MRA よりも MR への選択性が高いため，腎臓や心臓などで
の臓器障害の発症・進展抑制に寄与すると考えられています．

❸ もう一歩踏み込んで知っておこう！

Triple whammy（トリプルワーミー）

腎血流量を減少させる RAAS 阻害薬，利尿薬，非ステロイド性抗
炎症薬（NSAIDs）の3剤併用は，**Triple whammy（トリプルワー
ミー）**と呼ばれ，急性腎障害（AKI）や慢性的な腎機能の低下を招
くリスクの高い組み合わせとされています[11, 12]（**図2**）．

CKD を伴う慢性心不全の患者さんでは，RAAS 阻害薬と利尿薬が

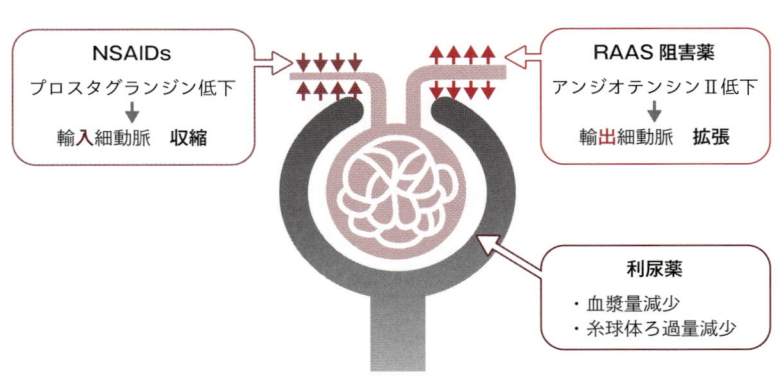

図2 ● 腎臓への3打撃（トリプルワーミー）
文献11を参考に作成

併用されているケースが多いと思われますが，本症例のように他院の整形外科から，いつの間にかNSAIDsが処方されていた，という状況に出会うことがあります．

NSAIDsはプロスタグランジンの産生を抑制することにより腎血流を低下させ，結果的に尿細管におけるナトリウムや水の再吸収を亢進させることで体液貯留を招きます．体液貯留を回避すべき心不全の患者さんにおいては，NSAIDsの使用は可能な限り避けるべきです．特に，加齢により腎虚血が進行している高齢者や高度脱水，循環血液量が低下する心不全の患者さんでは，腎機能悪化のリスクが高まります．単一の医療機関はもちろん，複数の医療機関からの処方が結果的にトリプルワーミーを形成していることも少なくないため，併用薬剤の確認を含めた薬歴の評価は，薬剤師の重要な使命だと言えます．本症例では，アセトアミノフェンやトラマドールの使用を検討するなど，代替案を提示していくことが重要となります．

重度のCKDでは，RAAS阻害薬を中止すべきか？

前述のように，RAAS阻害薬はCKDステージG4，G5の重度のCKD患者さんでは，腎血流の低下によるAKIや高カリウム血症のリスクが上昇します．そのため，「エビデンスに基づくCKD診療ガイドライン2018」より，75歳以上の高齢者でCKDステージG4，G5の患者さんの高血圧治療は，RAAS阻害薬でなくCa拮抗薬が推奨されるようになりました．

しかし，その後の観察研究において，RAAS阻害薬を中止したCKD患者さんで全死亡の増加，心血管イベント発症の増加など負の影響が報告されています[13]．また，2022年に報告された多施設共同RCTであるSTOP-ACEi試験では，eGFR30 mL/分/1.73 m^{2}未満のCKD患者さんでのRAAS阻害薬中止の意義について検討され，結果としてはRAAS阻害薬の中止・継続群において，3年間のeGFRの推移に有意差はなく，末期腎不全への進行と透析導入に関しても有意差はありませんでした[14]．また心血管イベントに関しても中止・継続群

において有意差はみられませんでした．ただし，この研究に組み込まれた患者さんの心筋梗塞の既往や心不全入院の既往は少ないため，心血管イベントに与える影響については明らかでありません（恐らく，心筋梗塞・心不全入院の既往のある患者さんでは，心血管イベントが増加するのではないかと思われます）．

　この結果を受けて，ガイドライン[2]において，「CKDステージG4, G5では使用中のRAAS阻害薬を一律には中止しないことを提案する」と記載されました．ただし，高カリウム血症のコントロールが困難な場合やAKIを起こした患者さん，高齢者やシックデイでは，総合的にリスク・ベネフィットを考慮して継続の可否を考える必要があります．

練習問題

腎不全が背景にある心不全に関する以下の記述のうち，正しいものを2つ選べ．

a) CKDの重症度の評価は，eGFRのみで行う

b) トリプルワーミーの患者さんでは，特に脱水や低血圧に注意をする

c) アルブミン尿を改善し腎保護作用を示す薬剤として，RAAS阻害薬，SGLT2阻害薬，GLP1受容体作動薬，非ステロイド性MRAがあげられる

d) RAAS阻害薬，MRA服用中にカリウム 5.4 mEg/Lの高カリウム血症を認めた場合はいったん休薬し，カリウム吸着薬にて治療する

解答　b, c

a. CKDの重症度の評価はeGFRに加え，アルブミン尿・蛋白尿の有無により行います．

d. 血清カリウム 6.0 までの高カリウム血症では，カリウム吸着薬を併用し RAAS 阻害薬，MRA は一律に中止しないことが推奨されています．ただし，症例によっては中止も考慮することもあります．

■ 参考文献

1) Lambers Heerspink HJ, et al：Moderation of dietary sodium potentiates the renal and cardiovascular protective effects of angiotensin receptor blockers. Kidney Int, 82：330-337, 2012（PMID：22437412）

2)「エビデンスに基づく CKD 診療ガイドライン 2023」（日本腎臓学会／編），東京医学社，2023

3) Wakasugi M, et al：Vegetable and fruit intake frequency and mortality in patients with and without chronic kidney disease: A hospital-based cohort study. J Ren Nutr, 33：566-574, 2023（PMID：36791982）

4) Hu EA, et al：Adherence to healthy dietary patterns and risk of CKD progression and all-cause mortality: Findings from the CRIC（chronic renal insufficiency cohort）study. Am J Kidney Dis, 77：235-244, 2021（PMID：32768632）

5) Hillege HL, et al：Renal function, neurohormonal activation, and survival in patients with chronic heart failure. Circulation, 102：203-210, 2000（PMID：10889132）

6) Abe M, et al：Comparison of clinical trajectories before initiation of renal replacement therapy between diabetic nephropathy and nephrosclerosis on the KDIGO guidelines heat map. J Diabetes Res, 2016：5374746, 2016（PMID：26839894）

7) Weiner DE, et al：Kidney disease as a risk factor for recurrent cardiovascular disease and mortality. Am J Kidney Dis, 44：198-206, 2004（PMID：15264177）

8) Ferreira JP, et al：Abnormalities of potassium in heart failure: JACC state-of-the-art review. J Am Coll Cardiol, 75：2836-2850, 2020（PMID：32498812）

9) Bakris GL, et al：Effect of Finerenone on chronic kidney disease outcomes in type 2 diabetes. N Engl J Med, 383：2219-2229, 2020（PMID：33264825）

10) Nishiyama A：Pathophysiological mechanisms of mineralocorticoid receptor-dependent cardiovascular and chronic kidney disease. Hypertens Res, 42：293-300, 2019（PMID：30523293）

11) Lapi F, et al：Concurrent use of diuretics, angiotensin converting enzyme inhibitors, and angiotensin receptor blockers with non-steroidal anti-inflammatory drugs and risk of acute kidney injury: nested case-control study. BMJ, 346：e8525, 2013（PMID：23299844）

12) 國津侑貴，他：「Triple Whammy」（レニン・アンジオテンシン系阻害薬，利尿薬，非ステロイド性抗炎症薬の3剤併用）による腎機能への慢性的な影響．薬誌，139：1457-1462, 2019

13) Qiao Y, et al：Association between renin-angiotensin system blockade discontinuation and all-cause mortality among persons with low estimated glomerular filtration rate. JAMA Intern Med, 180：718-726, 2020（PMID：32150237）

14) Bhandari S, et al：Renin-angiotensin system inhibition in advanced chronic kidney disease. N Engl J Med, 387：2021-2032, 2022（PMID：36326117）

第 **5** 章 心不全

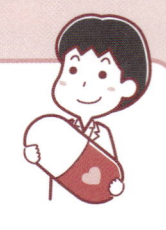

7 腫瘍循環器

がん治療の戦士たちへ，Heart Beat を止めないで！

藤本亜弓

これだけは必ずチェック

☑ 代謝性疾患を中心に基礎疾患，併用薬を含む薬歴を確認しよう！

☑ 血圧，体重，脈拍数に加え，食生活や嗜好（喫煙・飲酒），特徴的検査（心エコー・心電図・CK・トロポニン・Dダイマー）を確認しよう！

☑ がん治療中も，心不全の徴候（疲れやすい・労作時の息切れ・動悸・浮腫・食欲不振などの症状）はないかを確認しよう！

症例

80代，女性，身長154 cm，体重58 kg（前回来局時は54 kg），

血清クレアチニン値1.02 mg/dL（クレアチニンクリアランス39 mL/分），

来局時の血圧183/104 mmHg

【がん種】子宮体がん

【お薬手帳より】ペムブロリズマブ＋レンバチニブ療法の記載あり

患者さん「最近，疲れやすくなったわ．体もむくみやすいし，抗がん剤ってやっぱりしんどいわね．歩くのがつらいからタクシーで通院しています．やれるところまでやろうかなと思っていたけど，もう歳だし，**こんなにしんどいなら治療をやめようかな**といろいろ考えてしまいます」

処方内容
● レンバチニブ（レンビマ®）カプセル10 mg　1回2カプセル
　1日1回　朝食後　21日分

患者さんフォローの勘どころ

1 療養指導・モニタリングのコツ

　がん患者さんは心疾患を罹患していなくても，だるい，疲れた，むくむといった症状を訴えることが少なくありません．そのため，症状から心機能の低下を疑うことは難しいと感じるかもしれません[1]．しかし，処方の内容から心血管イベントのリスクや心疾患の罹患を把握し，発症の予防や増悪をさせないように支援をしていくことはできます．腫瘍循環器領域において，薬剤師にチェックしてほしい3か条をお伝えします．

その① 併用薬・服用状況を確認すべし

　がん治療は**心機能障害を引き起こすリスク**があることに加え，抗がん剤や支持療法薬が心疾患の治療に使用する薬剤との間で**相互作用**を起こすことがあります．この結果，心疾患の発症リスクが上昇したり，既存の心疾患の増悪を招く可能性があります（**表1**）．また，がん患者さんに頻用されるNSAIDs，ステロイド，芍薬甘草湯などでも心機能を低下させる可能性がある点も見逃せません（**表2**）．

　これらの注意点にアプローチする手段として**お薬手帳**を活用した服薬状況の確認は有用で，**併用薬の確認**から基礎疾患やリスク因子の把握・評価ができます．仮に相互作用が懸念される場合にも，一律に薬剤の中止を提案する前に，**相互作用によりどのような結果が起こりうるかを知っておく**ことが大切です．

その② 検査・因子を確認すべし

　血圧，体重，血糖値，脈拍数や，水分摂取量を含む食生活，運動量，飲酒や喫煙状況に代表される嗜好を確認することは，心疾患の予防ならびに増悪リスクを回避することにつながります．また，**心**

第**5**章 心不全

表1● がん治療で注意が必要な相互作用の一覧

心疾患で使用する薬剤	がん治療で使用する薬剤	相互作用の影響
非ジヒドロピリジン系Ca拮抗薬（ベラパミル，ジルチアゼム），β遮断薬	セリチニブ，パクリタキセル，サリドマイド	徐脈を起こす恐れあり
ジゴキシン	レナリドミド，ベムラフェニブ	ジゴキシン中毒のリスクあり
ワルファリン	フルオロウラシル系抗がん剤，イマチニブ，ゲフィチニブ，ソラフェニブ，タモキシフェン，サリドマイド，ベムラフェニブなど	PT-INR上昇のリスクあり
	アプレピタント，エンザルタミド，メルカプトプリン	PT-INR低下のリスクあり
	デキサメタゾン，オキシコドン，モルヒネ，ヒドロモルフォン	血液凝固作用が促進する恐れあり
QT延長を起こしやすい薬剤（抗不整脈薬やクラリスロマイシン，エリスロマイシンなど）	トレミフェン，三酸化ヒ素，ニロチニブ，ダサチニブ，ラパチニブ，ラムシルマブ，オシメルチニブ，セリチニブ，クリゾチニブなど	QT延長を起こす恐れあり
直接経口抗凝固薬（ダビガトラン，アピキサバン，エドキサバン）	ベムラフェニブ，ポナチニブ，テポチニブ，チラブルチニブ，キザルチニブ，アビラテロンなど	直接経口抗凝固薬の代謝を阻害して，血中濃度を上昇させる恐れあり
ARB（オルメサルタン，アジルサルタンなど），ACE阻害薬（エナラプリル，イミダプリルなど），ミネラルコルチコイド受容体拮抗薬（スピロノラクトン，エプレレノン，エサキセレノン），サクビトリルバルサルタン	NSAIDs（ロキソプロフェン，ジクロフェナクなど）	降圧作用が減弱する恐れあり
フロセミド，アゾセミド	メサドン	低カリウム血症による不整脈を誘発する恐れあり

電図検査の有無や左室駆出率（LVEF），CK，Dダイマー※，NT-proBNPまたはBNP，電解質，トロポニンなどの採血結果を確認しておきましょう．

その③　症状を確認すべし

　がん患者さんの症状は多岐にわたり，心血管イベントによる症状

※Dダイマー：血栓中のフィブリンがプラスミンによって溶解されて生じる．播種性血管内凝固症候群（DIC）や，深部静脈血栓症などの血栓を形成する疾患でDダイマーの上昇がみられる．

表2 ● 心機能障害を起こしうる薬剤（抗がん剤以外）

薬効分類	薬剤名
抗不整脈薬	アミオダロン，アプリンジン，ジソピラミド，シベンゾリン，ジルチアゼム，ソタロール，ピルシカイニド，フレカイニド，プロカインアミド，プロパフェノン，ベプリジル，ベラパミル，リドカイン
抗菌薬	クラリスロマイシン，エリスロマイシン，アジスロマイシン，レボフロキサシン，フルコナゾール，ペンタミジン，モキシフロキサシン
抗うつ薬	アミトリプチリン，エスシタロプラム，セルトラリン，ノルトリプチリン
ドパミンD₂受容体拮抗薬	クロルプロマジン，ハロペリドール
NSAIDs	セレコキシブ，ロキソプロフェン，ジクロフェナク，エトドラク，インドメタシン
ホルモン剤	副腎皮質ホルモン剤，黄体ホルモン剤，甲状腺ホルモン剤
免疫抑制剤	タクロリムス，シクロスポリン
その他	ドネペジル，ヒドロキシジン，プロメタジン，メサドン，カルバマゼピン，芍薬甘草湯，アナモレリン

かどうかわかりにくいことが少なくありません．しかしながら，**今までなかった疲労感，労作時の息切れ，動悸，咳嗽，胸痛，浮腫や食欲不振などの症状**は心疾患を示している可能性があります．自ら症状を相談してくれる患者さんもいますが，不調を表現して訴えることができない方もいます．単回の確認ではなく，普段から**患者さんの歩行状況や，会話中の息切れの有無に注目**するなど，見た目からわかる情報を活用した評価も意識してみましょう．

② 病院と保険薬局で情報をつなぐポイント

近年，がん治療をはじめたら仕事を続けられなくなる，自分の好きなことができないなどさまざまな制限を受ける「時間毒性」が問題となっています．がん治療による制限や負担を減らすために，がん治療は外来で行うことが主流になってきました．外来でがん治療を続けるには，病院，薬局との連携が重要です．診療報酬では，病院は連携充実加算，薬局は特定薬剤管理指導加算2が算定できる仕組みとなっています．**病院では患者さんにセルフモニタリングや主**

体的な治療日誌の記載の重要性を伝え，薬局ではお薬手帳や日誌を医師に見てもらうことを勧めましょう．

　薬局では，がん種や治療内容，検査結果が不明な場合も多く，介入しづらいと感じるかもしれません．がん患者さんの治療内容や併用薬，症状の変化などの情報は，製薬企業が提供している日誌（冊子やアプリ），お薬手帳から得られるケースが多いと思います．**現在行われている治療や処方せんに記載のある診療科から，がん種を特定して治療内容を想像していく**ようにしましょう．連携充実加算を算定している病院であれば，患者さんに同意を得て治療内容や現在の状況などを情報提供することが必須になっていますので，活用しましょう．また，**トレーシングレポートやお薬手帳を利用して，薬薬連携を行うことで気づきを増やし，介入につなげましょう**．

処方の背景をおさえよう！

① 腫瘍循環器とは？

　がん患者さんは，治療の有無にかかわらず心血管疾患の発症リスクをもっており，がん患者さんの10人に1人は心血管疾患で亡くなっています[2]．また，がん治療実施前の段階で心血管疾患のリスクが高い方は，**がん治療関連心血管毒性**（cancer therapy-related cardiovascular toxicity：CTR-CVT）も高く，重症化しやすくなっています（図1）．そのため，がん治療開始前から**リスク因子を把握**すること，がん治療開始後からの**イベントリスクを理解**すること，**発症後の服薬支援**を行うことが重要となります．

がんと心血管疾患の関係とは？

　まずはがんと心血管疾患の関係を知ることが大事です．がんと心

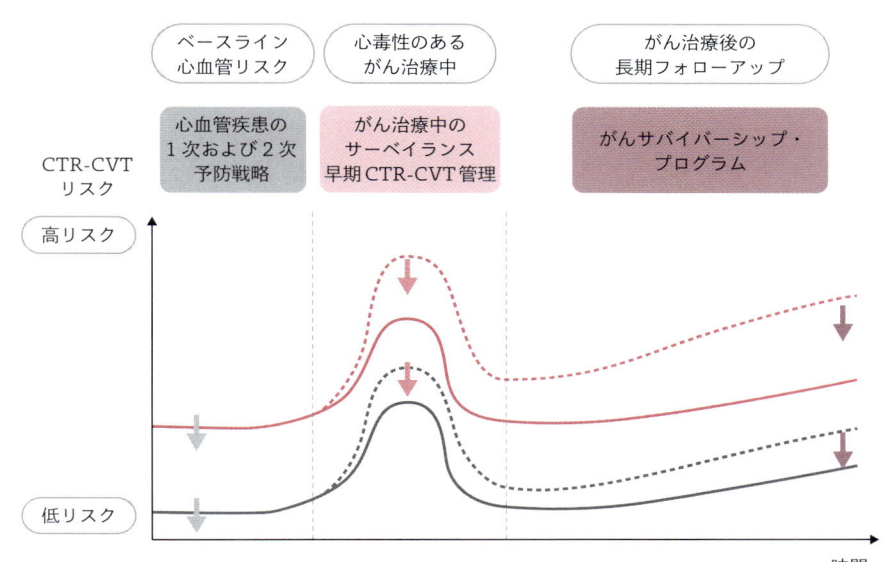

図1●がん治療前・中・後におけるがん治療関連心血管毒性（CTR-CVT）のリスクの評価の重要性

CTR-CVTリスクはケアの過程を通じて変動する動的な変数であり，年齢，がんの病歴，既存の心血管リスク因子（CVRF）またはCVD，および以前の心毒性を持つがん治療など，いくつかの条件に影響される．
がん治療の種類，投与量，頻度，期間に応じた治療中および治療後のCTR-CVTリスクの変動（実線 —）．既存のCVRF，CVD，または以前のがん治療による急性および長期の心血管毒性リスク増加の可能性（実線 —）．
CTR-CVTリスクは，がん治療中に変動し，時間とともに徐々に増加する場合もあればしない場合もある（点線 --，--）．以下の方法でCTR-CVTの大きさを減少させる可能性がある：（1）CVDおよびCVRF管理の最適化と（2）高リスク患者における心臓保護戦略の検討（矢印 ➡），（3）がん治療の監視の組織化と（4）亜臨床CTR-CVTの検出後の早期心臓保護の導入（矢印 ➡）．
心毒性のあるがん治療完了後最初の1年以内の心血管リスク評価は，長期的なフォローアップが必要ながんサバイバーを確認する．年次の心血管リスク評価およびCVRF/CVD管理を含むがんサバイバーシッププログラムは，長期的な心血管有害事象を最小限に抑えるために推奨される（矢印 ➡）
文献3より引用

血管疾患の間には，共有する危険因子・機序が相互に作用しあう深いつながりがあります（**図2**）．どこから手を付けていいかわからないという方は，このがん心臓連関のなかで，1つだけおさえておきたいポイントがあります．それは，**糖尿病，高血圧，脂質異常症などの代謝性疾患が，がんや心血管疾患と関係している**，ということです．このポイントは，心不全におけるステージAの療養指導と関係します．がん患者さんだからという特別な指導をする必要はあり

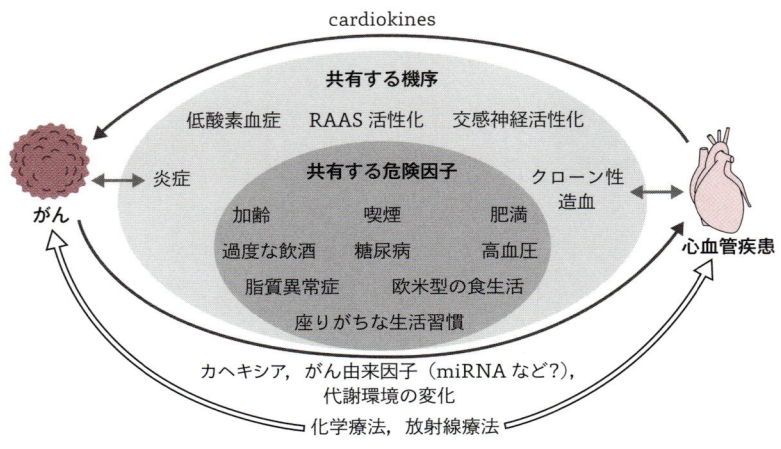

図2 ● がん心臓連関 "cancer-heart axis" ※1, 2

RAAS：renin–angiotensin–aldosterone system（レニン・アンジオテンシン・アルドステロン系）.
miRNA：microRNA
※1 de Boer RA, et al：Eur J Heart Fail, 21：1515-1525, 2019
※2 de Wit S, et al：Cardiovasc Res, 118：3451-3466, 2023
文献4より引用

ません．ただし，がんの状態や治療によりシックデイに陥ることが
あったり，予後を考慮して血圧管理を厳格にする必要がなかったり
もするため，目の前にいる患者さんの状態をみて個別の指導を行い
ましょう．

CTR-CVT をもつ薬剤は？

　がん治療により心筋障害や心不全，高血圧，不整脈，血栓塞栓症
などが出現し，薬剤のみならず放射線でも出現しうる可能性があり
ます（**図3**）．がん治療で使用されるCTR-CVTをもつ薬剤について，
特徴を整理しておきましょう．

　どの治療も共通して**心エコー検査，心電図，心臓バイオマーカー
（CK，トロポニン，Dダイマーなど）の定期的なフォローができて
いるかを確認する**ことが重要です[6]．薬剤ごとにフォローを行う目
安がガイドライン[6]に記載されているため，参考に確認していくこ
とが重要です．

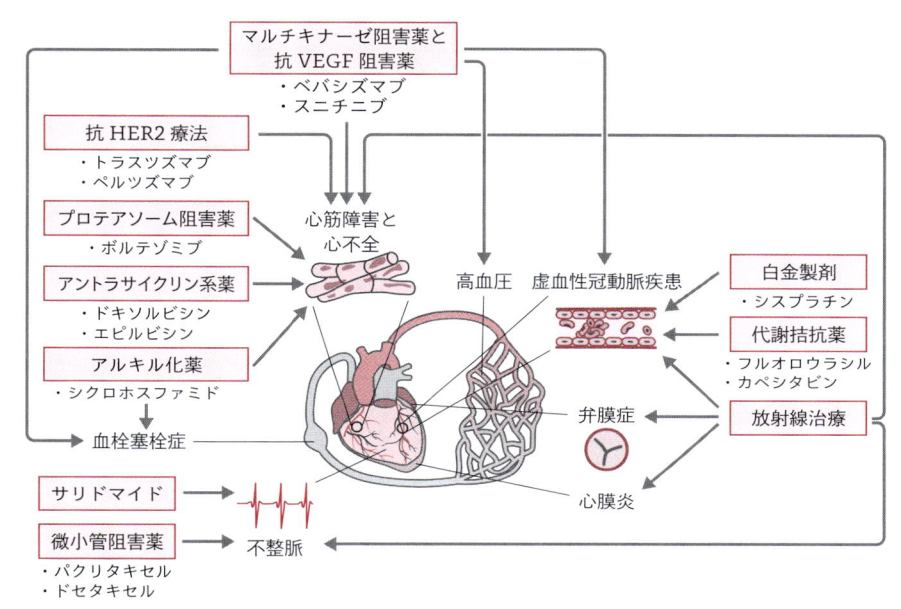

図3 ● **がん治療の副作用がもたらす心血管疾患の全体像**
文献5より引用

　心毒性のある薬剤を使用しているがん患者さんは，すでに心不全ステージＡに該当します．自覚症状が現れたときにはすでに心不全の発症，つまりステージＣの段階に進行してしまっている可能性があるため，ステージＢまでの早期介入が最も重要と言えるでしょう．薬剤ごとの特徴を知っていれば早期介入の参考にできるため，ポイントを押さえておきましょう（**表3**）．

　また，患者さんには**病識および薬識をもち，セルフモニタリングを実践してもらう**必要があります．**手帳や製薬企業が提供している日誌，スマートフォンのアプリ日誌に毎日の症状の変化や体重・血圧を測定して，記録するように指導**しましょう．

表3 ● 代表的な心毒性をもつがん薬物療法とその介入

分類	主な薬剤	チェックしておきたいポイント
アントラサイクリン系薬	ドキソルビシン，イダルビシン，エピルビシン，ミトキサントロンなど	● 累積投与量を確認する：用量依存性，ドキソルビシン換算量（上限：500 mg/m², 低用量でも出現する恐れがあるため注意） ● 心毒性のリスク因子には，総投与量，年齢や放射線照射・化学療法の併用，心疾患の併存などがある ● 胸部縦隔への放射線療法を受けた患者，またはシクロホファミドなどの心毒性のある薬剤を使用している患者ではより低い総投与量で出現する可能性がある ● 治療の遅れが予後不良因子であるため，発症確認後は早急な対応が求められる
抗HER2抗体	トラスツズマブ，ペルツズマブ，トラスツズマブ エムタンシン，トラスツズマブ デルクステカン，ラパチニブ	● 65歳以上，アントラサイクリン系薬の投与歴，高血圧症や心血管疾患の既往，胸部放射線照射歴を確認する ● 心不全は可逆的で休薬により改善することが多いため，左室駆出率が50％以上になれば再開を検討する
血管新生阻害薬（マルチキナーゼ阻害薬と抗VEGF阻害薬）	ベバシズマブ，ラムシルマブ，ソラフェニブ，レゴラフェニブ，レンバチニブ，カボザンチニブなど	● 年齢や喫煙歴などのリスク因子を把握する ● 治療開始前の高血圧の有無，投与量，がん種，高齢，BMI，血清Cre値が血圧上昇に関与する可能性がある ● 血栓評価も定期的に行う必要がある
免疫チェックポイント阻害薬	ニボルマブ，イピリムマブ，ペムブロリズマブ，アテゾリズマブ，デュルバルマブ，トレメリムマブ，セミプリマブ	● 免疫チェックポイント阻害薬の2剤併用かを把握しておく ● 重症筋無力症や筋炎を合併している可能性があるため，眼瞼下垂や複視などの眼症状を観察する
Bcr-Ablチロシンキナーゼ阻害薬	ニロチニブ，ダサチニブ，ポナチニブ	● 動脈閉塞性疾患のリスクが高いため，高血圧・糖尿病・高脂血症などの代謝性疾患および喫煙などの冠動脈疾患のリスク因子を評価する ● ポナチニブは動脈閉塞性疾患の発生頻度高く，用量依存性でもあるため注意する
ブルトン型チロシンキナーゼ（BTK）阻害薬	イブルチニブ，アカラブルチニブなど	● 血圧上昇，不整脈，特に心房細動，浮腫，体重増加，胸水増加の有害事象が多いため注意する ● BTK阻害薬は胃で吸収される薬剤であるため，胃の手術後には吸収の程度が変化する可能性があり，また術前最低2日前からの休薬が必要な薬剤であるため再開時は注意する
プロテアソーム阻害薬	ボルテゾミブ，カルフィルゾミブ，イキサゾミブ	● 開始後早期に血圧上昇や心機能障害などの心血管毒性が生じる可能性があるため注意する

（次ページにつづく）

分類	主な薬剤	チェックしておきたいポイント
代謝拮抗薬	フルオロウラシル，カペシタビン，シタラビンなど	● 心血管リスク因子のスクリーニングを行うことが重要である ● シタラビンは大量投与時に心嚢液貯留に伴う心膜炎の出現リスクがあるため，脈圧，血圧，脈拍数などのモニタリングを行う
BRAF阻害薬＋ MEK阻害薬	ベムラフェニブ，エンコラフェニブ＋ビニメチニブ，ダブラフェニブ＋トラメチニブ	● 高血圧，脂質異常症，糖尿病，慢性腎臓病，喫煙歴などの動脈硬化リスク因子のスクリーニングを行う ● 血圧上昇や心拍出量低下を観察する

CTR-CVTが起きてしまったら

定期的なフォローをしていても，CTR-CVTが出現してしまうケースがあります．CTR-CVTには，心機能障害・心筋障害・心不全［がん治療関連心機能障害（cancer therapy-related cardiac dysfunction：CTRCD）］，高血圧，血栓塞栓症，不整脈・QT延長，心筋炎，虚血性冠動脈疾患があげられます．

CTRCDの定義は，「**がん治療中に心不全症状の有無にかかわらず，左室駆出率（LVEF）値がベースラインよりも10％以上低下しかつ施設基準下限値を下回る状態**」です[6, 7]．CTRCDの治療は，特異的な治療ではなく，心不全の診療ガイドラインに基づく標準的治療（guideline-directed medical therapy：GDMT）を行います．

LVEFの低下した心不全（HFrEF）の場合，ガイドラインに基づいてβ遮断薬，ミネラルコルチコイド受容体拮抗薬（MRA），アンジオテンシン変換酵素（ACE）阻害薬／アンジオテンシンⅡ受容体拮抗薬（ARB）などの心保護薬の投与が推奨されます．がん治療が終了したときに心機能が正常化している場合，心保護薬の中止を検討したいところですが，現時点では中止は避けた方がよいという見解であるため，服用の継続を指導する必要があります．

心不全に対する治療薬として，アンジオテンシン受容体ネプリライシン阻害薬（ARNI）やSGLT-2阻害薬がありますが，CTRCDに対してのエビデンスが少ないため，積極的に使用はされていません．

第
5
章
心
不
全

血圧のフォローを忘れずに

　悪性腫瘍の経過中に発症する**高血圧**を予防・診断・治療するための学問として，腫瘍高血圧学という分野があります．腫瘍高血圧学は，腫瘍循環器だけでなく，腫瘍腎臓病学，腫瘍内分泌学などさまざまな領域の観点を考慮して対応する必要があり，薬剤師の介入も必要不可欠です．高血圧は，心不全，冠動脈疾患，脳卒中，腎機能障害，視力障害，性機能障害などのさまざまな合併症を引き起こす恐れがあり，高血圧のある患者さんはがんに罹患するリスクが少し高いという観察研究の報告もあります[8]．**がん患者さんの心不全の発症と高血圧には関連がある**ことを，しっかり押さえておきましょう[9~11]．

　がん患者さんの血圧が上昇する理由には，**抗がん剤による腎毒性，血管機能障害，ナトリウム貯留，交感神経障害をはじめ（図4），腫瘍随伴性の高血圧，既存の高血圧，補助化学療法，降圧薬の長期服**

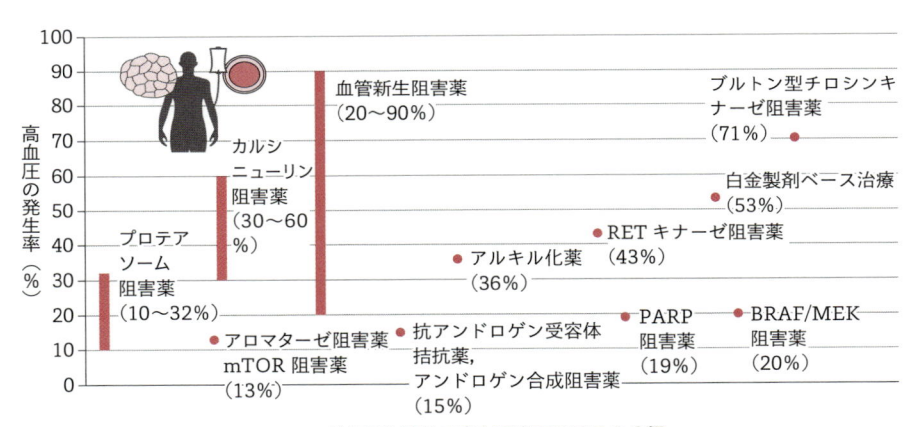

がん薬物療法の高血圧出現のリスク分類

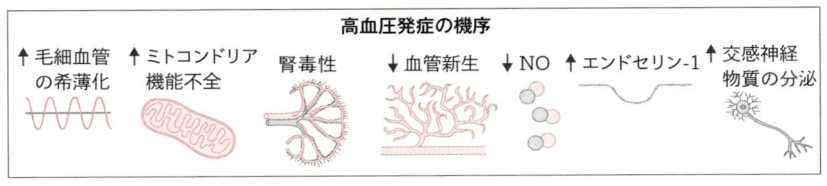

図4 ● がん治療による高血圧発症リスクと機序[10]
文献11より引用

用などによる発がん性リスクがあります（**表4、5**）[8]．そのため、多職種によるさまざまな視点からの介入、薬剤による介入、併存疾患の管理を行う必要があります．血圧を管理することは合併症を回避し、心不全の発症ならびに増悪を防ぐことにつながるため、家庭血圧の測定を習慣付けるための指導をしていきましょう．

表4●がんと血圧上昇の関係

		がん患者さんの血圧が上昇する原因
がん罹患に伴う高血圧		・腫瘍に対する免疫反応 ・カテコラミンなどの放出
治療に伴う高血圧	抗がん剤	・腎毒性 ・ナトリウム貯留 ・血管機能障害 ・交感神経障害
	その他の薬剤	・NSAIDs、ステロイド、エリスロポエチン製剤、抗アンドロゲン薬、カルシニューリン阻害薬 ・サイアザイド系利尿薬：光毒性があり、皮膚がんのリスクが上昇 ・一部のARB：ニトロソアミンが混入し、発がんリスクが上昇（降圧作用の有益性＞リスク）
	放射線療法	・放射性腎症（20%）

表5●高血圧を伴うがん患者さんへの多面的アプローチ

多職種による介入	・医師、薬剤師、看護師、栄養士
薬剤による介入	・目標血圧＜140/90 mmHg ・VEGF阻害薬の減量・中止（Ca拮抗薬/ACE阻害薬/ARB）
併存疾患の管理	・心不全・心筋梗塞、慢性腎臓病、糖尿病
解決すべき課題	・高血圧合併がんサバイバーへの長期予後の検討 ・動脈硬化進行への関与 ・医療コスト

　レンバチニブは，血管内皮増殖因子（vascular endothelial growth factor：VEGF）などをターゲットとしたマルチキナーゼ阻害薬です．心不全の代償期では，心筋細胞内で血管新生が生じることで心不全への移行が抑制されているとの報告[12]がありますが，レンバチニブは血管新生を阻害することから心筋細胞の代償機能を低下させると考えられます．がん治療で使用する血管新生阻害薬［VEGFチロシンキナーゼ阻害薬（VEGF tyrosine kinase inhibitor：VEGF-TKI）］は，**血管新生に関与する低酸素誘導因子（hypoxia inducible factor：HIF），線維芽細胞増殖因子（fibroblast growth factor：FGF），血管内皮成長因子（VEGF）を阻害し増殖を抑制するため，心毒性がある**ということになります（**図5**）[13]．

　本症例は今回，来局時の収縮期血圧が183 mmHgと**血圧の上昇**を認めています．また，**疲労感・倦怠感，浮腫の訴えがあることに注目**しましょう．さらにペムブロリズマブを併用した治療を行っていることから，レンバチニブによる血圧上昇の対応に加え，血栓塞栓

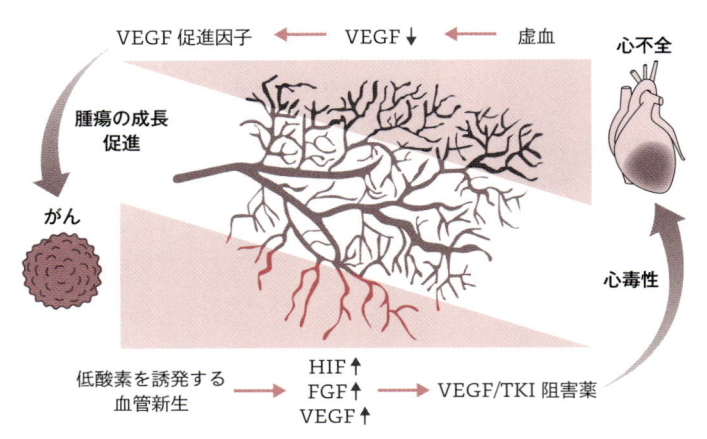

図5 ● VEGFによるがんと心不全の関係性
文献13より引用

症や免疫チェックポイント阻害薬による心筋炎なども注意しなければならない状況です．今回の症例では高齢，腎機能低下もあるため，高血圧診療ガイドラインを参考に収縮期血圧135〜140 mmHgを目標にしたARB，ACE阻害薬，Ca拮抗薬などの使用が推奨されます．**VEGF阻害薬による心毒性は血圧上昇からはじまり，血栓塞栓症，心筋梗塞などの心血管イベントを引き起こすリスクがあります**（図6）．処方医に降圧薬の開始などを相談しましょう．また，病院に**尿蛋白やクレアチンキナーゼ（creatine kinase：CK），トロポニンなどの心臓マーカー，左室駆出率を確認**しましょう．

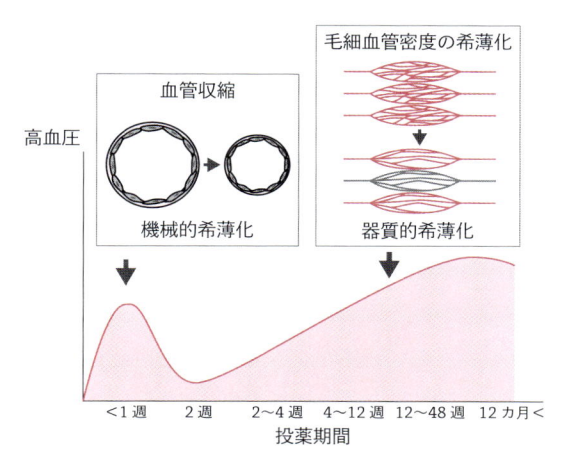

図6 ● VEGF阻害薬による心毒性発生の機序

VEGF阻害薬による治療の初期段階では，NO（窒素酸化物）およびPGI$_2$（プロスタサイクリン）の乱れによって引き起こされる血管収縮により血圧が上昇する．この変化は一部の患者では治療開始直後に発生し，不可逆的である．さらには，長期治療中にプラークが形成され，結果として微小血管症（毛細血管の希薄化）を生じる．末梢血管抵抗が増加し，不可逆的な変化（解剖学的希薄化）を引き起こす．
以下1）〜3）を参考に作図
1）de Jesus-Gonzalez N, et al：Hypertension, 60：607-615, 2012
2）Mourad JJ, et al：Ann Oncol, 19：927-934, 2008
3）Takada M et al. International Heart Journal 2018（in press）
文献14より引用

　腫瘍循環器で問題になるのは，がんサバイバーです．中でも小児や思春期・若年成人（adolescent & young adult：AYA世代）のがんサバイバーはがん治療後の人生が長く，発達の途中である小児期に行われたがん治療は，心血管障害や代謝・内分泌障害，性腺機能障害，腎機能障害の晩期合併症が問題となります（**図7**）．

　これらの晩期障害のすべては，前述の心血管イベントを起こしうる因子に含まれています．小児がんサバイバーの死因の1位は心臓合併症となっており，**生涯にわたるフォローアップ**が必要です．しかしながら，一定の期間を経過して，フォローアップが途切れてしまうケースも少なくありません．風邪をひく，花粉症で鼻炎になる

病気と治療の要因	晩期合併症のスクリーニングの優先順位
精神認知機能障害 **病気**：中枢神経系腫瘍 **放射線療法**：頭頸部 **化学療法**：代謝拮抗薬，メトトレキサート	IQの低下／学習障害（算数や読書など）／行動の変化／機能的欠陥（実行機能，注意力など）
心血管毒性 **放射線療法**：頭頸部，胸部，脊椎 **化学療法**：アントラサイクリン系薬，アルキル化薬，微小管阻害薬，ビンカアルカロイド系薬 **分子標的治療**：TKI，mTOR阻害薬，プロテアソーム阻害薬，モノクローナル抗体	心臓毒性　脳血管毒性　頸動脈疾患　 末梢血管疾患
内分泌機能障害 **手術**：卵巣摘出術，精巣摘出術 **放射線療法**：頭頸部，脊椎，腹部，骨盤，生殖器，放射線の全身照射 **化学療法**：アルキル化薬	卵巣機能不全　 精巣機能不全　 甲状腺機能不全　糖尿病
二次原発悪性腫瘍 **放射線療法**：頭頸部，胸部，腋窩，腹部，骨盤，脊椎，放射線の全身照射 **化学療法**：アルキル化薬（例：シスプラチン，プロカルバジン） **その他**：放射性ヨード療法	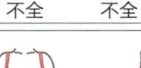 乳がん　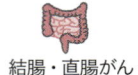 結腸・直腸がん　 肺がん　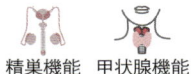 髄膜腫　 甲状腺腫瘍

図7 ● 青年期および若年成人のがんサバイバーにおける晩期合併症
mTOR：mammalian target of rapamycin
文献15より引用

など，がんと全く関係のない疾患で病院を受診されたタイミングで
フォローができるのは，薬局薬剤師です．他の病気で通院・入院さ
れたとき，過去の治療歴を把握して採血などをフォローできるのは
病院薬剤師です．このように，さまざまな場面で患者さんを支援で
きるのは薬剤師だと思います．そのため，**長期的なフォローアップ
に参画できるのは薬剤師の強み**ですので，**これまでの循環器の知識
を生かして，目の前の患者さんの問題点を抽出して，さまざまな場
面で対応していきましょう**．

練習問題

腫瘍循環器に関する以下の記述のうち，正しいものを2つ選べ．

a）ドキソルビシンなどのアントラサイクリン系薬による心毒性は，用
量依存性である

b）トラスツズマブの心不全は不可逆的なことが多いため，発症する
と再投与ができないことが多い

c）ニボルマブなどの免疫チェックポイント阻害薬による心筋炎は，重
症筋無力症や筋炎を合併している可能性があり，眼瞼下垂や複視
などの眼症状に注意する

d）ベバシズマブなどの血管新生阻害薬の高血圧は一時的であるため，
血圧が上昇してもすぐに対応せず，経過観察をするのがよい

第**5**章 心不全

解答 a, c

b：トラスツズマブによる心不全は休薬により改善することが多いため，
左室駆出率が50％以上で再開を検討できます．

d：血管新生阻害薬による高血圧は用量依存性であり，放置すると脳心
血管イベントを引き起こし，心不全リスクも上昇するため，早期に
降圧薬でのコントロールが必要です．

■ 文献

1) Jones DN, et al：Frequency of transition from stage A to stage B heart failure after initiating potentially cardiotoxic chemotherapy. JACC Heart Fail, 6：1023-1032, 2018（PMID：30414819）

2) Sturgeon KM, et al：A population-based study of cardiovascular disease mortality risk in US cancer patients. Eur Heart J, 40：3889-3897, 2019（PMID：31761945）

3) Lyon AR, et al：2022 ESC guidelines on cardio-oncology developed in collaboration with the European hematology association（EHA）, the European society for therapeutic radiology and oncology（ESTRO）and the international cardio-oncology society（IC-OS）. Eur Heart J, 43：4229-4361, 2022（PMID：36017568）

4) 門脇 裕, 他：Onco-Cardiology-がんと心血管疾患が共有する危険因子, 機序, 直接的な相互作用. 医学のあゆみ, 286：783-787, 2023

5) Lenneman CG & Sawyer DB：Cardio-oncology: An update on cardiotoxicity of cancer-related treatment. Circ Res, 118：1008-1020, 2016（PMID：26987914）

6) 「Onco-cardiology ガイドライン」（日本臨床腫瘍学会・日本腫瘍循環器学会 / 編）, 南江堂, 2023

7) 「腫瘍循環器診療ハンドブック」（小室一成 / 監, 日本腫瘍循環器学会編集委員会 / 編）, メジカルビュー社, 2020

8) Gudsoorkar P, et al：Onco-hypertension: An emerging specialty. Adv Chronic Kidney Dis, 28：477-489.e1, 2021（PMID：35190114）

9) Kaneko H, et al：Blood pressure classification using the 2017 ACC/AHA guideline and heart failure in patients with cancer. J Clin Oncol, 41：980-990, 2023（PMID：36075006）

10) Cohen JB, et al：Cancer therapy-related hypertension: A scientific statement from the American heart association. Hypertension, 80：e46-e57, 2023（PMID：36621810）

11) Pandey S, et al：Management of hypertension in patients with cancer: challenges and considerations. Clin Kidney J, 16：2336-2348, 2023（PMID：38046043）

12) 若杉嵩幸, 他：心不全と老化. 循環器専門医, 28：68-72, 2019

13) Meijers WC & de Boer RA：Common risk factors for heart failure and cancer. Cardiovasc Res, 115：844-853, 2019（PMID：30715247）

14) Mukai M, et al：Mechanism and management of cancer chemotherapy-induced atherosclerosis. J Atheroscler Thromb, 25：994-1002, 2018（PMID：30224607）

15) Adams SC, et al：Young adult cancer survivorship: Recommendations for patient follow-up, exercise therapy, and research. JNCI Cancer Spectr, 5：pkaa099, 2021（PMID：33681702）

索 引

数字

欧文

A

B

C

D

E〜G

H